Monographien aus dem Gesamtgebiete der Psychiatrie

Monographien aus dem Gesamtgebiete der Psychiatrie

Herausgegeben von
H. Saß, Aachen · H. Sauer, Jena · F. Müller-Spahn, Basel

Band 89: **Borna Disease Virus**
Mögliche Ursache neurologischer und psychiatrischer Störungen des Menschen
Von K. Bechter (ISBN 3-7985-1140-3)

Band 90: **Psychiatrische Komorbidität bei Alkoholismus und Verlauf der Abhängigkeit**
Von M. Driessen (ISBN 3-7985-1169-1)

Band 91: **Psychopathologische und SPECT-Befunde bei der produktiven Schizophrenie**
Von R.D. Erkwoh (ISBN 3-7985-1187-X)

Band 92: **Soziokulturelle Faktoren und die Psychopathologie der Depression**
Empirische Untersuchungen zum pathoplastischen Einfluß soziokultureller Lebensformen bei der Melancholie
Von D. Ebert (ISBN 3-7985-1185-3)

Band 93: **Selbstbild und Objektbeziehungen bei Depressionen**
Untersuchungen mit der Repertory Grid-Technik und dem Gießen-Test an 139 PatientInnen mit depressiven Erkrankungen
Von H. Böker (ISBN 3-7985-1202-7)

Band 94: **Elektrokrampftherapie**
Untersuchungen zum Monitoring, zur Effektivität und zum pathischen Aspekt
Von H.W. Folkerts (ISBN 3-7985-1204-3)

Band 95: **Der Nerve Growth Factor bei neuropsychiatrischen Erkrankungen**
Ein pleiotroper Modulator mit peripherer und zentralnervöser Wirkung
Von R. Hellweg (ISBN 3-7985-1205-1)

Band 96: **Aufklärung und Einwilligung in der Psychiatrie**
Ein Beitrag zur Ethik in der Medizin
Von J. Vollmann (ISBN 3-7985-1206-X)

Band 97: **Tabakabhängigkeit**
Biologische und psychosoziale Entstehungsbedingungen und Therapiemöglichkeiten
Von A. Batra (ISBN 3-7985-1212-4)

Band 98: **Die psychosozialen Folgen schwerer Unfälle**
Von U. Schnyder (ISBN 3-7985-1213-2)

Band 99: **Körperliche Aktivität und psychische Gesundheit**
Psychische und neurobiologische Effekte von Ausdauertraining bei Patienten mit Panikstörung und Agoraphobie
Von A. Broocks (ISBN 3-7985-1240-X)

Band 100: **Das dopaminerge Verstärkungssystem**
Funktion, Interaktion mit anderen Neurotransmittersystemen und psychopathologische Korrelate
Von A. Heinz (ISBN 3-7985-1248-5)

Band 101: **Versorgungsbedarf und subjektive Sichtweisen schizophrener Patienten in gemeindepsychiatrischer Betreuung**
Evaluationsstudie im Jahr nach Klinikentlassung in der Region Dresden
Von Th. Kallert (ISBN 3-7985-1263-9)

Band 102: **Psychopathologie von Leib und Raum**
Phänomenologisch-empirische Untersuchungen zu depressiven und paranoiden Erkrankungen
Von Th. Fuchs (ISBN 3-7985-1281-7)

Band 103: **Wahrnehmung der frühen Psychose**
Untersuchungen zur Eigen- und Fremdanamnese der beginnenden Schizophrenie
Von M. Hambrecht (ISBN 3-7985-1292-2)

Band 104: **Schizophrenien prälingual Gehörloser**
Eine Untersuchung im lautlosen Kompartiment des „menschengemeinsamen Raums“
Von K. Schonauer (ISBN 3-7985-1348-1)

Klaus Schonauer

Schizophrenien prälingual Gehörloser

Eine Untersuchung im lautlosen Kompartiment des „menschengemeinsamen Raums“

STEINKOPFF
DARMSTADT

PD Dr. Dr. Klaus Schonauer
Zentrum für Psychiatrie Reichenau
Psychotherapeutische Medizin
Feursteinstr. 55
78479 Reichenau

Die Deutsche Bibliothek – CIP-Einheitsaufnahme
Schonauer, Klaus: Schizophrenien prälingual Gehörloser: Eine Untersuchung im lautlosen Kompartiment des „menschengemeinsamen Raums" / Klaus Schonauer. – Darmstadt: Steinkopff, 2002
(Monographien aus dem Gesamtgebiete der Psychiatrie; Bd. 104)
ISBN 3-7985-1348-1

Steinkopff Verlag, Darmstadt
ein Unternehmen der BertelsmannSpringer Science+Business Media GmbH

http://www.steinkopff.springer.de

Verlagsredaktion: Dr. Maria Magdalene Nabbe – Herstellung: Renate Münzenmayer
Umschlaggestaltung: Erich Kirchner, Heidelberg

Printed in Germany

SPIN 10852239 80/7231-5 4 3 2 1 0 – Gedruckt auf säurefreiem Papier

Vorwort

Am Anfang der Vorüberlegungen zur hier vorgelegten Untersuchung stand die Frage, ob der weitgehende Verlust der Möglichkeit zum spontanen Lautspracherwerb einen Einfluß auf die Manifestation und den Verlauf schizophrener Psychosen entwickeln könnte. Im Laufe der Vorbereitungen wurde diese zunächst eher patholinguistisch umgrenzte Fragestellung immer mehr erweitert; denn es wurde deutlich, daß die mit der prälingualen Gehörlosigkeit assoziierten Veränderungen von Lebensbedingungen nicht allein "sprachlicher", sondern in einem wesentlich umfassenderen Sinn „biologischer", „kultureller" und „sozialer" Natur sind. Diese Erweiterung der ursprünglichen Fragestellung mündete schließlich in den Versuch, die Lebensbedingungen der untersuchten Patienten auf einer methodisch relativ breit gefächerten Matrix quantitativer und qualitativer Daten abzubilden und sie als potentiell unabhängige Variablen ihrer Erkrankung aufzufassen. Die hier vorgelegten Ergebnisse dieses Versuchs sind mithin teilweise als eine Art "inländischer" Beitrag zur transkulturellen Psychiatrie zu verstehen. Er wurde durch eine Sachbeihilfe der Deutschen Forschungsgemeinschaft für das Projekt "Schizophrenien Gehörloser" ermöglicht, an dem außer dem Autor Frau Dipl. Psych. Diemut Achtergarde und Herr cand. med. Ilja Spellmann beteiligt waren. Ohne ihr tatkräftiges Engagement, auch über den Förderungszeitraum (Juni 1996 bis November 1998) hinaus, hätte dieser Versuch nicht in der vorliegenden Form verwirklicht werden können.

Der Aufbau der Arbeit folgt insgesamt recht diszipliniert einem viergliedrigen Schema: Das *erste* Kapitel führt den von der speziellen Thematik noch unberührten Leser in die Geschichte und die bisherigen Ergebnisse ihrer Erforschung ein. Das *zweite* Kapitel entwickelt die methodischen Grundlagen der eigenen Untersuchung, versucht Fragestellungen und Hypothesen einzugrenzen und deren Eingrenzung zu begründen. Das *dritte* Kapitel präsentiert als "Kernstück" der Arbeit ihre wesentlichen und nach der Einschätzung des Verfassers diskussionswürdigen Ergebnisse. Deren Darstellung folgt in erster Linie einer (verlaufs-) chronologischen Ordnung: Zunächst werden diejenigen Daten präsentiert, die die Situation der Probanden vor dem Beginn ihrer psychiatrischen Erkrankung betreffen. Im Anschluß daran werden eher verlaufsrelevante Entwicklungen und schließlich die auf die Endstrecke der beobachteten Verläufe bezogenen Daten behandelt. Die Darstellungen des halluzinatorischen Erlebens der Probanden und der psychiatrischen Pharmakotherapie werden in jeweils gesonderten Unterkapiteln abgehandelt. Diese präsentieren neben den eigenen Ergebnissen auch einige - als solche gekennzeichnete - Befunde aus dem Schrifttum, die bewußt nicht im Einführungskapitel referiert worden waren, um im Ergebnisteil im Zusammenhang mit den eigenen Befunden eine "verdichtete" Darstellung der Problematik zu ermöglichen. Dadurch werden umfangreiche Wiederholungen vermieden. Das *vierte* Kapitel versucht schließlich, die erhobenen Befunde in den thematischen Bereich der eingangs formulierten Hypothesen zu integrieren und sie im Zusammenhang mit den Befunden aus der Literatur zu diskutieren.

In der Absicht, die Verteilung erhobener Variablenausprägungen in den untersuchten Stichproben möglichst transparent darzustellen, wurden relativ viele Abbildungen in den Text aufgenommen. Nominal- und ordinalskalierte Variablen werden stets in gestapelten Säulendiagrammen abgebildet, intervall- und rationalskalierte Variablen dagegen meist als sogenannte "box-and-whisker-plots". Die gebärdensprachlichen Äußerungen der interviewten Patienten werden im Text - und hier vor allem im Rahmen der kasuistischen Darstellungen - schriftsprachlich paraphrasiert. Es handelt sich bei diesen mit doppelten Asterisken (**) gekennzeichneten Passagen oder Begriffen also nicht um Zitate im engeren Sinn, sondern um Übersetzungsversuche des Autors.

Die vorliegende Untersuchung ist ein Ergebnis ausgedehnter Reisetätigkeit. Der Hauptteil der ihr zugrundeliegenden Daten wurde im Rahmen von Hausbesuchen bei Patienten erhoben, deren Wohnsitze über das gesamte Bundesgebiet verstreut liegen. Die Reise ist wahrscheinlich die fruchtbarste der menschlichen Fortbewegungsarten. Die Reiselust desjenigen, der sie unternimmt, die Gastfreundschaft derjenigen, zu denen sie führt, und schließlich die Ermutigung durch diejenigen, von denen sie ausgeht, machen sie dazu.

Die Arbeit an dieser Untersuchung ist nicht allein im räumlichen sondern auch im methodischen Sinn in mancherlei Hinsicht eine Reise gewesen. Sie fand ihren Ausgangpunkt in einer Seminarreihe zum Thema "Gebärdensprachen" im Institut für Allgemeine Sprachwissenschaft der Universität Münster, an der der Autor vor dem Beginn seiner psychiatrischen Ausbildung teilgenommen hat. Die Weiterbildung an der psychiatrischen Klinik derselben Universität war wiederum - methodologisch betrachtet - über einige Jahre eine Art „Basislager" für eine Reihe von Exkursionen im thematischen Umfeld der Frage nach dem Gewicht der Verfügungsgewalt über sprachliche Zeichen bei psychiatrischen Erkrankungen. Auch die vorliegende Arbeit wurde im Rahmen einer solchen Exkursion konzipiert.

Den Patienten, die im Rahmen der Studie untersucht wurden, und auch vielen ihrer Angehörigen und Betreuer habe ich für ihre Unterstützung zu danken und für die Bereitschaft, mir Einlaß in ihr persönliches Lebensumfeld, ihr **Zuhause** zu gewähren. Den Mitarbeitern des Gehörlosenbereichs in der Westfälischen Klinik für Psychiatrie in Lengerich danke ich für ihre freundliche und persönliche Art der Gastfreundschaft von der Zeit der ersten Überlegungen an bis auf den heutigen Tag. Ohne die Geduld meiner Vereinskameraden im Münsteraner Gehörlosenverein und ohne das Engagement meiner Gebärdensprachlehrer hätte ich auf meiner Reise ein Tourist bleiben müssen. Namentlich möchte ich Rudolf Tumbrink danken, der sich über die Kurszeiten hinaus zu zahlreichen Nachhilfestunden bereit erklärt hat und bei der Ausarbeitung des Interviewleitfadens eine große Hilfe war. Meinen Kolleginnen und Kollegen in der psychiatrischen Universitätsklinik in Münster möchteich für die mir ermöglichte „Reisefreiheit" danken, ihrem früheren

Direktor Professor Rainer Tölle für die kritische Durchsicht früherer Manuskriptentwürfe, vor allem aber für die Ermutigung, die nötig war, um mich überhaupt „auf den Weg“ zu machen, dem jetzigen Direktor der Klinik für Psychiatrie und Psychotherapie der Universität Münster Professor Volker Arolt für seine großzügige Unterstützung in einer Phase, die sich an die eigentliche Arbeit am Manuskript anschloß und für mich unerwartet zur „eigentlichen Durststrecke“ wurde.

Die vorliegende Arbeit wurde im Herbst 1999 der medizinischen Fakultät der Westfälischen Wilhelms-Universität Münster als Habilitationsschrift vorgelegt. Das Habilitationsverfahren wurde im Juli 2000 abgeschlossen. Die jetzige Drucklegung wurde durch die Zuerkennung des Hermann-Simon-Preises für sozialpsychiatrische Forschung 2001 wesentlich befördert.

Reichenau, im Frühjahr 2002

Inhalt

1 Einführung

Menschen, deren Gehör so weit eingeschränkt ist, dass sie sprachliche Informationen auf auditivem Weg nicht erfolgreich verwerten können (Kammerer 1988: 8), werden „taub“ oder „gehörlos“ genannt. Dies ist im allgemeinen ab einem beidseitigen Hörverlust von 90 Dezibel auf dem sprachrelevanten Frequenzband zwischen 300 und 3000 Hertz der Fall. Gehörlosigkeit wird als „prälingual“ bezeichnet, wenn sie kongenital besteht oder vor dem Erwerb einer Lautsprache eintritt.

In Deutschland leben etwa 80.000 Menschen, die dieser Definition entsprechen. Prälingual Gehörlose bilden als wahrscheinlich einzige Gruppe von Individuen, deren Interaktionsmöglichkeiten aufgrund einer biologischen Disposition (die ihrerseits vielfältige Ursachen hat) beeinträchtigt sind, eine überregional vernetzte Gemeinschaft. Die soziale Kohäsion dieser Gemeinschaft ist in einer Weise ausgeprägt, die es angemessen erscheinen läßt, sie als eine „kulturelle“ oder - wie Kyle (1990: 205) - sogar als eine „ethnische“ zu bezeichnen. Dies entspricht auch ihrem Selbstverständnis. Gehörlose Menschen beschränken sich bei der Partnerwahl vorzüglich auf Angehörige dieser Gemeinschaft und verbringen auch den größten und signifikanten Anteil ihrer Freizeit im Binnenraum dieser Kultur (Gotthardt 1988, Sieke 1993), der zum einen als „soziale Heimat“ gewürdigt, bisweilen aber auch als „Ghetto“ disqualifiziert wird. Der Ursprung der auf den ersten Blick vielleicht erstaunlichen in-group-Orientierung Gehörloser ist ohne weiteres darin erkennbar, dass ihre „kulturelle“ Identität - wie vielleicht in allen Kulturen der Spezies Mensch - auf der gemeinsamen Teilhabe an einer Gruppe von Sprachen - den Gebärdensprachen - gegründet ist.

Um einem psychisch Kranken diagnostisch, therapeutisch und menschlich gerecht zu werden, sollte man mit ihm kommunizieren und sich zudem ein Bild von der sozialen Realität seines Alltags machen können. Die Verwirklichung dieser Grundvoraussetzungen psychiatrischer Arbeit stellt im Hinblick auf den Umgang mit gehörlosen Patienten besondere Anforderungen. Diese haben in den 60er Jahren in den sozialpsychiatrischen „Pionierländern“ und seit 1985 auch in der BRD zur Einrichtung spezialisierter stationärer Therapieangebote für psychisch kranke Gehörlose geführt. Sie unterscheiden sich von psychiatrischen Standardeinrichtungen dadurch, dass ihre Mitarbeiter zumindest teilweise eine Gebärdensprache beherrschen und im übrigen über Erfahrungen mit den kulturellen Besonderheiten im Alltag gehörloser Menschen verfügen. In Deutschland wird der stationäre psychiatrische Therapiebedarf seit dem Ende der 80er Jahre zum großen Teil von solchen Spezialeinrichtungen abgedeckt, namentlich von den Abteilungen für psychisch kranke Hörgeschädigte in der Westfälischen Klinik für Psychiatrie Lengerich und im Bezirkskrankenhaus Erlangen. Dieses Angebot wird ergänzt durch eine internistisch-psychosomatische Spezialabteilung in der Baumrain-Klinik in Bad Berleburg.

Die vorliegende Arbeit will den Verlauf schizophrener Psychosen prälingual Gehörloser beschreiben. Sie ist die erste Untersuchung, die eine ausgewählte Gruppe psychiatrischer Erkrankungen Gehörloser *nicht* vornehmlich kasuistisch und auch in der Absicht betrachtet, sie mit den *Verläufen* Hörender zu vergleichen. Gleichwohl fußt sie auf einem beachtlichen Korpus von Untersuchungen anderer Autoren über die mit der Gehörlosigkeit zusammenhängenden Probleme psychiatrischer Diagnostik und Therapie, die im Einleitungskapitel und zum Teil auch im Zusammenhang mit der Darstellung eigener Befunde noch ausführlicher zu referieren sein werden. Die in ihr bearbeiteten Fragestellungen entwickeln sich im wesentlichen in zwei Richtungen, die gewiß miteinander verbunden sind, die aber im Hinblick auf ihren klinischen und wissenschaftlichen Ertrag differenziert zu betrachten sind. Die eine - hier insgesamt im Mittelpunkt stehende - dieser Richtungen zielt auf die möglichen Zusammenhänge zwischen den untersuchten Verläufen und der Gehörlosigkeit als eine ihrer unabhängigen Variablen in den Grenzen der untersuchten Stichproben. Die andere Richtung zielt auch ein wenig über die Stichprobengrenzen hinaus auf den Versuch, aus den gewonnenen Befunden einige grundlegende Überlegungen a) zur Psychopathologie der Psychosen und hier namentlich zur Bedeutung sensorischer „Modalitäten" im halluzinatorischen Erleben und b) zum „Innenverhältnis" von laut- und gebärdensprachlicher Kompetenz bei Psychosekranken zu entwickeln.

Die eingangs als „biologische Disposition" bezeichnete prälinguale Gehörlosigkeit ist als Spezialfall der conditio humana keineswegs so eindimensional wie dieser Begriff möglichweise unterstellt. Die unterschiedlichen Ätiologien der Hörverluste, die erheblich divergierenden Entwicklungsgrade der Gehörlosenkulturen und Gebärdensprachen verschiedener Länder und auch Regionen, deren im historischen Längsschnitt beträchtliche Veränderungen und nicht zuletzt der rasante Fortschritt bei der Entwicklung technischer Hörhilfen führen empirisch betrachtet zu Varianzquellen, die das Problem „Gehörlosigkeit" bei näherer Betrachtung ausgesprochen komplex erscheinen lassen. Um dieser Komplexität gerecht zu werden, insbesondere aber in der Absicht, die Risiken zu konkretisieren (und sie zugleich zu begrenzen), die sich aus der Betrachtung relativ kleiner Stichproben und dem Rekurs auf ihre Grundgesamtheit ergeben, sollen im weiteren Verlauf dieses Einleitungskapitels zunächst einige Implikationen des Problems aus *interdisziplinärer* Perspektive, aber auch mit der gebotenen Straffheit dargestellt werden. Im zweiten Teil des Einleitungskapitels werden anschließend die im engeren Sinne *psychiatrischen* Aspekte des Problems behandelt, im dritten Teil abschließend das psychiatrische Schrifttum zu den *Schizophrenien Gehörloser*. Die Abfolge der behandelten Sachverhalte folgt in allen drei Teilen des Einleitungskapitels neben einer Entwicklung vom Grundsätzlichen zum Speziellen auch einer Orientierung an wissenschafts*historischen* Gesichtspunkten.

1.1 Taub-stumm – Gehör-los

> „Taub: (...) 1) nicht hören könnend, gehörlos; im engeren sinne nicht hörend oder nicht hören und verstehen wollend (verstockt), surdus, surdaster (...). 2) ohne gefühl, und empfindung, betäubt, dumpf (...). 3) nichts empfindend oder denkend, stumpfsinnig, närrisch, dumm, absonus (...). 4) (...) unsinnig, närrisch, toll, tobend, wütend, zornig, amens, insanus (...). 5) tobend und dadurch betäubend (...). 6) was nicht oder worin nichts empfunden oder wahrgenommen wird: abgestumpft, abgestorben, verdorben, inhaltlos, gehaltlos, unfruchtbar, leer, hohl, öde, wertlos, nichtig." (Grimm & Grimm 1935: 162-165)

In diesen sechs Hauptdimensionen paraphrasiert das Grimmsche Wörterbuch das lexikographische Kondensat des Lexems „taub", das sich wie die Lexeme „dumm" und „toben" aus der altgermanischen Wurzel „deáf" entwickelt hat, für die neuhochdeutsche Sprache bis etwa zum ausgehenden 19. Jahrhundert. Die Sammlung reflektiert die aus heutiger Sicht kaum einfühlbare kultur- und sozialgeschichtliche Dominanz des Gehörsinns als desjenigen unter den Sinnen, der den Menschen zum Menschen macht, und zugleich die Diskriminierung derjenigen, die nicht über ihn verfügen können. Ihre Untertöne erinnern bis hinein in Nuancen an die Geschichte der Ausgrenzung psychisch Kranker aus dem „menschengemeinsamen Raum" (Scharfetter 1987:2).

Verschiedene Zeugnisse belegen, dass „Gehörlose bis in die Neuzeit hinein als bildungs- und rechtsunfähig angesehen" (Prillwitz 1990: 134) wurden, dass die christliche Kirche - zurückgehend auf eine Römerbriefstelle[1] - diejenigen, die das Wort Gottes nicht *hören* konnten, für notwendigerweise ungläubig hielt. Auch Immanuel Kant betrachtete den Gehörsinn als notwendige Voraussetzung des uneingeschränkten Vernunftgebrauchs und fügte abgrenzend hinzu: „Taubgeborne, die eben darum auch stumm (ohne Sprache) bleiben müssen, können nie zu etwas mehrerem als einem Analogon der Vernunft gelangen" (Kant 1983: 73).

Relikte dieser Einschätzung lassen sich bis in die jüngste Vergangenheit und Gegenwart verfolgen: Die bis dato in der Straßenverkehrszulassungsverordnung (StVZO §§ 2, 3, 12) der Bundesrepublik Deutschland normierte Rechtsauffassung, dass Gehörlosigkeit automatisch die Eignung zum Führen von Kraftfahrzeugen ausschließe, wurde erst mit einer Grundsatzentscheidung des Oberverwaltungsgerichts Münster (1954) vom 22.6.1954 aufgehoben.[2] Noch heute beschreibt der Paragraph 828 des Bürgerlichen Gesetzbuchs (1996) in seinem ersten Absatz Art und Umfang der Einschränkung verantwortlichen Handelns bei Kindern unter sie-

[1] Römer 10, 17 (emendierter Urtext): „Αρα η πιστισ εξ ακοησ, η δε ακοη δια ρεματοσ χ ριστου"; (Vulgata): „Ergo fides ex audito, auditur autem per verbum Christi." (Nestle et al. 1979: 428).

[2] Die Angemessenheit dieser Entscheidung wurde - so Blau (1965: 192) - empirisch recht bald dadurch bestätigt, „dass nach einwandfreien Statistiken gehörlose Kraftfahrer die geringste Unfallquote haben".

ben Jahren und fügt im zweiten Absatz eine einzige weitere Einschränkungspopulation hinzu: „Das Gleiche gilt für einen Taubstummen."

Insbesondere in sozialer Hinsicht genossen die „Taubstummen" keinen guten Ruf, wie ein Zeugnis aus der Mitte des 19. Jahrhunderts anschaulich belegt:

„Bei aller Verstandesbildung aber sind sie stets zu heftigen Begierden und Leidenschaften, besonders den Ausbrüchen des Zorns sehr geneigt, und weil sie ihrem heftigen Unwillen nicht durch Worte Luft machen und solchen an den Tag legen können, zu gewaltthätigen Handlungen und Misshandlungen anderer Personen sehr geneigt, dabei sind sie auch hinterlistig und falsch." (Krügelstein 1844: 690)

Ohne auditiv-sensorische[3] Afferenz können Lautsprachen nicht spontan - also allein durch Exposition und Nachahmung - erworben werden, sondern allenfalls als Kulturtechnik, das heißt: durch systematischen Unterricht. Aber selbst trotz intensiver Förderung erlernen die meisten prälingual Gehörlosen eine Lautsprache nur rudimentär und behalten ihr gegenüber ein Gefühl der Fremdheit. Nur ein Bruchteil von ihnen erreicht einen Grad lautsprachlicher Kompetenz, der sozial und emotional *befriedigende* Kontakte ermöglicht. Andererseits erschließt aber selbst eine wie auch immer rudimentäre und von den Betroffenen oft als „notdürftig" empfundene Lautsprachkenntnis fraglos wertvolle Zugewinne an Bewegungs- und Entwicklungsmöglichkeiten.

Der auditive Afferenzverlust errichtet auf dem Weg zum Lautspracherwerb Hindernisse, die zum einen strukturell und informationstheoretisch eher als „Engpaß", zum anderen eher als „Barriere" angelegt sind und die alle mit dem Erfordernis zusammenhängen, den Verlust eines sensorischen Eingangskanals durch die kompensatorische „Hypertrophie" anderer Kanäle zu ersetzen. Ein solches „Sinnesvikariat„ bildet sich in der Fähigkeit Gehörloser heran, Schallwellen taktil wahrzunehmen und zumindest ihren räumlichen Ursprung auf diesem Wege recht präzise zu verorten.

Wesentlich begrenzter, weil informationstheoretisch anspruchsvoller sind hingegen die Möglichkeiten der visuellen Lautsprachwahrnehmung. Die Mundbilddeutung gesprochener Sprache ist eine Teilleistung, die die Kapazität menschlicher Informationsverarbeitung grenzwertig hoch in Anspruch nimmt (Dodd & Campbell 1987) und für den Gehörlosen auf dem Weg zur Lautsprache eine Art „Nadelöhr" bedeutet: Da nur relativ wenige der phonetisch distinktiven Merkmale sprachlicher Artikulation von außen wahrnehmbar sind, sind die visuell zugänglichen Informationen hierüber ausgesprochen spärlich und vieldeutig, und ein ungleich größerer Anteil muß im Vollzug multipler Vergleichsprozesse aus dem Kontext erschlossen werden. Für die erfolgreiche Bewältigung solcher Vergleichsprozesse wiederum ist aber ein beträchtliches Inventar lexikalischer Vergleichselemente etwa im Sinne eines „Wortschatzes" vonnöten, der vom prälingual Gehörlosen aber erst noch erworben werden müßte, weshalb Ahlich (1960: 153) zusammenfassend resümiert: „Das Absehen (allein) ist ungeeignet zum Spracher-

[3] Erstaunlich, aber empirisch gut abgesichert ist der Befund, dass der kongenitale Verlust *visueller* Afferenz allenfalls zu minimalen Verzögerungen beim Lautspracherwerb führt. Blind geborene Kinder erlernen das Sprechen in der Regel ohne größere Schwierigkeiten. (Mills 1987).

werb." Dennoch markiert es fraglos einen wichtigen Baustein beim antlitzgerichteten Lautspracherwerb Gehörloser.

Die wahrscheinlich höchste Barriere auf dem Weg zum aktiven Lautspracherwerb liegt darin begründet, dass der auditive Afferenzverlust auch einen *Re*afferenzverlust impliziert: Gehörlose können auch *sich selber* nicht hören. Mithin müssen sie bei dem Versuch, Artikulation und Phonation zu erlernen, auf jegliche auditiv rückkoppelnden Informationen verzichten. Sie erwerben in der Regel keine Gaumensegelkontrolle, ihre Vokale sind spektralanalytisch homogenisiert und neutralen Mischvokalen angenähert, bei der Artikulation von Konsonanten wird nur ein Bruchteil der phonetisch distinktiven Merkmale realisiert (Becker & Frömmrich 1992). Daraus resultiert eine ausgeprägte Dysarthrie, die abgesehen vom beträchtlichen Verständlichkeitsverlust einen in sozialer Hinsicht vielleicht kaum minder beeinträchtigenden Stigmatisierungseffekt[4] zeitigt, welcher seinerseits zusätzliche Sprechängste begründet und bei Alltagskontakten mit Hörenden tatsächlich häufig zu Zurückweisung und Ungeduld von deren Seite, bisweilen sogar zur Unterstellung des Angetrunkenseins führt. Durch den auditiven Reafferenzverlust[5] sind Gehörlose allerdings wahrscheinlich gegenüber einer anderen sozial stigmatisierenden Sprechstörung immun: sie „können" nicht stottern (Johansson 1970: 2).

Spontan, also allein durch Exposition und Nachahmung erworben werden, können hingegen die Gebärdensprachen Gehörloser, visuelle Zeichensysteme, die den Lautsprachen im Hinblick auf ihren Aufbau und ihre Funktionen in einiger Hinsicht ähnlich sind, die aber auch im Sinne eines sprachlichen Relativitätsprinzips (Gipper 1972) kulturspezifische Differenzierungen einführen, namentlich insbesondere eine Bevorzugung agglutinierender[6] Syntagmenbildung und konkreter gegenüber abstrakten Repräsentationsformen. Schließlich verfügen Gebärdensprachen (noch) über keine, den alphabetischen Schriftsystemen der Lautsprachen analoge Notation (Papaspyrou 1990). Nicht zuletzt aufgrund des dadurch bedingten Mangels verschrifteter Zeugnisse ist über die historische Entwicklung von Gebärdensprachen wenig bekannt.[7] Die systematische Untersuchung und Kodifizie-

---

4 Dessen psychodynamische Hintergründe von Zeckel (1950) recht anschaulich dargestellt werden.

5 Zur ätiologischen Bedeutung der Desintegration akustischer Reafferenz für das Stotter-Syndrom vgl. Fiedler & Standop (1978). Bodenheimer (1960: 134) weist darauf hin, dass der auditive Reafferenzverlust nicht nur den Spracherwerb, sondern auch die Entwicklung einer psychodynamisch bedeutsamen Größe beeinträchtigen kann, die man in Ich-psychologischer Terminologie als „Selbstrepräsentanz" bezeichnen könnte. Er schreibt prägnant: „Der Mensch muß sich selbst hören, muß sich aber nicht sehen, um sich zu bestätigen. Wer sich nicht hört, kommt sich verloren vor."

6 Darunter versteht man die Tendenz mancher Sprachen (z.B. der Chinesischen), grammatische Funktionen in lexikalischen Einzelementen (bei Lautsprachen: einzelne Wörter) zu integrieren (die Funktionen im Wort zu „agglutinieren"), statt sie durch gesonderte Funktionswörter (wie Präpositionen, Pronomen oder Artikel) zu repräsentieren. In der Gebärdensprachforschung wird dieses Phänomen auch als „Inkorporation" bezeichnet.

7 Eine Zusammenstellung mittelalterlicher Zeugnisse, die jedoch insgesamt noch nicht den Nachweis verkehrsfähiger Gebärdensprachsysteme ermöglichen, gibt Saint-Loup (1993).

rung der zu diesem Zeitpunkt verbreiteten Gebärdensprachen beginnt im 18. Jahrhundert. Sie geht einher mit den ersten Bemühungen, auch Gehörlosen die Förderungsmöglichkeiten öffentlicher Erziehung zugänglich zu machen. Die erste Taubstummenschule wird in den 60er Jahren des 18. Jahrhunderts in Paris von Charles-Michel de l'Epée (1712-1789) gegründet, einem Geistlichen, der 1776 das erste - in heutiger Terminologie - „gehörlosenpädagogische" Unterrichtswerk herausgibt.

Die „Entstummung der Taubstummen", ihre Promotion vom „surdus mutus" zum „surdus loquens" ist historisch betrachtet eine Errungenschaft der Aufklärung. Wie hinter mancher ihrer Errungenschaften verbargen sich auch in diesem Fall hinter einer fraglos philanthropisch motivierten neuen Dimension von „Fürsorge" eine Reihe von unreflektiert bevormundenden Vorstellungen darüber, was im menschengemeinsamen Raum als richtig und recht zu gelten habe.[8] Etwas vereinfacht kann man den Impetus dieser Vorstellungen dahingehend konkretisieren, dass sie den Taubstummen in die Kultur der Lautsprache zum Preis der Aufgabe seiner „gehörlosen" Identität zu „integrieren" bestrebt waren. Während de l'Epée die Gebärdensprache seiner Schüler systematisch studierte und sie für die Vermittlung von Wissen, insbesondere auch für den Lautspracherwerb zu nutzen versuchte, insistierte sein Zeitgenosse und Begründer des Leipziger Taubstummeninstituts Samuel Heinicke (1727-1790) darauf, dass Gebärdenkenntnisse auf die Entwicklung Taubstummer einen schädlichen Einfluß ausübten, da sie insbesondere den Lautspracherwerb behinderten. Der Gegensatz dieser beiden Auffassungen, die eingedenk der Nationalitäten ihrer Begründer auch als die „französische" und „deutsche" Methode bezeichnet werden (Prillwitz 1990: 133), führte in der Taubstummenerziehung zu einer Polarisierung, die im Jahr 1880 auf einem internationalen Kongreß von Taubstummenlehrern in Mailand (Lane 1989: 454ff) ihren Kulminationspunkt fand, als dessen Ergebnis die rein lautsprachliche oder „oralistische" Erziehung kanonisiert und die Gebärdensprachen mithin weitgehend aus der Unterrichtspraxis „exkommuniziert" wurden.

Bis auf den heutigen Tag ist unter Gehörlosenpädagogen umstritten, ob (a) Gebärdensprachen und Lautsprachen im Hinblick auf ihr kommunikatives und entwicklungsförderndes Potential gleichwertig sind und ob sie (b) beim Spracherwerb zueinander ein kompetitives oder ein vikariierendes Verhältnis haben, ob also etwa der Erwerb einer Gebärdensprache den Erwerb einer Lautsprache fördert oder behindert. Beide Fragen sind, wenn man bedenkt, wie lange schon darüber

Washabaugh (1980) hat im Rahmen einer ethnologischen Studie auf der karibischen Providence Insel ein verkehrsfähiges und ausgereiftes Gebärdensprachsystem vorgefunden. In dieser, von der übrigen Welt hermetisch abgeschnittenen Kultur lebten, vermutlich infolge hoher Konsanguinität und einer dort vorfindlichen autosomal-dominanten Form hereditärer Gehörlosigkeit (deren Erbgang wesentlich häufiger autosomal rezessiv verläuft, vgl. Sank 1969), ungewöhnlich viele Gehörlose.

[8] Zur historischen Bedeutung dieses Widerspruchs für die Psychiatrie vgl. Schonauer (1993).

debattiert wird, noch verhältnismäßig wenig empirisch untersucht.[9] Verfolgt man die Diskussion als Außenstehender (d.h. nicht „primär" mit gehörlosenpädagogischen Fragen Befaßter), so ist man erstaunt darüber, dass die erste der beiden Fragen wesentlich mehr Raum einnimmt als die zweite, obwohl sie empirisch unzugänglicher ist - denn wie wollte man das entwicklungspsychologische „Potential" zweier Sprachen kontrastiv beschreiben oder gar messen? - und pragmatisch betrachtet im Grunde weniger „grundsätzlichen" Charakter hat: Eine empirisch fundierte Beantwortung der zweiten Frage wäre doch richtungweisend für die „pädagogische Relevanz" der ersten Frage, während sich in umgekehrter Richtung keine vergleichbare Beziehung ergibt. Prospektive Vergleichsuntersuchungen verschiedener (etwa rein „oralistischer" und bilingualer) Ausbildungssysteme sind in der Literatur ausgesprochen rar. Dieses Desiderat ist wohl zum großen Teil darin begründet, dass die gesetzlichen Rahmenbestimmungen der meisten Staaten ein bestimmtes Ausbildungssystem zwingend vorschreiben, Vergleiche also nur zwischen verschiedenen „Kulturen", mithin zwischen im Grunde unvergleichbaren Grundgesamtheiten denkbar wären. Myklebust (1960: 382) faßt die Ergebnisse amerikanischer Untersuchungen aus den 50er Jahren zusammen: „(...) there is a serious language retardation in the deaf child, irrespective of whether he has been taught by the oral or the combined method". Einen gewissen Beitrag zur Diskussion leistet der Befund, dass gehörlose Kinder gehörloser Eltern (die Gebärdensprachen früh als natürliche Muttersprache erwerben) häufig psychosozial erfolgreicher sind und auch bessere Lautsprachkompetenz erreichen als Kinder mit nichthereditärem Hörverlust (zusammenfassend: Schlesinger & Meadow 1972: 33ff). Dieser Befund ist allerdings nicht unwidersprochen geblieben (zusammenfassend: Löwe 1983). Heiling (1995) hat die Lautsprachkompetenz der ersten Jahrgänge der Vollabsolventen einer schwedischen Gehörlosenschule nach der dortigen Einführung des bilingualen Systems untersucht und ihre Ergebnisse mit den Leistungen der Schüler vor dessen Einfühung verglichen. Im retrospektiven Vergleich fand sie eine konsistent bessere Lautsprachkompetenz der bilingual im Vergleich zu den ausschließlich lautsprachlich erzogenen Schülern.

Bislang wissen wir wenig darüber, wie und wann sich Gehörlosengemeinschaften erstmals gebildet haben, unter welchen Umständen ihre an die Verkehrsfähigkeit einer gemeinsamen Sprache gebundene kulturelle „Identität" (Ahrbeck 1992) auf die Welt gekommen ist. Einiges spricht dafür, dass in der vorindustriellen Stadtkultur des 18. Jahrhunderts eine wichtige infrastrukturelle Voraussetzung hierfür erstmals verwirklicht war, nämlich die Möglichkeit, dass Gehörlose in einem dichter bevölkerten Raum regelmäßige Kontakte untereinander pflegen konnten. Zumindest für die westliche Welt gibt es wenig Zweifel daran, dass die „Gehörlosenkultur" im engeren Sinne etwa zu dieser Zeit in Paris (Karacostas 1993) ihre ursprüngliche Blüte erlebt hat. Widell (1993) hat am Beispiel der dänischen Gehörlosengemeinschaft ihre These entwickelt, dass die industrielle Revolution in deren Geschichte einen zweizeitig gegenläufigen Einfluß ausgeübt hat. In deren

[9] Grundlegende Arbeiten, die das Spektrum der Diskussion verdeutlichen, sind etwa diejenigen von Furth (1977), Kröhnert (1981), Prillwitz (1982), (1990), van Uden (1987), Diller (1988), Loncke (1989), Dotter (1991) und Gipper (1992).

Frühphase gelang es etwa bis zur Mitte des 19. Jahrhunderts einer Reihe von gehörlosen Handwerkern im Gefolge des industriellen Wachstums, ökonomische Unabhängigkeit und die damit verbundene Aufwertung sozialer Identität zu erlangen, Vereine zu gründen und sich zumindest auf regionaler Ebene als soziale Gemeinschaft zu etablieren. Moores (1978: 76) beschreibt eine ähnliche Entwicklung für die amerikanische Gesellschaft: „The deaf population in general in mid-nineteenth-century America was a self-sufficient, productive, contributing segment of society." Mit der Aufwertung industrieller Produktionsweisen in Mehr-Personen-Verbünden und der Abwertung individueller Handwerkstätigkeit, schließlich auch mit der Zunahme sozialer Kontrolle sei die kulturelle Identität dieser Gemeinschaft dann etwa von der Wende zum 20. Jahrhundert an - so Widell - weitgehend zusammengebrochen. Als einen wesentlichen Faktor dieser „sozialen Kontrolle" beschreibt Widell die zum gleichen Zeitpunkt durchgesetzte Exkommunikation der Gebärdensprachen aus der Gehörlosenbildung in der Folge der Beschlüsse der Mailänder Konferenz im Jahr 1880. Die aus diesen Beschlüssen im Grunde in der gesamten westlichen Welt resultierende Sanktionierung des Gebärdensprachgebrauchs in den Schulen und darüber hinaus auch in weiteren Bereichen des öffentlichen Raums wird allgemein als historisch ausschlaggebender Faktor dafür beschrieben, dass Gehörlosenkulturen bis über den zweiten Weltkrieg hinaus im Vergleich zu den - retrospektiv vielleicht auch idealisierten - Blütezeiten eine Art Schattendasein fristen mußten. Erst in den ersten Jahrzehnten nach dem zweiten Weltkrieg formierte sich eine autochthon aus der Gehörlosenkultur erwachsene Gegenbewegung, die nach der Einschätzung von Sacks (1990) an der damals weltweit einzigen Hochschule für Gehörlose, der Gallaudet University in Amerika ihren Ausgangspunkt nahm und vor allem in Skandinavien ein breites Echo fand. Sie führte in unterschiedlichen Ausmaßen zur Reintegration von Gebärden in verschiedene Ausbildungsgänge, zur Intensivierung der Ausbildung von Gebärdendolmetschern, eröffnete der Gebärdensprache aber auch erstmals Zugang zu öffentlichen Medien, wo sie sich zu einer „cause celèbre" analog ihrer frühen französischen Blütezeit (Lane 1989: 68) entwickelte. Im Zuge dieses Emanzipationsprozesses entwickelte sich die Gehörlosigkeit im Selbstbewußtsein der von ihr „Betroffenen" schließlich von einer sozial stigmatisierenden Behinderung zu einer kulturstiftenden biologischen Variante der conditio humana. Die Titelzeile eines dieser beachtlichen Entwicklung gewidmeten Leitartikels des New York Time Magazine (1994) faßt sie mit denkwürdiger Prägnanz zusammen: „Deaf ist beautiful, but how great a disability is it?"

In der Unterrichtspraxis deutscher Gehörlosenschulen wird der Gebärdenspracherwerb in der Regel nicht gefördert. Dennoch sind diese Schulen, die häufig ein überregionales Einzugsgebiet haben und zum Teil im Internatsbetrieb organisiert sind, wichtige Vermittlungsorte der deutschen Gebärdensprache. Viele Schüler treffen hier erstmals regelmäßig mit einer größeren Zahl anderer Gehörloser zusammen und können ihre gebärdliche Kompetenz - außerhalb des Unterrichts - im spontanen Kontakt wesentlich verbessern. Kinder, die aus ländlichen Regionen stammen oder aus anderen Gründen vor der Einschulung allenfalls sporadische Kontakte zur Gehörlosenkultur unterhalten haben, erlernen die deutsche Gebärdensprache unter Umständen erst nach der Einschulung sozusagen „im Vorübergehen". Im „Land der deutschen Methode" (Hase 1990) hat die Gebärdensprache keinen guten Stand. Ihre nach wie vor nicht revidierte Exkommunikation aus der öffentlichen Erziehung hat vor allem zur Folge, dass sich im Gebärdensprachgebrauch keine „kanonisierte Praxis" (List 1985: 57) zu entwickeln vermag. Die Sprache einer kulturellen Minderheit vermag sich nur dann über die lexikalischen Grenzen der unmittelbaren Verkehrsgemeinschaft hinaus zu entwickeln, wenn sie überregional systematisiert, verschriftet, in Unterrichtswerken festgehalten, „kanonisiert" wird. In der neuhochdeutschen Lautsprache wurde dieser Prozeß im 18. und 19. Jahrhundert vollzogen, in der deutschen Gebärdensprache steht er - im Unterschied etwa zur amerikanischen, die bereits über verkehrsfähige gebärdliche Fachterminologien verfügt - noch weitgehend aus.

Unter den sensorischen Systemen des Menschen hat das Gehör die längste extrauterine Reifungsphase. In der Ontogenese des Nervensystems bietet es auf seiner gesamten zentripetalen Verlaufsstrecke vom Mittelohr über die Cochlea bis zum temporalen Cortex eine Prädilektionsstelle für die schädigende Wirkung verschiedener Noxen. Diese zeitliche befristete Vulnerabilität macht verständlicher, warum Hörverluste sich entweder in den ersten Lebensjahren oder aber weit jenseits der Ontogenese (und dann auch aufgrund anderer Ursachen wie Hörsturz und Otosklerose) einstellen. Medizinhistorisch betrachtet sind unsere Kenntnisse über Art und Umfang dieser Noxen ausgesprochen rezent. Bis in unser Jahrhundert hinein wurde die hereditäre Gehörlosigkeit als ätiologisch bedeutendster und epidemiologisch entscheidender Faktor betrachtet. Diese Überschätzung führte schon im 19. Jahrhundert zu einer öffentlichen - und von der Gehörlosengemeinschaft als bedrohlich erlebten - Diskussion über eugenische Maßnahmen, als deren Protagonist der Erfinder des Telefons Alexander Graham Bell (1847-1922), in die Geschichte eingegangen ist, der sich Zeit seines Lebens in der „Taubstummenfrage" engagierte und hier einen prononciert „oralistischen" Standpunkt vertrat.

Epidemiologisch bedeutende prä- und perinatale Ursachen des kindlichen Hörverlustes, namentlich die Rötelnembryopathie und die Erythroblastose, sind erst in den vierziger Jahren unseres Jahrhunderts erstmals als solche beschrieben worden. Ätiologische Frühdiagnosen haben sich nach der Einschätzung von Löwe (1974: 18) überhaupt erst in den fünfziger Jahren etabliert. Paradoxerweise hat der medizinische Fortschritt streckenweise unfreiwillig zur relativen Zunahme kindlicher Hörverluste beigetragen, da viele kindliche Infektionserkrankungen des Zentralnervensystems in der historischen Frühphase antibakterieller Chemotherapie zwar immer seltener zum Tode, dafür aber häufiger zum Hörverlust führten. Diese Entwicklung war zum Teil durch Residuärwirkungen der Infektionen erklärlich, zum anderen aber auch dadurch, dass eine große Gruppe von Antibiotika, die Aminoglykoside, die vor allem zur Bekämpfung von Problemkeimen eingesetzt wurde, selektiv ototoxisch ist, da diese Substanzen im lymphatischen Kompartiment des Innenohres kumulieren.

Moores (1978: 81ff.) stellt als Ergebnis einer vergleichenden Betrachtung ätioepidemiologischer Studien fest, dass die Gewichtung ätiologischer Kategorien je nach den Geburtsjahrgängen und der regionalen Herkunft der (auch größeren) Stichproben immer noch ausgesprochen großen Schwankungen unterliegt. Er beschreibt die genetisch determinierte Taubheit (mit einem häufigeren autosomalrezessiven, polygenen und einem selteneren autosomal-dominanten Erbgang), die Rötelnembryopathie, die Erythroblastosen, die Meningitiden und schließlich den Gestationsabbruch durch Frühgeburt als wichtigste Einzelkategorien identifizierter Ursachen.

In mehr als einem Fünftel der Fälle prälingualer Gehörlosigkeit läßt sich jedoch auch heute noch keine eindeutige Ursache identifizieren. Diese beträchtliche Rate an Unaufklärbarkeit hängt auch damit zusammen, dass die Frage nach der Ätiologie klinisch im Regelfall nur *retrospektiv* bearbeitet werden kann. Gehörlose Kinder entwickeln sich zunächst scheinbar völlig regelrecht. Erste Auffälligkeiten, die mit dem Ausbleiben signifikanter Reaktionen auf akustische Reize zusammenhängen, lassen sich frühestens zum Ende des ersten Lebensjahres beobachten, meist aber noch wesentlich später.[10] Selbst die Sprachentwicklung verläuft bis in die Lallphase hinein normal. Die Entdeckung der Hörbehinderung ereignet sich athmosphärisch als unangenehme Überraschung im Inneren eines „Verleugnungsspielraums" (Kammerer 1988: 46), an dessen Ausgestaltung nach dem Zeugnis Vernons auch Ärzte beteiligt sind, die auf die Frage besorgter Eltern, warum ihr Kind denn nicht anfange zu sprechen, auch bei später als gehörlos identifizierten Kindern nicht eben selten Antworten parat gehabt hätten wie „He'll grow out of it. Everything is fine, now just don't worry. Just give him time" (Vernon 1972: 128). Sie führt zu häufig schuldhaft erlebten Trauerreaktionen bei den Eltern, die in die als „Wettlauf gegen die Zeit" erlebte Notwendigkeit einmünden, Frühfördermaßnahmen in Angriff zu nehmen. Schließlich stellt sich zum gleichen Zeitpunkt häufig erstmals die Frage, ob die zur Hörschädigung führende Noxe auch in anderen Bereichen zu Entwicklungsdefiziten im Sinne einer Mehrfachbehinderung führen kann.

Löwe (1974: 39) schätzt, dass etwa ein Drittel aller hörbehinderten Kinder über die Hörbehinderung hinaus durch zusätzliche kognitive oder sensomotorische Defizite beeinträchtigt sind. Kammerer (1988: 198) hat in einer Stichprobe von 274 hörgeschädigten Schulkindern eine im Vergleich zu unselektierten Feldpopulationen deutlich erhöhte Prävalenz des hyperkinetischen Syndroms, von motorischen Tics und Zwangshandlungen, schließlich auch der Enuresis beschrieben. Psychodynamisch betrachtet markiert das Motiv der „unangenehmen Überraschung" das biographisch *erste Spezifikum* im Umfeld einer großen Zahl mittelbarer Beeinträchtigungsfaktoren, die die weitere Entwicklung des gehörlosen Kindes gewissermaßen „im Schlepptau" der Hörbehinderung begleiten und die auch die klimatischen Verhältnisse im Binnenraum seiner Herkunftsfamilie, in dem diese Entwicklung stattfindet, nicht unwesentlich belasten. Die auf die Hörverlustdiagnose folgenden Entwicklungsjahre sind von einem hohen Grad an Unsicherheit im Hinblick auf Art und Umfang der nutzbaren und auch der versäumbaren Fördermöglichkeiten überschattet. Van Uden (1991) hat darauf hingewiesen, dass die kognitiven Teilleistungsprofile in dieser Phase erheblichen und kaum vor-

[10] Technisch ist es inzwischen möglich, einen Hörverlust bereits bei Neugeborenen durch die Ableitung cochleärer Rezeptorpotentiale nachzuweisen und auch mit beachtlicher Sicherheit auszuschließen. Dieses Verfahren ist allerdings wegen seines beträchtlichen Aufwands noch nicht als Screeninguntersuchung realisierbar.

aussagbaren Schwankungen unterliegen, so dass es im Grunde unmöglich ist, frühzeitig eine Art „Königsweg“ der Förderung zu avisieren. Stattdessen müssen unter Umständen wiederholte Revisionen der therapeutischen und pädagogischen „Strategie“ in Kauf genommen werden. Angesichts der Uneinigkeit der Experten hängt nicht eben wenig davon ab, welche „Philosophie“ in gerade derjenigen Förderungseinrichtung vertreten wird, die von den Eltern als erste aufgesucht wird.

Diese ebenso beklagenswerte wie andererseits aber auch unvermeidliche Orientierungsunsicherheit manifestiert sich vor allem im Übergangsbereich zwischen Schwerhörigkeit und Gehörlosigkeit, der audiometrisch nur scheinbar präzise im Hörschwellenbereich zwischen 60 und 90 dB lokalisiert werden kann. Manche Kinder können von unendlich kleinen Hörresten gut profitieren, andere hingegen sind kaum dazu in der Lage, beträchliche Hörreste zu nutzen, da sie die verfügbaren auditiven Afferenzen bei der Lautsprachentwicklung trotz einer optimalen Hörgerätversorgung kaum erfolgreich verwerten können, mithin trotz einer beachtlichen Resthörigkeit als „gehörlos“ eingestuft werden.

Die Entwicklung technischer Hörhilfen hat die demographische Kontur der Gehörlosigkeit seit dem zweiten Weltkrieg dramatisch verändert und die Möglichkeiten des Lautspracherwerbs prälingual Hörgeschädigter substanziell verbessert. In der absehbaren Weiterentwicklung dieses Fortschritts zeichnet sich nunmehr ein „Quantensprung“ ab, der mit Hoffnungen und Ängsten verbundenen ist, die die Kontroverse um die Einstellungspole „Behinderung“ versus „kulturstiftende Normvariante“ schon jetzt neuerlich entzündet haben. Die ethischen Implikationen dieser Kontroverse reihen sich ein in die seit der Aufklärung virulent gewordenen Betrachtungen der Licht - und der Schattenseite menschenmöglichen Fortschritts: Erste klinische Erfahrungen (Bertram 1991, Calcagnini-Stillhardt 1994) sprechen dafür, dass das Innenohr als erstes sensorisches Rezeptororgan des Menschen prothetisch ersetzbar sein könnte, und zwar mit einem Grad an funktioneller Effektivität, der auch kongenital gehörlosen Kindern den Zugang zum spontanen Lautspracherwerb zu eröffnen verspricht. Dieser Versuch wäre - wie die ersten Erprobungen der letzten Jahre gezeigt haben - aber nur dann aussichtsreich, wenn er vor dem Abschluß der extrauterinen Reifung des auditiven Systems in den ersten Lebensjahren begänne, so dass die Entscheidung dazu, ihn zu unternehmen, gar nicht von den Betroffenen selbst getroffen werden könnte. Die mit dieser Aussicht verbundene „Hoffnungsseite“ ist ohne weiteres vorstellbar. Ihre „Angstseite“ hängt mit der Erwartung zusammen, dass diejenigen, denen sich dieser Zugang nicht eröffnet, immer weiter marginalisiert werden und dass letztendlich die gesamte Gehörlosenkultur, ihre Sprache und - im Sinne Kyles (1990: 205) - ihre „ethnische“ Identität in gar nicht allzu ferner Zukunft von einer Art Auslöschung bedroht sein könnte.

Nicht unerheblich sind bislang die individuellen Folgen des inzwischen weitgehend aufgegebenen Versuchs, prälingual Gehörlose *nach* der Ausreifung des auditiven Systems mit einem Cochlea-Implantat zu versorgen. So hat Gotthardt (1995) sechs Kasuistiken von Patienten veröffentlicht, die in zeitlichem Zusammenhang mit einer Cochlea-Implantation Psychosen entwickelt haben. Die psychischen Langzeiteffekte der Frühimplantation sind derzeit noch kaum absehbar und können wohl erst im Lauf der nächsten Jahrzehnte zu ihren - fraglos auch bedeutenden - Chancen in eine empirisch fundierte Beziehung gesetzt werden.[11]

Art und Umfang der in der Folge der Hörverlustdiagnose realisierten Frühfördermaßnahmen führen recht bald zu Vorentscheidungen über die individuelle Ausprägung des *zweiten „Spezifikums"* in der biographischen Entwicklung prälingual Gehörloser. Dieses ist in der Tatsache begründet, dass ihr soziales Umfeld häufig schon sehr früh *institutionell geprägt* wird. Gehörlosenkindergärten, audiologische Zentren und andere Frühfördereinrichtungen sind notwendigerweise Institutionen mit überregionalem Einzugsgebiet. Die Wahrnehmung der dortigen Angebote ist mithin häufig entweder mit unter Umständen längeren heimatfernen Aufenthalten oder aber mit beträchtlichen Mobilitätsaufwendungen verbunden. Spätestens mit der Einschulung stellt sich dann die Frage, inwieweit ein Kind den Kontakt zu seiner Herkunftsfamilie einschränken muß oder aufrecht erhalten kann. Psychodynamisch betrachtet hat die bei gehörlosen Kindern frühere und umfassendere „Exilierung" in institutionelle Umfelder gegenläufige Auswirkungen. Der frühen Distanzierung oder gar Trennung von wichtigen primären Bezugspersonen stehen die beträchtlichen Zugewinne an sozialer Stimulation und Befriedigung gegenüber, die gehörlose Kinder dadurch erfahren, dass sie hier erstmals auf eine größere Gruppe von Kommunikationspartnern treffen, die wie sie selbst nicht hören können, dafür aber Geschick zu und Interesse an nonverbaler Kommunikation in einem kollektiven Ausmaß zeigen, dem diese Kinder bis dahin in ihrer natürlichen Umgebung noch nicht begegnet sind. Mehr oder weniger unbeabsichtigt entwickelt sich mit der Einschulung häufig die erste intensivere Kontaktaufnahme zur Gehörlosenkultur und der sie prägenden Gebärdensprache.

Die natürliche Präsenz einer größeren Anzahl von Bezugspersonen „Ihresgleichen" geht dann mit dem Ende der Schulzeit relativ unvermittelt wieder verloren. Die Schulentlassung geht darum bei gehörlosen Jugendlichen nicht nur mit einem Verlust der peer-group einher, sondern auch mit der womöglich schmerzhaften Erinnerung daran, dass Gehörlosigkeit mit einem Minderheitenstatus verbunden ist, der je nach dem Grad der in der Schulzeit erworbenen Lautsprachkompetenz in der Welt der Hörenden mit Vereinzelung bedroht ist.[12] Der damit verbundene sprunghafte Anstieg von Autonomieanforderungen und die Notwendigkeit zu einer recht umfassenden sozialen Neuorientierung markieren das *dritte* Spezifikum in der biographischen Entwicklung Gehörloser. Im Anschluß an die Schulzeit werden sie kaum wieder eine natürliche Umgebung vorfinden, die ihrer kommunikativen Problemlage derart entgegenkommt. Vielmehr müssen sie sich aktiv darum bemühen, sich solche Umgebungen zu schaffen. In der Arbeitswelt, in die

[11] Im Hinblick auf eine Gesamtbeurteilung der Cochlea-Implantation (die im hier abgesteckten thematischen Rahmen sicher nicht möglich ist) darf schließlich nicht übersehen werden, dass diese in der Behandlung von postlingual ertaubten Erwachsenen schon jetzt einen wichtigen Stellenwert hat und sich über das Stadium erster klinischer Erprobungen hinaus katamnestisch vielversprechend entwickelt hat. Eine aktualisierte Einführung in die ethische Problematik der Chancen und Implikationen des Eingriffs, über den ja in der Regel naturgemäß nicht die Patienten, sondern deren Eltern entscheiden müssen, gibt Dahm (1998).

[12] Dazu etwas ausführlicher: Schlesinger & Meadow (1972: 25).

die Schulentlassenen im günstigen Fall eintreten, fühlen sie sich häufig als Gastarbeiter im eigenen Land. Der ungewöhnlich hohe „Organisationsgrad" der Gehörlosengemeinschaft spricht dafür, dass die lokalen Gehörlosenvereine für den kollektiven Aufbau derartiger Umgebungen ein wichtiges Fundament bieten. Die in-group-Orientierung dieser Gemeinschaft bedingt aber zugleich auch eine gewisse Undurchlässigkeit nach außen, die an ihre Mitglieder in der Furcht um den Verlust ihrer kollektiven Identität einen - für kulturelle Minderheiten nicht ungewöhnlichen[13] - erhöhten Konformitätsdruck heranträgt.

Die Beobachtung derartiger biographischer Schwellenphänomene sollte nicht dazu verleiten, die Validität „gehörlosentypischer" Sozialisationsmuster zu überschätzen. Ein wesentliches Anliegen dieses allgemeinen Einleitungskapitels war vielmehr der Versuch, die beträchtlichen historischen, kulturellen und auch biologischen Varianzquellen der mit prälingualem Hörverlust verbundenen Einflüsse auf die Lebenswege und die sozialen Realitäten der von ihm Betroffenen einführend darzustellen. Die Beeinträchtigung des primären Lautspracherwerbs sowie die von ihr induzierten Um- und Nebenwege der Entwicklung einer individuell erlebten, aber auch sozial geprägten Identität begründen zwar eine gewisse Homogenität, die im Begriff der „Gehörlosenkultur" wohl einen adäquaten Ausdruck findet, gleichwohl sind aber im Inneren dieser Kultur auch beträchtliche Spielräume enthalten, die sich recht treffend mit einer Formulierung veranschaulichen lassen, die Sartorius (1971) im Zusammenhang mit transkulturell-psychiatrischen Untersuchungen vorgeschlagen hat: Auch wenn wir psychiatrische Erkrankungen im Umfeld der Gehörlosenkultur betrachten, verfolgen und zu verstehen versuchen, haben wir es mit einer „unity in diversity" zu tun. Dabei unterliegen wir den Risiken übereilter Analogiebildung. Wir sind auf psychopathologische Begriffe und Definitionen angewiesen, die lautsprachlich geprägt sind, und deren kulturelle Voreinstellungen (z.B. im Hinblick auf soziale Distanzmaße, die Ausdrucksweisen von Wut und Ärger, die Innenverhältnisse zwischen Rationalität und magisch Primärprozeßhaftem, den Umgang mit „Autorität") auf hörende Kulturen „geeicht" sind. Die vorliegende Arbeit will einen Beitrag dazu leisten, die Möglichkeiten und Grenzen solcher Vergleiche im Hinblick auf schizophrene Psychosen prälingual Gehörloser durchaus ein wenig in der Tradition transkulturell psychiatrischer Forschung empirisch zu fundieren.

1.2 Gehörlosigkeit im Spiegel von Psychiatrie und Psychologie

1896 publizierte der Göttinger Psychiater August Cramer (1860-1912) im Archiv für Psychiatrie und Nervenkrankheiten einen Aufsatz *Ueber Sinnestäuschungen bei geisteskranken Taubstummen.* Darin beschrieb er den Fall eines kongenital ge-

[13] Eine unabhängig vom Problem der Gehörlosenkultur entwickelte, dafür jedoch durchaus instruktive historische Fallstudie zum Konformitätsdruck im Inneren von Minderheitenkulturen gibt Erikson (1978).

hörlosen Mannes, der die Taubstummenschule und anschließend eine Kunstakademie besucht hatte, im Alter von 28 Jahren zunächst paranoide und später auch ausgeprägte halluzinatorische Symptome entwickelte und unter Cramers Obhut hospitalisiert wurde:

„In den ersten Wochen seines Anstaltsaufenthalts war der Kranke entschieden verstimmt und ängstlich, äusserte öfters Vergiftungsideen - und war zeitweise unruhig, blieb nicht im Bett und lief in der Stube umher. Bald erklärt er auch, er höre immer rufen, er sei in Eberswalde und müsse in den Park, seine Mutter sei hier und dergleichen. Allmählich wurde er erregter, laut und tobend, schrie und lachte zeitweise. Immer wieder machte er dabei Angaben, welche deutlich auf Gehörstäuschungen hinwiesen.“ (Cramer 1896: 876).

Im Laufe der weiteren mehrjährigen klinischen Beobachtung stellte sich zweifelsfrei heraus, dass es sich bei diesen Gehörstäuschungen um akustisch empfundene Wahrnehmungen im engeren Sinne handelte. Der Patient bat wiederholt darum, „man möge ihn auf den Boden führen, damit er nachsehen könne, was das für Leute seien, die da sprächen“ (Cramer 1896: 877). Cramer überzeugte sich zunächst persönlich davon, dass sein Patient tatsächlich nicht im Stande war, Sprache oder auch laute Geräusche auf physiologischem Wege zu perzipieren und befragte ihn im Rahmen schriftlicher „Interrogatorien“ gezielt zu seinen akustischen Wahrnehmungen. Er gelangte zu dem Ergebnis, „dass derartige Sinnestäuschungen an überzeugender Gestalt den echten Gehörstäuschungen durchaus gleichstehen“ (Cramer 1896: 885). Dem von Cramer dokumentierten Aufnahmebefund sind recht präzise Angaben über die vergleichsweise gute lautsprachliche Kompetenz seines Patienten zu entnehmen:

„Sprache etwas rauh, monoton, oft aus unverständlichen Lauten bestehend, zeitweise bringt Patient es fertig, vollständige Sätze, die ziemlich verständlich sind, auszusprechen. Er liest gut von den Lippen ab und versteht meistens Alles, wenn langsam gesprochen wird.“ (Cramer 1896: 876).

Aus den Protokollen der Interrogatorien geht aber auch hervor, dass der Patient über gute Gebärdensprachkenntnisse verfügte:

„Können Sie die Taubstummensprache? „Sehr gut“. Haben Sie durch die Taubstummensprache den ersten Unterricht genossen? „Ja“. In welcher Sprache, in der Mundsprache oder in der Taubstummensprache denken Sie? „Sehr verschieden - die Taubstummen drücken sich in Sätzen nie aus Alles abgekürzt“. Denken sie mit dem Mund? „Nein, nicht mit Worten, nur mit Zeichen“. Sie sagten vorhin, wenn sie hören Prinz rufen, so geschieht das durch die Gedanken, sind das Gedanken durch die Taubstummensprache oder durch die Mundsprache? „Durch die Mundsprache“. Wenn Sie etwas überlegen, thun sie das in der Mundsprache oder in der Taubstummensprache? „Allbeides“.“ (Cramer 1896: 880)

Cramers Kasuistik ist für Jahrzehnte der einzige klinisch im Verlauf dokumentierte Fall einer wahrscheinlich schizophrenen Psychose bei einem prälingual gehörlosen Patienten geblieben. Nicht vergessen werden darf dabei, dass sie aus einer Zeit stammt, in der die Ausarbeitung des Konzepts der Schizophrenien gerade erst begonnen hatte. Da sich im Verlauf eine ausgeprägte aber nicht weiter progrediente Residualsymptomatik entwickelte, diagnostizierte Cramer bei seinem Patienten eine „chronische Paranoia“ und keine „Dementia Praecox“. Er deutete die Gehörstäuschungen seines Patienten als „Gedankenlautwerden". Diese Deutung ist in den definitorischen Grenzen heutiger Psychopathologie sicher fragwürdig, da Cramers Patient ja ausdrücklich betont hatte, die Stimmen *anderer* Menschen zu hören. Auch hier muß aber historisch bedacht werden, dass die Einengung dieses psychopathologischen Konzepts auf vom Subjekt als „eigene" erlebte und attribuierte Gedanken zu seiner Zeit noch nicht vollzogen war. Die für die Psychopathologie der Psychosen grundlegende Bedeutung der Frage, wie jemand Stimmen halluzinieren kann, ohne sie jemals gehört zu haben, wird von ihm durchaus erkannt und ausführlich erörtert. Cramer diskutiert diese Frage kontrastiv im Vergleich zu einer ebenfalls von ihm beschriebenen Kasuistik eines postlingual ertaubten Patienten mit Gehörstäuschungen und resümiert:

„Zweck dieser Zeilen war zu zeigen, dass bei von Geburt an Taubstummen Sinnestäuschungen äquivalent von Gehörstäuschungen auftreten können, Gedankenlautwerden ohne dass Wortklangbilder dabei irgend eine Rolle spielen. Wie überhaupt die geistig hochstehenden von Geburt an Taubstummen beweisen, dass eine hohe Intelligenz unter Ausschluß aller Wortklangbilder erworben werden kann. Wie wichtig aber hinwiederum die Wortklangbilder sind, beweist ein Fall von im zehnten Lebensjahre entstandener Taubheit. Denn hier spielen bei erst in späteren Lebensjahren entstandenen Gehörstäuschungen trotz der Taubheit Wortklangbilder sicher eine wichtige Rolle." (Cramer 1896: 896).

Maßgebliche Beiträge zur Psychosentheorie sind jedoch weniger aus der Beschäftigung mit der speziellen Problemlage prälingual Gehörloser als aus der Auseinandersetzung mit den Problemen der postlingualen Ertaubung und der Schwerhörigkeit hervorgegangen. Sie finden ihren Ausgangspunkt in einer Studie Köppes (1867) über *Gehörsstörungen und Psychosen*, in der 31 Kasuistiken präsentiert werden, bei denen in zeitlichem Zusammenhang mit ausgeprägten erworbenen Hörbeeinträchtigungen Halluzinationen und Illusionen aufgetreten waren, wobei der Autor die letzteren in der Tradition Esquirols als psychosenahe Mißdeutung und Verkennung von im Prinzip auf physiologischem Wege rezipierten äußeren Reizen von den erstgenannten abgrenzt. Köppe beschränkt sich weitgehend auf eine anschauliche Darstellung der fallbezogenen Befunde und verzichtet auf den Versuch, ein über den Einzelfall hinaus anwendbares Pathogenesemodell zu entwickeln. Insgesamt stabilisiert sich im Verlauf seiner Darstellung aber die Hypothese, dass Affektionen peripherer Sinnesorgane zunächst eine erhöhte Anfälligkeit für illusorische Mißdeutungen induzieren, aus der sich im Vollzug verselbständigter Reflextätigkeit schließlich halluzinatorische Psychosen entwickeln können.

Unter den bei Hörbeeinträchtigten in der zweiten Hälfte des 19. Jahrhunderts beschriebenen akustisch-halluzinatorischen Phänomenen waren auch einige Fälle, bei denen die Patienten über musikalische Wahrnehmungen ganzer Melodien oder Lieder berichteten. 1881 beschrieb Régis neben anderen Fällen auch den eines Patienten, der eine solche Musikhalluzination unilateral auf der Seite des beeinträchtigten Ohres wahrnahm. Die Beobachtung führte zu der Hypothese, dass Halluzinationen möglicherweise auch recht spezifisch mit einer Dysfunktion einzelner sensorischer Systeme zusammenhängen und auf deren hirnanatomische Repräsentation beschränkt bleiben könnten. Auf dem Boden dieser Hypothese lernte man auch, Patienten, die isoliert über halluzinatorische Erlebnisse berichteten, ohne darüber hinaus deutlich beeinträchtigt zu sein, von solchen Patienten zu unterscheiden, bei denen sich ausgeprägtere Psychosen entwickelten. Diese Überlegung wird im Rahmen zahlreicher Studien in der Zeit der Jahrhundertwende weiter entwickelt, über die Bechterew (1903) eine mit eigenen Beobachtungen angereicherte Übersicht gibt:

„Von allen psychischen Störungen, die von den Sinnesorganen ausgehen, kann in klinischer Hinsicht eine besondere Psychose unterschieden werden, die vor allen Dingen durch mehr oder weniger hartnäckige Sinnestäuschungen charakterisiert ist, und zwar vorzugsweise im Gebiet des erkrankten Organs, mit sekundärer Entwicklung mehr oder weniger umschriebener Wahnideen oder auch bei völligem Mangel solcher Ideen.“ (Bechterew 1903: 206)

Zu dieser Zeit kristallisiert sich bereits eine gewisse nosologische Abgrenzung dieser mit der Erkrankung von Sinnesorganen in Zusammenhang gebrachten von den später „schizophren“ genannten Psychosen heraus:

„Was nun die erwähnte Psychose betrifft, die unter Einfluss von Erkrankungen des Ohres sich entwickelt und sich äussert in Gestalt reichlicher Gehörshalluzinationen mit nachfolgenden, größtenteils episodischen Sinnestäuschungen im Gebiete anderer Organe, so bewahren derartige Kranke häufig ihre Selbstkritik gegenüber ihren Halluzinationen; in anderen Fällen werden aufgrund der Halluzinationen Wahnideen entwickelt, wobei der Ursprung der Halluzinationen von den Kranken auf bestimmte Einflüsse der Umgebung zurückgeführt wird. (...) Oft bestehen neben unangenehmen Sinnestäuschungen ihrem Gefühlston nach irrelevante, hin und wieder gradezu angenehme Halluzinationen, die in einzelnen Fälle sogar überwiegen können. Fast immer exacerbieren die Halluzinationen bei jeder Steigerung des Krankheitsprozesses im Sinnesorgan, wobei auch die sonstigen subjektiven Empfindungen lebhafter werden; zu Zeiten lassen sie mehr oder weniger nach.“ (Bechterew 1903: 207f.)

1915 beschrieb Kraepelin den „Verfolgungswahn der Schwerhörigen“ als eigenständige Erkrankung außerhalb der Dementia-Praecox-Gruppe. Er ordnete dieses seiner Auffassung nach recht umgrenzte Krankheitsbild einer Untergruppe der psychogenen Erkrankungen zu, die er als „Verkehrspsychosen“ oder „Homilopathien“ bezeichnete:

„Bei Personen, denen die Verständigung mit der Umgebung durch starke Schwerhörigkeit oder völlige Taubheit nahezu unmöglich gemacht wird, kommt hier und da ein etwas verschwommener Verfolgungswahn mit eigentümlichen unbestimmten Sinnestäuschungen und halb ängstlicher, halb gereizter Stimmung zur Beobachtung, der seine Wurzel anscheinend in dem Gefühle der Unsicherheit hat, wie sie durch die Unterbindung der wichtigsten seelischen Beziehungen zur Außenwelt hervorgerufen wird.“ (Kraepelin 1915: 1441)

Damit legte er nach dem Zeugnis einiger Psychiater späterer Generationen (Müller-Hegemann 1958, Lange 1962) den Grundstein zu einer Psychopathologie der sozialen Isolierung, auf dem jedoch in der Folgezeit - um in der Metapher zu bleiben - kein Gebäude errichtet werden sollte. Bodenheimer hat dieses Desiderat etwa 50 Jahre später zu rekonstruieren versucht:

„Eigenartigerweise hat aber gerade Kraepelins Versuch, dem Verständnis des Schwerhörigen-Verfolgungswahnes durch psychologische Deutung näherzukommen, dieses für sich selber so wichtige und potentiell für die Erhellung der Psychosen in hohem Maße dienliche Krankheitsbild dem Bemühen um ein tieferes Eindringen sowohl in das Problem des Schwerhörigen-Verfolgungswahnes selber als auch der möglicherweise daraus erwachsenden Wesenserfassung der Psychosen entzogen. Mit der scheinbar so klar zutage liegenden psychologischen Situation schien nämlich die Problematik aufgelöst und folglich das Krankheitsbild keiner weiteren Zuwendung mehr bedürftig. Vor allem war mit Hilfe psychologischer Deutung der Schwerhörigen-Verfolgungswahn aus dem zentralen Fragenbereich der Dementia praecox scheinbar befriedigend herausgehoben.“ (Bodenheimer 1963: 136)

Kraepelin hatte selber bereits darauf hingewiesen, dass Hörschädigungen durchaus auch mit anderen als dem von ihm umgrenzten Krankheitsbild zusammenhängen könnten. Im gleichen Zusammenhang deutete er aber auch an, dass er deren nähere Betrachtung für problematisch hielt:

„Außerdem aber scheint es bei nahezu oder völlig Tauben noch andere Krankheitsbilder zu geben, die wegen der Verständigungsschwierigkeiten kaum zu deuten sind. Manche Fälle erinnern an die Dementia praecox, namentlich wegen der eigentümlichen Unsinnigkeit ihrer mündlichen und schriftlichen Äußerungen. Es scheint sich aber dabei um die noch wenig bekannten Störungen der inneren Sprache zu handeln, wie sie durch den Ausfall der Klangbilder und den alleinigen Aufbau der Sprache auf motorischen Sprachvorstellungen und Schriftbildern bedingt werden, verbunden mit dem Fehlen jenes unausgesetzt regelnden Einflusses, den das Hören der eigenen und vor allem auch fremder sprachlicher Äußerungen auf den Ausbau des Sprachgefüges ausübt.“ (Kraepelin 1915: 1446)

Breiter gefächertes Interesse absorbierte das Problem der Gehörlosigkeit in der zu Beginn des 20. Jahrhunderts in statu nascendi befindlichen empirischen Psychologie und hier vor allem der Entwicklungspsychologie. Der Versuch, die kognitive und soziale Entwicklung gehörloser und hörender Kinder komparativ zu beschreiben, ist vor allem mit dem Lebenswerk des Nestors der amerikanischen Gehörlosenpsychologie Rudolf Pintner verbunden. Seine Arbeitsgruppe adaptierte und entwickelte zahlreiche Testverfahren mit dem Ziel, die besonderen Teilleistungsschwächen und -stärken gehörloser Kinder zu erfassen, um ihnen gezielte Förderungsmöglichkeiten zu erschließen. Dabei zeigte sich, dass das Konstrukt der „Intelligenz“, an dem diese Bemühung als wesentliches Bezugssystem orientiert war, im Grunde am Teilleistungsprofil Gehörloser „vorbei“ konzipiert schien, da die in diesem Konstrukt amalgamierten Variablen mehr oder minder eng an kognitive Fähigkeiten gebunden waren, die die Kenntnis einer Lautsprache voraussetzten und zwar selbst dann, wenn sowohl die Stimuli wie auch die Instruktionen ausschließlich aus „sprachfreien“ Materialien bestanden. Die Ergebnisse der „Pintner Period“ (Levine 1963: XXIII) wurden dahingehend zusammengefaßt, dass die Entwicklungsstände gehörloser Kinder über längere Zeiträume relativ konstant quantitativ den Entwicklungsständen von drei bis vier Jahre jüngeren hörenden Kindern entsprächen. Pintner beschrieb aber auch die motorischen Fähigkeiten und die der „konkreten“ Intelligenz verhafteten Teilleistungen gehörloser

Kinder als besondere Stärken und empfahl: „Make the learning of language subsidiary and ancillary to making and building and doing“ (Pintner 1941: 179). Die Konsequenzen dieser wohlmeinenden Empfehlung waren nicht unproblematisch, da sie auch dahingehend ausgelegt werden konnten, dass aus gehörlosen Kindern zwar „brave“ und zuverlässige Handwerker werden sollten aber eben keine „Kopfarbeiter“. Im Grunde ist bis heute keine Einigung darüber zustandegekommen, ob gehörlose Menschen eo ipso weniger „intelligent“ sind als hörende. Die Debatte darüber ist deshalb so schwierig und so reich an kulturell wertenden Implikationen geblieben, weil das Intelligenz-Konstrukt sozusagen mit dem Anspruch formuliert worden war, die kognitive Leistungsfähigkeit des Menschen sprach- und kulturunabhängig normativ zu bestimmen. Myklebust, der in der amerikanischen Gehörlosenpsychologie eine ähnlich einflußreiche Position entwickelte wie vor ihm Pintner, schlug auf dem Boden dieser Problematik eine Perspektivänderung vor:

„Pintner's contribution to the psychology of deafness is noteworthy; however, we are not in the present era primarily concerned with the question of whether the individual having profound deafness from early life is quantitatively equal intellectually to his hearing brother or sister. A number of studies using individual, nonverbal tests have indicated little or no difference in mental ability between the deaf and the hearing. The greater problem and challenge at this time is that increasingly psychological study is revealing that deafness can influence mental processes and therefore we cannot assume that quantitative equality means qualitative equality.“ (Myklebust 1960: 375)

Als relativ gut gesichert gilt inzwischen, dass gehörlose Kinder bei der Reproduktion simultan präsentierter Stimuli bessere, bei seriellen Stimuli hingegen schlechtere Leistungen zeigen als hörende (Heiling 1995: 55), dass sie im Profil der HAWIK-Batterie (Hardesty & Priester 1966) im Mosaik-Test besser, in den anderen Tests aber schlechter sind als jene, insgesamt im Handlungsteil durchschnittliche, im Verbalteil weit unterdurchschnittliche Leistungen zeigen (Garten 1981, Gelter 1987). Unter den „sprachfreien“ Testverfahren, die am ehesten eine Globaleinschätzung kognitiver Leistungsfähigkeit Gehörloser ermöglichen, gelten der Raven-Test (Seifert 1960) und insbesondere die Snijders-Oomen-Intelligenzreihe (Snijders & Snijders-Oomen 1959) als am Besten validiert.

Entwicklungspsychologisch besonders bemerkenswert ist der Befund, dass Stichproben gehörloser Kinder auch bei visuomotorischen Leistungen, also in einer Sphäre, in der man nach der Theorie des „Sinnesvikariats“ eher Stärken vermuten würde, z.T. beträchtliche Defizite zeigen (Kammerer 1988: 170ff). Van Uden (1991) hat auf der Grundlage verschiedener sensomotorischer Beeinträchtigungen eine für gehörlose Kinder spezifische, wenn auch in Einzelfällen sehr heterogen ausgeprägte Störung der „Erfahrungsintegration“ beschrieben und daraus Richtlinien der kompensatorischen und an individuelle Leistungsprofile angepaßten Förderung abgeleitet.

Die erste Feldstudie über psychiatrische Erkrankungen Gehörloser wurde 1929 von Hansen in Dänemark durchgeführt. Hansen war von Beruf Kunstmaler und hatte die Initiative zu dieser Untersuchung unternommen, da er selber gehörlos war und zudem im nationalen Gehörlosenverband seines Landes an führender

Stelle tätig war. Er bereiste alle psychiatrischen Kliniken Dänemarks und traf dort auf insgesamt 36 in der Regel längerfristig internierte gehörlose Patienten. Dies entsprach 1.3% der gehörlosen Bevölkerung Dänemarks. Da die stationäre psychiatrische Inanspruchnahme der dänischen Gesamtbevölkerung zu dieser Zeit bei 0.17% lag, schloß Hansen auf eine deutliche erhöhte Prävalenz psychiatrischer Erkrankungen unter Gehörlosen. Er fand die stationären Patienten in relativ isolierten Verhältnissen lebend vor, die aus seiner Sicht aufgrund der kommunikativen Einschränkungen kaum überwindlich schienen und lancierte den Vorschlag, psychisch Kranke Gehörlose landesweit zentralisiert in einer einzigen Klinik zu behandeln (Hansen 1929). In der Folge dieser Anregung wurde die aufgrund ihrer zentralen Lage und ihrer Nähe zu einer Gehörlosenschule geeignete Klinik in Middelfart zu diesem Zweck ausersehen, jedoch folgte die dänische Aufnahmepraxis der folgenden Jahrzehnte nur sehr halbherzig dieser Empfehlung (Remvig 1969: 11).

1955 bildete sich am New York State Psychiatric Institute eine Arbeitsgruppe aus zwölf Psychiatern, Psychologen und Sozialwissenschaftlern, die in den darauf folgenden Jahren eine epidemiologische Studie realisierte, in deren Rahmen eine Erhebung demographischer Basisvariablen aller im amerikanischen Bundesstaat New York registrierten Gehörlosen sowie eine Erfassung aller in den psychiatrischen Kliniken des gleichen Gebiets hospitalisierten gehörlosen Patienten angestrebt wurde. Der umfangreiche Abschlußbericht diese Studie wurde 1963 (Rainer, Altshuler & Kallmann) veröffentlicht. Für das Erhebungsjahr 1958 weist er eine stationäre Inanspruchnahme psychiatrischer Kliniken von 2.2% der gehörlosen Bevölkerung aus (Altshuler & Rainer 1963: 195ff). Etwas mehr als die Hälfte (120 von 230) dieser stationären Inanspruchnahmepopulation hatte die klinische Diagnose einer Schizophrenie, was dem relativen Anteil dieser Diagnosegruppe unter den hörenden *Patienten* des gleichen Erhebungsgebietes sehr nahe kam. Gleichwohl lag die Prävalenz der Schizophrenie (wie überhaupt die psychiatrische Gesamtmorbidität) in der gehörlosen *Bevölkerung* New Yorks etwa doppelt so hoch wie die der hörenden. Zugleich stellte sich aber auch heraus, dass die stationären Aufenthaltszeiten der gehörlosen wesentlich über denjenigen der hörenden schizophrenen Patienten lag (etwa die Hälfte der gehörlosen Schizophrenen war im Erhebungsjahr länger als 20 Jahre hospitalisiert), woraus die Autoren schlossen, dass Prävalenzraten auf dem Boden stationärer Inanspruchnahmen insbesondere bei Gehörlosen zu deutlichen *Überschätzungen* führen dürften.

Die epidemiologischen Anhaltszahlen der New Yorker Studie, vor allem aber die im Laufe der Untersuchung immer deutlicher werdenden Versorgungsprobleme mündeten in den Vorschlag, die psychiatrische Behandlung gehörloser Patienten einer überregionalen Spezialabteilung zu übertragen (Altshuler, Baroff & Rainer 1963) und führten zur Gründung einer solchen Abteilung im Rockland State Hospital in Orangeburg im amerikanischen Bundesstaat New York.

Etwa zeitgleich mit dieser Entwicklung wurden auch in Europa in den 60er Jahren die ersten psychiatrischen Spezialabteilungen für Gehörlose gegründet, und zwar in Lovisenberg / Norwegen, Glostrup / Dänemark und Preston / Großbritannien.[14] Dem amerikanischen Beispiel folgend gingen auch der Gründung dieser Institutionen epidemiologische Bedarfserhebungen - wiederum in vornehmlich stationären Inanspruchnahmepopulationen - und eine vergleichsweise kontroverse Debatte über die Möglichkeiten und Grenzen einer solchen Spezialisierung voraus (Denmark 1966). Im Schrifttum dieser Periode dominieren thematisch eher strukturell-versorgungspolitische (Remvig 1969 a,b,c; Denmark & Eldridge 1969, Denmark & Warren 1972; Jacobs 1970; Harris 1975) Überlegungen oder allgemeine, d.h. nicht auf einzelne Krankheitsbilder bezogene Beobachtungen zur Psychotherapie (Zeckel 1950, Geller 1970, Garrard & Saxon 1973, Hoyt et al. 1981, Sarlin 1984, Fengler 1986) und Psychopathologie (Hoffmann 1962, Basilier 1964, Plantade 1976, Cooper 1976, Altshuler 1977, Feinstein 1983) Gehörloser.

Die Untersuchung stationärer Populationen förderte eine nicht eben geringe Zahl gehörloser Patienten zu Tage, denen als klinische Hauptdiagnose und mithin auch als Therapiegrundlage eine geistige Behinderung attestiert worden war, die sich aber bei näherer Betrachtung als kognitiv durchaus leistungsfähig, dafür aber psychosekrank erwiesen. Denmark (1966) fand bei der Nachuntersuchung von 28 stationären Patienten zweier psychiatrischer Krankenhäuser in Großbritannien, dass bei 5 von 12 als primär „mental deficient" eingestuften Patienten die Diagnose in diesem Sinne zu revidieren war. Altshuler und Rainer berichten über ähnliche Erfahrungen:

„Our first impression was that the given category (psychosis with mental deficiency) represented a „waste-basket" classification for deaf persons with poor comunication skills who at some time showed signs of emotional disturbance. This impression was confirmed by our own diagnostic study. Careful evaluation through all avenues of communication disclosed a breadth of general knowledge and conceptual ability, which in several instances made the diagnosis of subnormal intelligence untenable." (Altshuler & Rainer 1963: 201)

Remvig hat im Rahmen dreier monographischer Studien die psychiatrische Versorgung gehörloser Patienten in Dänemark behandelt. Zunächst beschrieb er (Remvig 1969a) die Situation aller am 1.12.1966 landesweit hospitalisierten Patienten. Dabei handelte es sich um eine Stichprobe von 30 Probanden, von denen sechs mit der Diagnose „Schizophrenie" behandelt wurden. In einer Längsschnittuntersuchung beschrieb er (1969b) den Verlauf derjenigen Patienten, die in den ersten fünf Betriebsjahren der dänischen Spezialabteilung in Glostrup dort behandelt worden waren, worunter sich allerdings nur ein Patient mit der Diagnose „Schizophrenie" befand. Die dritte Studie (1969c) kompiliert kasuistische Beobachtungen zur Frage der akustischen Halluzinationen gehörloser Patienten. Er fand eine im Vergleich zur Erhebung Hansens (1929) niedrigere Rate stationär psychiatrischer Inanspruchnahme, die aber immer noch deutlich über derjenigen der Gesamtbevölkerung lag. Alberdi (1996) fand schließlich als Ergebnis einer aktualisierenden Erhebung für den Zeitraum 1986 bis 1991 im Vergleich zwischen Gesamtbevölkerung und prälingual gehörloser Bevölkerung eine Egalisierung der landesweiten stationär-psychiatrischen Inanspruchnahme in Dänemark.

[14] Eine Übersicht über die weitere Entwicklung und Gründung von Spezialabteilungen für gehörlose psychisch Kranke in Nord- und Mitteleuropa geben Clowes und von der Lieth (o.J.).

In der Anfangszeit der gezielten psychiatrischen Untersuchung gehörloser Patienten stabilisierte sich mit einer gewissen Konsistenz die Hypothese, dass Gehörlose seltener depressive und zwanghafte Symptome und die mit diesen Symptomen verbundenen Krankheitsbilder entwickeln, dafür aber häufiger dazu neigen, Konflikte aggressiv und expansiv auszutragen. Die Annahme eines Zusammenhangs zwischen diesen beiden Beobachtungen führte wiederum zu der Hypothese, dass die Gehörlosigkeit und hier insbesondere die mit ihr verbundenen Einschränkungen und Verzögerungen des Spracherwerbs zu einer möglicherweise spezifischen Veränderung des Erwerbs von Impulskontrolle und darüber hinaus zu einer gewissen dissozialen Disposition führen könnten. Die fachwissenschaftliche Diskussion dieser Hypothese ist insbesondere mit dem Namen des norwegischen Psychiaters Terje Basilier (1964) verbunden. Altshuler hat sie im Rahmen eigener, von ihm ausdrücklich als spekulativ deklarierter Überlegungen etwa so umrissen:

„It is as if the absence of audition somehow protects the person from emerging from the power struggle as an obsessional, and removes as an option the subsequent development of certain depressive manifestations - both of which denouements depend on the internalized control of rage. (...) It is also likely that it is no accident for language development to concur in time with the evolution of impulse control and internalization of rage and self-constraint." (Altshuler 1971: 1524)

Auch Remvig hat hierzu eigene Beobachtungen mitgeteilt:

„The most conspicuous factor is that practically every hospitalized deaf-mute presents violent and, frequently quite brief, affect explosions, which partly provoke the admission, and partly result in many patients' being confined unnecessarily long in hospital as these restless periods are assumed to be phases in a chronic psychosis." (Remvig 1969a: 29)

Basilier gründete seine Hypothese auf klinischen Beobachtungen, die er während seiner Tätigkeit an der psychiatrischen Abteilung für Hörgeschädigte in Lovisenberg gesammelt hatte. Im Zentrum seiner Überlegungen stand ebenfalls die Annahme eines möglichen Zusammenhangs zwischen einer „verbal vacuum period" in einer entwicklungspsychologischen Frühphase Gehörloser und einer später im Verhalten sich manifestierenden „rather weak superego structure" (Basilier 1964: 366, 367). Er veröffentlichte sie[15] in einem Aufsatz mit dem Titel „Surdophrenia" in einer internationalen psychiatrischen Fachzeitschrift, verzichtete aber darauf, im Text eine Operationalisierung oder gar Definition dieses vorderhand griffigen, vor allem aber mißverständlichen Begriffs zu entwickeln. Außer in der Überschrift kommt der Begriff im Text überhaupt nur einmal vor, nämlich in der Schlußpassage, wo es im Zusammenhang heißt:

„It is important to stress that the normal deaf citizens seem to be ordinarily happy family members who are stable in their work and who have a tendency to take the days as they come. Some deaf who have had special training from early childhood on have reached far and even received academic degrees. Our experi-

[15] Der Untertitel seines Aufsatzes verdeutlicht - ganz im Gegensatz zum Haupttitel „Surdophrenia" - durchaus, dass Basilier nicht viel mehr im Sinn hatte, als *Überlegungen* anzustellen. Er lautet: „The psychic consequences of congenital or early acquired deafness. Some theoretical and clinical *considerations*" (Hervorhebung von K.S.).

ences are that *congenital or early acquired deafness may give a certain personality structure - a surdophrenia* - and that deaf persons with nervous reactions are in need of specialized psychiatric service." (Basilier 1964: 371f; Hervorhebung v. K.S.).

Auf dem Hintergrund der hier im Kapitel 1.1 referierten historischen Ausgrenzung Gehörloser aus dem „menschengemeinsamen Raum" ist leicht vorstellbar, dass Basiliers Begriff trotz der in der zitierten Passage versuchten Relativierung dazu angetan war, Stigmatisierungsängste und entsprechend empörte Gegenreaktionen zu aktivieren. Da er aber recht „griffig" war und zudem noch eine - vom Autor wohl ebenfalls kaum intendierte - Nähe zum Schizophreniebegriff anzudeuten schien, spielte er in der fachwissenschaftlichen Diskussion lange Zeit eine gewichtige Rolle und entwickelte sich hier zu einem Schlagwort, dessen Verwendung die Kultivierung von Missverständnissen sicher mehr förderte als die empirische Untersuchung des möglicherweise zugrundeliegenden Sachverhalts.[16] Klaber und Falek äußern sich als Ergebnis einer Auswertung der - bis heute - spärlichen Literatur zu ihm folgendermaßen:

„For a long time, the inability of hearing persons to communicate readily with hearing-impaired individuals led to the general assumption that the deaf were legally incompetent. (...) Although many agencies are concerned with varying aspects of delinquency and crime, little information is available on offenses committed by deaf persons. The dearth of research in this area is in part consequence of the reluctance of both the deaf and the many good people with them to arouse animosity. What is often glossed over are the facts that deafness is a handicap and that some deaf persons do commit antisocial acts. The findings of the few studies devoted to the latter problem have been contradictory." (Klaber & Falek 1963: 141)

Mit dem Aufbau der ersten Spezialabteilungen wurde in den darauf folgenden Jahrzehnten zugleich auch eine Grundlage für eine gewisse Institutionalisierung des Erfahrungsaustauschs gelegt. 1988 fand in Rotterdam der erste internationale Kongreß der „European Society for Mental Health and Deafness" (ESMHD 1989) statt, dem in dreijährigen Abständen weitere Veranstaltungen in Namur (ESMHD

[16] Immerhin fördern aber gerade terminologische Missverständnisse die Bereitschaft zu methodenkritischer Reflektion. In den Arbeitspapieren einer 1990 abgehaltenen terminologischen Konsensus-Konferenz der Eurpean Society for Mental Health and Deafness kann man über den Surdophrenie-Begriff nachlesen: „Ce terme apparaît pour la première fois dans un article de Basilier (1964). D'après nous il y a une bonne part d'obscurité autour ce terme. Par exemple, on ne voit pas jusqu'à quel point il représente une certaine structure de personnalité, ou s'il concerne un type de problème mental lié à la surdité. Un autre problème est celui des critères relatifs à l'adaptation des comportements et auc problèmes sociaux (combinés aux problèmes de communication en résultant) qui doivent apparaître avant que l'on puisse parler de surdophrénie. De quelle facon générale ou spécifique ceci peut être attribué aux personnes sourdes? Cependant, en littérature il ressort que la surdophrénie doit être differenciée de la maladie mentale." (Swaans-Joha et al. o.J.: 43)

1992) und Paris (ESMHD 1994) mit zuletzt 353 registrierten Teilnehmern aus ganz Europa und Übersee folgten.[17]

Die erste Erhebung einer überregionalen deutschen Inanspruchnahmepopulation gehörloser Patienten wurde 1970 von Jacobs in Schleswig-Holstein durchgeführt. Er fand in den psychiatrischen Einrichtungen dieses Bundeslandes 28 hospitalisierte gehörlose Patienten. Eine einzige Patientin aus dieser Stichprobe wurde unter der klinischen Diagnose „Schizophrenie" behandelt, ein Patient als „Psychopathie", ein weiterer mit der Diagnose „unbestimmt". Bei vier Patienten lautete die Diagnose der behandelnden Klinik „frühkindlicher Hirnschaden" oder „alter Hirnschaden", in allen übrigen Fällen wiesen die Krankenblätter der Kliniken verschiedene Grade der Oligophrenien als klinische Diagnose aus (Jacobs 1970: 11-14). Der Autor dieser Untersuchung verfügte wie vor ihm Hansen über keine psychiatrische Ausbildung - er war von Beruf Sonderschullehrer - und hatte die Patienten offensichtlich auch nicht persönlich untersuchen können. Er enthielt sich einer kritischen Stellungnahme zu den klinisch dokumentierten Diagnosen, kommentierte sie aber mit vergleichendem Bezug auf die amerikanischen, englischen und skandinavischen Untersuchungen der 60er Jahre:

„Was die Diagnosen der gehörlosen Patienten in Schleswig-Holstein anbetrifft, so fällt hier ein erheblicher Unterschied zu den Ergebnissen anderer diesbezüglicher Untersuchungen auf." (Jacobs 1970: 15)

Auch wenn es ohne Kenntnis weiterer Daten nicht angemessen ist, diese klinischen Diagnosen anzuzweifeln, so stellt sich doch die Frage, ob es zu jener Zeit in Schleswig-Holstein unter den stationär behandelten psychiatrischen Patienten wirklich nur einen Fall von Schizophrenie oder auch anderer Psychosen gegeben hat.

Der Otologe Matzker fand als Ergebnis einer Prüfung aller Krankenblattunterlagen von vier psychiatrischen Kliniken in Südwestdeutschland unter 3631 Fällen mit der klinischen Diagnose „Schizophrenie" 16 gehörlose Patienten, von denen 12 prälingual ertaubt waren und kommentierte diesen Befund folgendermaßen:

„Die These, dass Schizophrenie und Taubheit einander ausschließen oder nur in Ausnahmefällen gekoppelt miteinander vorkommen, ist damit widerlegt." (Matzker 1960: 98f)

Matzker schloss aus einem Vergleich der Verhältniszahlen zwischen den Gehörlosen unter den als schizophren diagnostizierten Patienten und den Gehörlosen in der Gesamtbevölkerung sogar auf eine durch die Gehörlosigkeit deutlich erhöhte schizophrene Prävalenz, wobei allerdings die Tatsache unberücksichtigt blieb, dass aus einer retrospektiven Krankenblatterhebung in Kliniken mit unterschiedlichen Einzugsgebieten kaum epidemiologische Anhaltszahlen gewonnen werden können.

Die Einrichtung spezialisierter Behandlungseinrichtungen für psychisch kranke Gehörlose wurde in Deutschland in den 80er Jahren unter schwierigen Ausgangs-

[17] Auch im deutschsprachigen Raum wurde der überregionale Erfahrungsaustausch, von dem wesentliche Impulse für die Gründung der ersten Spezialabteilungen ausgingen (s.u.), zum Ende der 80er Jahre erheblich intensiviert (Friese, Spikofski & Viefhues 1989, Friese & Viefhues 1990).

bedingungen in Angriff genommen, die hier etwas ausführlicher behandelt werden sollen, da viele der in der vorliegenden Studie untersuchten Patienten gerade in dieser Zeit erstmals erkrankt sind:

„Im April 1982 wurde ein „Übergangswohnheim für psychisch gestörte Gehörlose“ im nördlichen Westfalen in Betrieb genommen. (...). Nach anfänglichen Scheinerfolgen zeigte sich, dass die Einrichtung aus verschiedenen Gründen überfordert war. Zum einen fanden sich in ihr auch gehörlose Klienten, die nach ihrem Krankheitsbild einer stationären Krankenhausbehandlung - die damals freilich nicht angeboten wurde - bedurft hätten. Zum anderen arbeitete die Einrichtung zwangsläufig weitestgehend auf sich allein gestellt, da es an ähnlichen Einrichtungen und entsprechenden Erfahrungen bundesweit fehlte. Hinzu traten schwerwiegende Fehler und Fehlgriffe des Managements, so dass im März 1985 die Einrichtung auf Veranlassung des Landschaftsverbands Westfalen Lippe geschlossen werden mußte. Sämtliche Klienten wurden am gleichen Tage in die Westfälische Klinik Lengerich verlegt.“ (Baur 1988: 214)

Dort wurde dann über Nacht[18] in einer notstandsähnlichen Situation und ohne jede Möglichkeit zu konzeptionellen Vorüberlegungen die erste psychiatrische Spezialabteilung für hörbehinderte Patienten in Deutschland gegründet, deren Versorgungsgebiet sich über den Einzugsbereich des Trägers hinaus bald auf das gesamte Bundesgebiet erstreckte, bis 1988 eine weitere Spezialabteilung am Bezirkskrankenhaus Erlangen eröffnet wurde. Die Versorgungsgebiete beider Einrichtungen werden seitdem durch die Main-Linie getrennt. Brosch und Kampert (1991) haben über die Gründungsphase in Lengerich und die Ergebnisse eines Begleitforschungsprojekts[19] ausführlich berichtet, Richter (1991, 1993) über die Aufbauarbeit und die Erfahrungen der ersten Jahre in Erlangen. Dabei zeigte sich recht bald, dass das Spektrum psychiatrischer Krankheitsbilder gehörloser Patienten bis auf eine Unterrepräsentation affektiver (und hier insbesondere depressiver) Psychosen durchaus demjenigen hörender entsprach. Die inzwischen verfügbare Kapazität stationär psychiatrischer Versorgungsmöglichkeiten wird im Urteil der in den Zentren Tätigen als durchaus „bedarfsgerecht“ (Kampert et al. 1992: 163) eingeschätzt. Nicht unbeträchtliche Versorgungsprobleme ergeben sich aber aus der notwendigerweise gemeindefernen Lage dieser Einrichtungen. Die vorliegende Untersuchung wurde vor allem aus dem Bedürfnis heraus konzipiert, Art und Umfang dieser Probleme am Beispiel der Schizophrenien näher zu bestimmen, bei denen therapeutische Kontinuität eine erwiesenermaßen wichtige und verlaufsbestimmende Rolle spielt.

[18] Die Klienten wurde zwar wie Baur schreibt, „am Tage“ in die Klinik verlegt, sie kamen aber erst *nachts* dort an.

[19] Vgl. dazu auch Viefhues, Friese et al. (o.J.).

1.3 Schizophrenien prälingual Gehörloser: Entwicklung und Stand der Forschung

Nosologisch wie auch psychopathologisch lassen sich in der Psychiatriegeschichte drei „Stränge“ oder auch Traditionen beschreiben, in denen die möglichen Zusammenhänge zwischen sensorischen Beeinträchtigungen und Psychosen oder zumindest psychose-nahen Symptomen unterschiedlich modelliert worden sind.

Dabei handelt es sich *erstens* um die Beschreibung reiner Halluzinosen, die zumeist im höheren Alter erstmals auftreten und zeitlich mit dem Verlust oder der Einschränkung von Gehör oder Visus verbunden sind. Prototypen dieser Halluzinosen sind das - 1760 erstmals beschriebene - Charles-Bonnet-Syndrom (Podoll et al. 1989), bei dem ausschließlich optische Halluzinationen auftreten, und die - 1881 erstmals beschriebene - Musikhalluzinose (Hammeke et al. 1983, Berrios 1990). Diakritisch wird von den beschreibenden Autoren übereinstimmend hervorgehoben, dass die Patienten zu dem von ihnen durchaus erlebten Realitätscharakter der halluzinatorischen Wahrnehmung kritische Distanz aufrecht erhalten können und im übrigen in ihrem Realitätsbezug kaum beeinträchtigt werden.

Zweitens sind in verschiedenen klinischen Zusammenhängen mit sensorischen Beeinträchtigungen Psychosen beschrieben worden, bei denen der Realitätsbezug auch über halluzinatorische und andere pathologische Wahrnehmungsphänomene hinaus beeinträchtigt wird. Zu diesen zählen viele der in der Tradition von Köppe und Bechterew beschriebenen Krankheitsbilder und wohl auch der *Verfolgungswahn der Schwerhörigen* Kraepelins. Beiden „Strängen“ gemeinsam ist das ätiologische Gewicht der sensorischen Beeinträchtigung, die im Rahmen verschiedener Modelle zwar nicht unbedingt als unmittelbare Ursache der Erkrankungen betrachtet wird, mindestens aber als ein Faktor von kausaler Dignität. Versucht man eine Gesamtschau der hier nicht im einzelnen rekonstruierbaren Modellvorstellungen,[20] so läßt sich der durch die sensorische Beeinträchtigung induzierte Verlust eines bis dahin individuell prästabilisierten Gleichgewichts der Erfahrungsintegration als ein theoretisch übergreifendes Element extrahieren.

Eher spiegelbildlich umgekehrt dazu entwickelt sich die theoretische Akzentuierung im *dritten* der hier voneinander abgegrenzten „Stränge“ psychopathologischer Modellbildung: in der Schizophrenielehre. Auch Schizophrenien werden übereinstimmend und relativ unabhängig von den verschiedenen Positionen in der Ätiologiedebatte als spezifische Störung der Erfahrungsintegration betrachtet. Auch sie werden modellhaft mit großer Übereinstimmung als Verlust eines prämorbid stabilisierten Gleichgewichts beschrieben. Hier erscheint es aber vielmehr so, dass die Störung der Erfahrungsintegration relativ weit am Anfang pathogenetischer Modelle lokalisiert wird, sich dort unabhängig von sensorischen Störungen[21] entwickelt, ihrerseits aber zu erheblichen Wahrnehmungsstörungen führt, die

---

[20] Dieser Rekonstruktion gewidmet sind die Monographien von Ey (1973) und Spitzer (1988), sowie der Übersichtsaufsatz von Fuchs (1993).

[21] Für eine besondere Bedeutung prämorbid sensorischer Störungen bei schizophrenen Psychosen gibt es bislang klinisch keine Evidenz. Andererseits muß man aber auch einräumen, dass

zumindest phänomenologisch den im Kontext der ersten beiden „Stränge" beschriebenen Symptomen sehr ähnlich sind. Diese - wenn man so will - „Umkehrung" der modellhaften Akzentuierung scheint schon in Bleulers (1978: 78ff) Modell angelegt, der die paranoid-halluzinatorischen Symptome der Schizophrenien ja ausdrücklich als „akzessorisch" konzipiert hat. Über die besonders augenfälligen paranoid-halluzinatorischen Symptome hinaus sind für die Schizophrenien weitere Störungen beschrieben worden, die sich als Beeinträchtigung sensorischer Wahrnehmung deuten lassen, wie beispielsweise Veränderungen des Sehvermögens, der Farbwahrnehmung, der Geräuschempfindlichkeit, der Geruchs- und Geschmackswahrnehmung (Gross & Huber 1972) oder der Augenfolgebewegungen (Schlenker & Cohen 1995, Arolt et al. 1998).

Diese drei hier als „Stränge" beschriebenen Traditionen haben sich in der Geschichte der Psychopathologie keineswegs getrennt oder unabhängig voneinander entwickelt. Eine solche Trennung wäre auch gar nicht angemessen, da sich die Modelle, die sie hervorgebracht haben, ja keineswegs ausschließen sondern wechselseitig ergänzen. Eine Modellvorstellung, die beispielsweise übergreifend in allen drei Strängen eine beachtliche theoretische Bedeutung entfaltet hat, hier freilich jeweils unterschiedlich gewichtet wird, ist die Hypothese, dass sensorische Deprivation die Wahrscheinlichkeit des Auftretens halluzinatorischer Phänomene erhöht (Kempe & Reimer 1976). Die psychiatrische Erforschung von Erkrankungen Gehörloser hat sich sozusagen inmitten einer Art von „Geflecht" dieser drei „Stränge" entwickelt. Die Erforschung der Schizophrenien Gehörloser beginnt im Grunde mit der Kasuistik Cramers (1896), auch wenn deren Autor seine Beobachtungen noch gar nicht im Licht der Schizophrenielehre diskutieren kann, da dieser „Strang" historisch betrachtet erst etwa ein Jahrzehnt später aufgenommen wird. Die Entwicklung der Schizophrenielehre in den folgenden Jahrzehnten[22] scheint von Anfang an von einer unausgesprochenen, aber dennoch wirksamen Skepsis gegenüber der Frage begleitet gewesen zu sein, ob Gehörlose überhaupt schizophrene Psychosen entwickeln könnten. Kein schulbildender Psychiater hat diese Möglichkeit jemals explizit ausgeschlossen. Zumindest für die deutschsprachige Psychiatrie läßt sich die Skepsis gegenüber dieser Möglichkeit aber zum einen auf

diese Frage bislang wenig systematisch untersucht wurde. Mason und Winton (1995) haben im Vergleich von 70 schizophrenen Patienten und einer Stichprobe von 359 psychiatrisch Gesunden, im Hinblick auf Geschlecht, Alter, Geburtsmonat und soziale Schichtzugehörigkeit parallelisierten Probanden eine deutlich höhere Prävalenz von Mittelohrerkrankungen in der schizophrenen Untersuchungsgruppe gefunden und diesen Befund als ätiologischen Teilfaktor diskutiert. Über vergleichsweise diskrete Veränderungen in der auditorischen Wahrnehmung Schizophrener haben Ludwig et al. (1962) berichtet.

[22] Matzker berichtet über eine Veröffentlichung des polnischen Psychiaters Mikulski aus dem Jahr 1921, in der 8 Fälle von Pychosen Gehörloser beschrieben seien, die mir bislang noch nicht zugänglich war. Matzker (1960: 87) referiert: „Nach MIKULSKI kommt bei der angeborenen Taubstummheit eher eine Schizophrenie, bei der erworbenen Taubheit eher eine „Dementia paranoides" zustande." Dies wäre im internationalen Schrifttum die einzige Arbeit aus der Frühzeit der Schizophrenielehre, in der ein solcher Zusammenhang explizit behandelt worden ist.

Kraepelins ergänzenden Kommentar im Anschluß an seine Abgrenzung des Verfolgungswahns der Schwerhörigen (Kraepelin 1915: 1446) zurückführen, zum anderen wohl auch auf Schneiders pathognomonische Betonung der dialogischen oder kommentierenden Bezugnahme akustisch halluzinierter Stimmen (Schneider 1950: 107), die man „Taubstummen“ - in Unkenntnis der Kasuistik Cramers - wohl nicht so recht „zutrauen“ wollte. Mit der Beschreibung des Verfolgungswahns der Schwerhörigen wurde zwar eine Art Grundstein für die psychologische Deutung der durch sensorische Beeinträchtigungen induzierten sozialen Isolierung gelegt. Die Anwendung dieser Deutung blieb jedoch lange Zeit auf die ersten beiden der hier als „Stränge“ beschriebenen nosologischen Sphären beschränkt.

Die Tatsache, dass die Gehörlosigkeit im Hinblick auf die grundsätzlichen Fragestellungen aller drei „Stränge“ ein faszinierendes Naturexperiment darstellt, hat dazu geführt, dass sich die Forscher lange Zeit weitgehend auf die Auswertung dieses Naturexperiments beschränkt haben und die vielfältigen sozialen und kulturellen Implikationen der Gehörlosigkeit, die psychiatrisch im Grunde nicht weniger interessant und wichtig sind, lange Zeit vernachlässigt haben. Die Alltagsseite des Problems gelangt erst mit der Erhebung Hansens (1929) - der selber kein Psychiater war - in den Blick einer Fachöffentlichkeit, die freilich ausgesprochen begrenzt war, da seine Schrift aus der dänischen niemals in eine andere Sprache übersetzt wurde. Aus der vorherigen Vernachlässigung der Alltagsseite wiederum resultierte ein beträchtlicher Nachholbedarf im Hinblick auf elementare Fragen der psychiatrischen Versorgung Gehörloser, die dann lange Zeit aus nachvollziehbaren Gründen die Diskussion dominierten. Psychopathologische oder Verlaufsuntersuchungen einzelner psychiatrischer Krankheitsbilder Gehörloser, insbesondere der Schizophrenien wurden im Grunde erst nach der Etablierung der ersten Spezialabteilungen in Angriff genommen, also etwa ab den 60er Jahren.

Erstmals in den Mittelpunkt systematischer Betrachtung wird die Frage nach den Schizophrenien Gehörloser in einem Aufsatz von Altshuler und Rainer aus dem Jahr 1958 gerückt:

„An investigation of schizophrenia in the deaf segment of a population affords an excellent opportunity to examine the incidence and clinical symptomatology of this type of psychosis in the presence of a severe perceptual defect. In particular, as the common factor of deafness cuts across the usual cultural and socioeconomic boundaries, it is possible through such an investigation to assess significant trends determined by these influences. (...) If this type of psychosis is a result of stress of an interpersonal nature, and deafness causes more than average degree of stress, then schizophrenia should occur at an earlier stage, in a more severe form, or more frequently in a deaf than in a hearing population.“ (Altshuler & Rainer 1958: 77)

Die zweite und die dritte der in diesem Programm entwickelten Fragestellungen (nach [1] dem Ersterkrankungsalter, [2] der Chronizität im Verlauf und [3] der relativen Inzidenz bzw. Komorbidität von Schizophrenien bei Gehörlosen) wurde im Rahmen der in den folgenden Jahren unter federführender Mitwirkung der beiden Autoren realisierten New Yorker Studie auf der Grundlage einer Datenbasis von epidemiologischem Format bearbeitet. Die wesentlich ungünstigeren Verläufe von Schizophrenien Gehörloser bildeten sich vor allem in den deutlich - und zwar um Jahre - längeren stationären Aufenthaltszeiten der gehörlosen im Vergleich zu den hörenden Patienten im gesamten Bundesstaat New York ab.[23] Die Frage nach der Komorbidität ließ sich auf der Grundlage einer stationären Inanspruchnahmepopulation nur mit Einschränkungen beantworten:

„On the whole, hospitalized schizophrenics were found to represent 1.16 per cent of the total deaf population of New York State, as compared to 0.43 per cent in the hearing. However, with the number of undischarged deaf patients as (high) as it is, the assumption of one extramural patient for every two in a hospital may not be valid for data on the deaf." (Altshuler & Rainer 1963: 202f)

Über die Betrachtung der stationären Inanspruchnahmepopulation hinaus wurde die Frage nach der Komorbidität bzw. nach einer möglichen Erhöhung des schizophrenen Morbiditätsrisikos durch die Gehörlosigkeit aus einer anderen Perspektive bearbeitet: Altshuler und Sarlin (1963) überprüften die Konkordanzraten schizophrener Psychosen zwischen den 120 Fällen Gehörloser in der New Yorker Stichprobe und ihren Geschwistern und Eltern abhängig vom Hörstatus und verglichen diese mit den Konkordanzraten der aus der Literatur verfügbaren hörenden Stichproben. Dabei fanden sie, dass die Konkordanzraten sowohl der hörenden als auch der ebenfalls gehörlosen Angehörigen der Indexpatienten jeweils der erwarteten Wahrscheinlichkeit entsprach, dass also kein genuiner Beitrag der Gehörlosigkeit eo ipso zur Morbidität zu extrahieren war:

„In any case, we cannot say that there are statistically significant differences in schizophrenia risk between deaf and hearing siblings of deaf schizophrenics. On the whole, all groups of siblings of our deaf index cases show a definite increase in morbidity risk over the general population similar to the one that has been so consistently reported in earlier studies. Although the findings do not preclude the possibility of some role played by stressful factors in the simultaneous occurence of deafness and schizophrenia, the weight of evidence indicates that early total deafness, with all its deprivations and distortions in the normal development patterns, has little bearing on the statistically demonstrable risk of schizophrenia. Although less precise because of the large number of deceased, our data on the parents of deaf schizophrenics point in the same direction." (Altshuler & Sarlin 1963: 212)

Die im zweiten der drei hier im Kapitel 1.2 differenzierten „Stränge" der Psychosentheorie im Mittelpunkt stehende „naturexperimentelle" Betrachtung akustischer Halluzinationen Gehörloser spielt in der Diskussion der Ergebnisse der New Yorker Studie keine so prominente Rolle. Altshuler und Rainer deuten die nach wie vor erstaunliche Häufigkeit dieses Symptoms zum einen als Projektion und Wunscherfüllung, zum anderen aber auch als subjektive Konsequenz des „Sinnesvikariats" Gehörloser:

[23] Denmark (1966: 119) teilt eine mittlere stationäre Aufenthaltszeit von 16.64 Jahren von insgesamt 14 von ihm untersuchten gehörlosen schizophrenen Patienten britischer Kliniken mit, Remvig (1969: 18) schreibt, dass vier von insgesamt sechs von ihm in Dänemark untersuchten gehörlosen schizophrenen Patienten zum Untersuchungszeitpunkt länger als 20 Jahre hospitalisiert waren. Beide Untersuchungen sind jedoch nicht im engeren Sinne epidemiologischer Natur.

„One of the most challenging problems arising in a study of schizophrenia in persons with early total deafness concerns the occurence of auditory hallucinations. Several patients in our series claimed to have such experiences. Evaluating their validity called for elucidating the nature of the hallucinations. (...) As long as organic activities presumed to underly these mechanisms are not in evidence, the experiences remain defined in terms of mental mechanisms (projection and wish fulfillment). Even if one accepts this explanation of auditory hallucinations in general, there remains the doubt whether an individual can really wish for something about which he has no knowledge from previous experience. On close questioning of patients alleged to have auditory hallucinations the given phenomena appeared actually to be mediated through the vibratory and proprioceptive senses wich were unimpaired by the hearing loss. The content of most of those experiences were reducible to such sounds as engines humming, or people scurrying about overhead. In others, words or messages were somehow „felt" within." (Altshuler & Rainer 1963: 193).

Remvig (1969c) hat als erster Autor nach Cramer (1896) auf persönlichen Verlaufsuntersuchungen basierende kasuistische Beschreibungen des halluzinatorischen Erlebens gehörloser Patienten vorgelegt. Dabei beschrieb er neben akustischen auch solche halluzinatorischen Erlebnisse, bei denen die Patienten gebärdensprachlich mit anderen, real nicht anwesenden Personen zu kommunizieren schienen. So schreibt er über einen Patienten:

„At times he would seem severely hallucinated.[24] He would talk with imaginary persons in finger language, spitting and throwing various objects at them. He would then often rush to the window. He would sometimes suddenly stop in the middle of what he was doing and stare remotely into the space. If, however, he was directly approached, either by crossing his line of vision or by touching him, he would become aware of his surroundings once more. While he was „remote" his fingers would move rapidly as though he were engaged in conversation in the finger alphabet." (Remvig 1969c: 116)

Und über einen weiteren Fall:

„During admission his behaviour was indicative of his being hallucinated, i.e. his attention was intensely fixed , he seemed to be listening and, at the same time, he would be moving his hands with extreme rapidity, as if in sign language." (Remvig 1969c: 117).

Aus Remvigs Schilderung geht nicht eindeutig hervor, ob die Patienten nur gebärdensprachliche Äußerungen an halluzinierte Kommunikationspartner gerichtet oder auch solche empfangen haben. Der positive Nachweis des Letztgenannten ist hingegen der Beschreibung eines gehörlosen schizophrenen Patienten von Critchley et al. zu entnehmen:

[24] Warum der Autor hier von einer Irrealform des Hilfsverbs to be („would") und von der Passivform des Partizips („hallucinated") Gebrauch macht, wird aus dem Kontext nicht klar. Wahrscheinlich handelt es sich um Übersetzungsfehler, die man insgesamt im Text relativ häufig antrifft. Es steht aber außer Zweifel, dass es sich hier um eine vom Autor selbst erlebte Schilderung handelt.

„He was frequently observed signing and smiling to himself and when questioned explained that he could hear a voice communicating with him from London. When asked how, being deaf, he could talk to someone in London, he explained that he could see the person. He could see the arms and hands of the person finger spelling and signing to him." (Critchley et al. 1981: 31)

Dieses von den Autoren als „visual communication" im Rahmen halluzinatorischen Erlebens bezeichnete Phänomen wirft ein besonderes Licht auf die möglichen Auswirkungen des Sinnesvikariats Gehörloser auf deren halluzinatorisches Erleben, deren Ausmaß sich im Rahmen kasuistischer Betrachtungen jedoch nur schwer einschätzen läßt. Im Hinblick auf den psychopathologischen Querschnitt werden die Gesamtergebnisse der New Yorker Studie von Kallmann zusammengefaßt:

„In the clinical management of schizophrenic hospital patients no basis was found that this type of psychosis does not represent the same clinical entity in the deaf as in the hearing." (Kallmann 1963: 241)

Diese Gesamteinschätzung wurde als Ergebnis einer retrospektiven Untersuchung von 13 gehörlosen schizophrenen Patienten durch Evans und Elliott (1981) bestätigt. Thacker (1994) hat über erste Erfahrung mit der Anwendung einer gebärdensprachlichen Version des „Present State Examination" (Wing et al. 1983) Interviews bei 30 gehörlosen und einer Kontrollgruppe hörender Patienten mit schizophrenen Psychosen berichtet:

„Analysis reveals: (a) anomalies which are similar to those occuring in the spoken language of hearing schizophrenics; and (b) another series which is closely related to the life experience of deaf subjects and to the visuo-spatial medium itself." (Thacker 1994: 818)

Brosch und Kampert (1991: 130) haben als Ergebnis ihrer Befragung der ersten in der Lengericher Spezialabteilung behandelten Patienten den Befund erhoben, dass deren Alltagsschilderungen und Selbsteinschätzungen auf eine soziale Isolierung schließen lasse, die in dieser Form bei hörenden psychisch Kranken kaum beobachtet werde und die auch „für den nicht psychisch kranken Gehörlosen völlig untypisch" sei. Richter und Stritzke (1993) haben zusammenfassend über die in den ersten Jahren nach der Inbetriebnahme der Erlanger Spezialabteilung gesammelten Therapieerfahrungen mit gehörlosen schizophrenen Patienten berichtet. Sie haben dabei auf ungewöhnlich lange, zum Teil mehrjährige Intervalle zwischen dem retrospektiv eingeschätzten Erkrankungsbeginn und dem Behandlungsbeginn hingewiesen, die häufig dazu führten, dass viele gehörlose Patienten schon aus einer ausgeprägten sozialen Isolierung heraus in die Therapie hineinkamen. Die Autoren beschreiben die soziale Situation der Patienten als diejenige einer „Minderheit in einer Minderheit". Nach dem Abklingen der Akutphase ihrer Erkrankung seien häufig kaum noch gewachsene soziale Ressourcen verfügbar, vielmehr müßten diese häufig noch aus dem stationären Setting heraus neu erschlossen werden. Mithin seien längere stationäre Aufenthaltszeiten unumgänglich, deren Effektivität sich allerdings in einer niedrigen Wiederaufnahmequote niederschlage (Richter & Stritzke 1993: 147). Die Autoren berichten auch kasuistisch über einige Besonderheiten in der Einstellung der gehörlosen schizophrenen Patienten gegenüber ihrer eigenen Erkrankung. Auffällig erschienen insbesondere deren Vorbehalte gegenüber Aufklärungsbemühungen der Therapeuten. Einige Patienten waren erst nach mehreren Jahren dazu bereit und in der Lage, die entsprechenden Angebote anzunehmen. Brosch und Kampert (1991) haben darauf hingewiesen, dass sich gebärdensprachliche Symptombeschreibungen auch für den Gebärdenkundigen nicht ohne weiteres deuten lassen. Sie haben eine Reihe von Umschreibungen zusammengetragen, mit denen die Patienten sich über psychotische Symptome zu äußern versuchten. Halluzinatorische Erlebnisse wurden beispielsweise von verschiedenen Patienten als **schlechte Träume** oder **wie Hellsehen** metaphorisiert (Brosch & Kampert 1991: 156).

Durchaus nicht unproblematisch scheint bei gehörlosen Patienten mit schizophrenen Psychosen nach den bisherigen Erfahrung der psychotherapeutische „Zugang". Viele Patienten scheinen dazu erst nach einer längeren Stabilisierung in der Lage, fühlen sich von Gesprächsangeboten auch nach dem Überwinden der akuten Erkrankungsphase noch überfordert oder gar bedroht. „Der Zeitpunkt, wann der Patient Informationen wünscht und diese auch verarbeiten kann, muß sensibel erspürt werden" (Richter & Stritzke 1993: 147). Brosch und Kampert (1991: 209) resümieren sogar: „Bei der Analyse (einzelpsycho-) therapeutischer Arbeit mit gehörlosen Patienten und Klienten mußten wir der Versuchung widerstehen, die verschiedenen therapeutischen Verfahren einer gänzlichen Neubewertung zu unterziehen." Bewährt haben sich in beiden deutschen Spezialeinrichtungen (Brosch & Kampert 1991: 237; Richter & Stritzke 1993: 148), deren therapeutische Arbeitsschwerpunkte sich relativ unabhängig voneinander entwickelt haben, psychotherapeutische Kleinstgruppen von drei bis fünf Patienten, in denen sich Freiräume für Interaktionen entwickeln konnten ohne für die Patienten mit der Angst vor grenzverletzenden Näheerlebnissen verbunden zu sein.

Besondere therapeutische Probleme entstehen nach den Erfahrungen von Brosch und Kampert (1991: 192ff, 299f) durch die beträchtliche Anfälligkeit Gehörloser gegenüber neuroleptisch induzierten extrapyramidalmotorischen Störungen, die bei 66.7% der im Berichtszeitraum neuroleptisch behandelten Patienten die begleitende Anwendung zentral wirksamer Anticholinergika erforderlich machten. Unklar blieb dabei, ob diese Störwirkungen bei den gehörlosen Patienten tatsächlich häufiger auftreten oder ob diese möglicherweise auch bereits von vergleichsweise diskreten Ausprägungen der Symptome stärker beeinträchtigt sind, da sie bei der gebärdlichen Kommunikation auf eine dynamische Tonusregulation der oberen Extremitäten aber auch auf eine expressive Gesichtsmimik in besonderer Weise angewiesen sind.

Übereinstimmung besteht zwischen den älteren (Altshuler & Rainer 1963: 202) und neueren (Brosch & Kampert 1991: 285) Untersuchungen im Hinblick auf die Frage nach dem psychopathologischen Stellenwert paranoider Symptome. Zumindest im Hinblick auf das nosologische „Segment" der Schizophrenien prälingual Gehörloser haben sich aus den bisherigen Beobachtungen keine Hinweise dafür ergeben, dass Wahnsymptome im psychopathologischen Querschnitt im Vergleich zu hörenden Patienten in qualitativer oder quantitativer Hinsicht eine Sonderrolle einnehmen könnten. Die Annahme einer möglicherweise mit dem Hörverlust verbundenen besonderen Disposition zum Paranoiden wurde damit für die Schizophrenien prälingual Gehörloser bislang nicht bestätigt.

Zusammenfassend lassen sich aus dem vorliegenden Schrifttum über die Schizophrenien Gehörloser folgende Hauptgesichtspunkte extrahieren:

- Historisch betrachtet scheinen die ersten Jahrzehnte der Schizophrenielehre eher von einer gewissen Skepsis gegenüber der Annahme geprägt zu sein, dass auch „Taubstumme“, die über allenfalls rudimentäre Lautsprachkenntnisse verfügen, die in den psychopathologischen Modellen dieser Psychosengruppe zusammengefaßten Störungen entwickeln könnten. Diese Skepsis steht in einem augenfälligen Gegensatz zur besonderen Aufmerksamkeit, mit der die Auswirkungen des Hörverlustes in den Psychosetheorien des späten 19. Jahrhunderts beschrieben wurden.
- Die Untersuchung stationär psychiatrischer Inanspruchnahmepopulationen führte zunächst zu der Hypothese, dass psychiatrische Erkrankungen im allgemeinen, aber auch schizophrene Psychosen im besonderen bei prälingual Gehörlosen möglicherweise sogar häufiger auftreten könnten als in der hörenden Bevölkerung. Die Annahme einer mit der Gehörlosigkeit verbundenen Zunahme schizophrener Morbidität wurde aber im Rahmen der in der Folgezeit durchgeführten Untersuchungen mit eher epidemiologischem Format nicht bestätigt.
- Die Bestandsaufnahme diagnostischer Unsicherheiten und therapeutischer Versorgungslücken führte in Nordamerika sowie in Nord- und Mitteleuropa zur Gründung von psychiatrischen Spezialabteilungen für gehörlose Patienten. Im Spiegel der dort gesammelten Erfahrungen bildeten sich die Schizophrenien Gehörloser als eine durchaus dem Krankheitsbild Hörender korrespondierende psychopathologische Konfiguration ab. Die - vornehmlich kasuistische - Untersuchung des halluzinatorischen Erlebens gehörloser Patienten fundierte aber auch einige Hypothesen über die Auswirkungen des „Sinnesvikariats“ Gehörloser auf die mit der Schizophrenie verbundene Störung der Erfahrungsintegration.
- Seit dem Ende der 80er Jahre wird die stationär psychiatrische Versorgung gehörloser Patienten auch in Deutschland im wesentlichen von Spezialabteilungen versehen. Die hieraus bislang vorliegenden Erfahrungsberichte beschreiben eine Reihe von Verlaufsbesonderheiten gehörloser schizophrener Patienten, die zum Teil auf kasuistischen Beobachtungen, zum Teil auch auf der deskriptiv-statistischen Auswertung stationärer Behandlungsprotokolle beruhen: Gehörlose schizophrene Patienten sind als „Minderheit in einer Minderheit“ sozial in besonderer Weise isoliert. Bei ihnen verstreichen zwischen Erkrankungsbeginn und Behandlungsbeginn tendenziell längere Zeiträume. Ihre Vulnerabilität gegenüber motorischen Störwirkungen neuroleptischer Pharmakotherapie ist möglicherweise erhöht. Schließlich zeigen einige von ihnen - denen hörender Patienten kontrastierende - Vorbehalte und Ängste gegenüber Informations- und Aufklärungsangeboten.

2 Methoden

Die vorliegende Untersuchung will Einflüsse prälingualer Gehörlosigkeit auf die Manifestation und den Verlauf schizophrener Psychosen beschreiben. Grundsätzlich können solchen Einflüssen sowohl *unmittelbar* pathoplastische Zusammenhänge zugrundeliegen, welche beispielsweise die Manifestation und den psychopathologischen Stellenwert akustischer Halluzinationen beeinflussen, als auch eher *mittelbare* Zusammenhänge, welche etwa in den besonderen diagnostischen- und Versorgungsproblemen bei psychiatrischen Erkrankungen Gehörloser begründet liegen. Die Nichtverfügbarkeit akustischer Afferenzen führt für die von ihr Betroffenen zu vielfältig veränderten Lebensbedingungen, die sich trotz erheblich divergierender - etwa toxischer, traumatischer, infektiöser oder hereditärer - Ursachen insgesamt recht homogen entwickeln und auswirken. Die Mehrzahl der Gehörlosen verstehen sich selbst als Angehörige einer Minderheitenkultur, die durch eine gemeinsame Sprache verbunden sind, ihre Freizeit vorzüglich miteinander verbringen und sich auch bei der Partnerwahl hauptsächlich am Rahmen dieser Kultur orientieren.

Mithin hat die vorliegende Untersuchung sowohl im Hinblick auf die Perspektive ihrer zentralen Fragestellung als auch im Hinblick auf manche ihrer grundlegenden methodischen Probleme Berührungspunkte mit der Tradition *transkulturell* psychiatrischer Forschung. Im wesentlichen als retrospektive Katamnesestudie angelegt fußt sie hauptsächlich auf Vorarbeiten der sechziger Jahre und nimmt unter methodologischen Gesichtspunkten eine Zwischenstellung zwischen den Querschnittserhebungen von Rainer, Altshuler & Kallmann (1963) und Remvig (1969a) und der Längsschnittstudie von Remvig (1969b) ein. Sie ist die erste Studie, die im Rahmen einer Monographie den Verlauf schizophrener Psychosen in einer Stichprobe prälingual gehörloser Patienten verfolgt, deren Umfang auch die Anwendung statistischer Verfahren ermöglicht. Daneben will sie aber auch mit besonderem Augenmerk die Möglichkeiten kasuistischer Informationsgewinnung und der Erhebung und Interpretation qualitativer Daten nutzen.

2.1 Aufbau der Stichproben, Kontrollgruppen

Kerngruppe und Ausgangsstichprobe „GL-F20“ der Untersuchung sind 48 prälingual gehörlose Patienten mit schizophrenen Psychosen nach DSM-IV-Kriterien mit mindestens zwei akuten Erkrankungsphasen und/oder mindestens fünfjährigem Krankheitsverlauf in der Vorgeschichte. Der Aufbau dieser Stichprobe erfolgte stufenweise über den Kontakt zur psychiatrischen folgte stufenweise über den Kontakt zur psychiatrischen Inanspruchnahmepopulation:

Insgesamt 476 Anschreiben an stationär psychiatrische Eirichtungen der Bundesrepublik (Reimer & Lorenzen 1991) wurden mit der Frage versandt, ob dort prälingual gehörlose Patienten mit Psychosen aus dem schizophrenen Formenkreis (ICD 9 295.xx, ICD 10 F2x.xx) bekannt, bzw. in den letzten Jahren behandelt worden seien. Auch im negativen Fall der „Fehlanzeige" wurden die angeschriebenen Institutionen gebeten, den Vordruck für die Rückantwort entsprechend auszufüllen und zurückzusenden. In 303 Antwortschreiben (Rücklaufquote = 63.3%) wurden 209 anonyme Verdachtsfälle gemeldet. 114 dieser Patienten waren noch in Kontakt mit den meldenden Institutionen und hatten diese ermächtigt, klinische Daten zur Vorprüfung von Ein- und Ausschlußkriterien (vgl. Tabelle 1) an uns weiterzugeben.

Tabelle 1: Kriterien d. Stichprobenbildung (GL-F20)

Einschluß:	Ausschluß:
● ICD10 (Dilling et al. 1994) F20.xx nach :	● akute Erkrankungsphase zum Untersuchungszeitpunkt
• mindestens 5jährigem Verlauf und/oder	● Hörverlust nach Vollendung des 4. Lebensjahres
• mindestens 2 stationären Episoden	● sprachverwertb. Hörrest (<80 dB a.d. „besseren" Ohr)
	● psychiatrisch relevante Zweiterkrankung

In 35 Fällen waren Ausschlußkriterien bereits bei der Vorprüfung im Kontakt mit den meldenden Institutionen erfüllt. An die verbleibenden 79 potentiellen Probanden wurden Videokassetten mit gebärdeten Informationen über Wesen, Art und Umfang der Studie mit zusätzlich schriftlich begleitendem Informationsmaterial verschickt.

59 potentielle Probanden meldeten sich mit der dem Informationsmaterial beigegebenen Antwortkarte und erklärten sich zur Durchführung der Untersuchung bereit. Bei 8 von ihnen wurde vor Ort von der Untersuchung abgesehen, da sie ihr Einverständnis zurückzogen oder aber bei der Vorprüfung übersehene Ausschlußkriterien erfüllt waren. 51 Probanden wurden schießlich vollständig untersucht, drei von ihnen jedoch wegen differentialdiagnostischer Unsicherheiten, die sich als Ergebnis der Untersuchung ergaben, nachträglich ausgeschlossen. Bei einem der nachträglich exkludierten Probanden bestand (neben der fraglos schizophreniformen Symptomatik) ein Klinefelter Syndrom mit zusätzlichen anamnestischen Hinweisen auf eine Lues latens seropositiva. Zwei Probanden wurden exkludiert, da sich auch bei eingehender Prüfung keine eindeutige Abgrenzung von schweren kindlichen Verhaltensauffälligkeiten und dem Beginn spezifisch psychotischer Symptome erreichen ließ. Eine Probandin mit einem Klippel-Feil-Syndrom (zervikale Blockwirbelbildung mit Neuralrohr-Verschluß-Defekt) wurde nicht ausgeschlossen, da in ihrem Fall eine solche Abgrenzung gut möglich und

ein Zusammenhang zwischen neurologischem Defizit und der psychotischen Symptomatik nicht erkennbar war. In den Vorbehandlungsunterlagen eines weiteren Probanden fand sich wiederholt die Diagnose „Morbus Little". Der klinisch-neurologische Untersuchungsbefund war jedoch bis auf die Hörbehinderung völlig unauffällig, so dass diese retrospektiv als Fehldiagnose zu bewerten war.

Die Untersuchung der Probanden wurde im Rahmen von Hausbesuchen oder anläßlich ihres Besuchs in der aktuell ambulant behandelnden Einrichtung *außerhalb* akuter Erkrankungsphasen durchgeführt. Sie bestand aus einem semistrukturierten Interview in lautsprachbegleitender Gebärdensprache, das die Anwendung verschiedener psychopathometrischer, neuropsychologischer und klinisch-neurologischer Untersuchungsverfahren (s.u.) beinhaltete. Die Durchführung eines Interviews dauerte insgesamt etwa vier bis fünf Stunden je Proband und mußte bei eingeschränkt belastbaren Probanden auf mehrere Sitzungen, mitunter an verschiedenen Untersuchungstagen, verteilt werden. Sobald der Proband (und/oder sein gesetzlicher Betreuer) hierzu sein Einverständnis gegeben hatte, wurden auch die verfügbaren Epikrisen sämtlicher stationärer Vorbehandlungen angefordert und ausgewertet. Ebenfalls mit Autorisierung von Proband und/oder Betreuer wurden in der Zeit nach der Untersuchung zusätzliche, meist telefonische Interviews mit Angehörigen, (aktuellen und früheren) Betreuern und therapeutisch Tätigen durchgeführt. Im Nachinein erwies sich diese beinahe „journalistische" Form der ergänzenden Recherche häufig als außerordentlich nützlich für den Abgleich und zur Validierung der bisweilen lückenhaften oder auch widersprüchlichen Anamnesedaten. Für die retrospektive Anwendbarkeit der „Global Assessment Scale" (s.u.) war sie meist sogar unverzichtbar. Auf die möglichst umfassende Recherche fremdanamnestischer Daten und die Integration verschiedener Informationsquellen mußte besonders großer Wert gelegt werden, da gehörlose psychisch Kranke oft nur über sehr rudimentäre Informationen zu ihrer eigenen Biographie und Krankheitsvorgeschichte verfügen.[25] Neben den Fragen zum Krankheitsverlauf galt das besondere Augenmerk der fremdanamnestischen Informationsgewinnung der prämorbiden Entwicklung der untersuchten Probanden.

Da die Stichprobe GL-F20 für die Grundgesamtheiten a) Schizophrener Patienten und b) prälingual Gehörloser schon allein aufgrund ihres beschränkten Umfangs nicht als repräsentativ angesehen werden kann, galt es eine Relation zu diesen Grundgesamtheiten über Kontrollgruppen herzustellen. Der Aufbau dieser Kontrollgruppen sollte der doppelten Vergleichsperspektive der Studie gerecht werden:

Durch Kontaktaufnahme mit Institutsambulanzen 5 verschiedener psychiatrischer Kliniken in und um Münster wurde gezielt nach hörenden Patienten mit schizophrenen Psychosen gesucht, die sich nach Geschlecht, Alter und Erkrankungsdauer zu einzelnen Probanden der Stichprobe GL-F20 parallelisieren ließen. Da in diesen 5 Kliniken ein großes Patientengut behandelt wird, gelang dies bei 41

---

[25] Brosch & Kampert (1991: 100) beschreiben in diesem Zusammenhang einen „erschreckend geringen Informationsstand über Dinge, die die eigene Person ganz existenziell betreffen". Aber auch für hörende psychisch Kranke hat Riemann (1987) ein „Fremdwerden der eigenen Biographie" beschrieben.

Patienten mit einer Maximalabweichung von 15% im Hinblick auf Alter und Erkrankungsdauer. Dadurch entstanden zwei im Hinblick auf Geschlecht, Alter und Erkrankungsdauer der Psychose nahezu vollständig parallelisierte Vergleichsstichproben gehörloser (GL-F20par) und hörender (HÖ-F20par) Patienten mit schizophrenen Psychosen mit jeweils 41 Probanden, die zudem über identische Rekrutierungsweisen, nämlich durch die Erfassung ehemals stationär behandelter Patienten, gebildet worden waren. Hervorzuheben ist auch, dass beide Gruppen sich aus Klienten verschiedener Institutionen zusammensetzten, so dass die Prädilektion (oder Vermeidung) bestimmter therapeutischer Strategien in einzelnen Kliniken sich nicht als Bias-Faktor im Gruppenvergleich bemerkbar machen dürfte.

Eine gehörlose, aber nicht an Psychosen erkrankte Kontrollgruppe wurde aus Patienten der Psychotherapiestation der Abteilung für psychisch kranke Hörgeschädigte in Lengerich rekrutiert. Auf dieser Abteilung werden gehörlose Patienten mit Neurosen und Belastungsstörungen aber auch mit Abhängigkeitserkrankungen behandelt. Unter den letztgenannten wurden nur Patienten nach abgeschlossener Entgiftung in die Kontrollgruppe aufgenommen. Eine paarweise Parallelisierung war aufgrund der wesentlich kleineren Auswahl potentieller Probanden nicht möglich. Hier wurden von insgesamt 61 im Untersuchungszeitraum erreichbaren potentiellen Kontroll-Probanden diejenigen 20 mit den größten Abweichungen vom Altersmedian der Gruppen GL-F20par und HÖ-F20par exkludiert. Die verbleibenden 41 Probanden bildeten eine Kontrollgruppe nicht psychotisch aber psychiatrisch (namentlich psychoreaktiv und/oder an Sucht/Mißbrauchssyndromen) erkrankter gehörloser Patienten (GL-F1/4). Diese Kontrollgruppe führt also nicht zur Grundgesamtheit -- psychisch gesunder -- prälingual Gehörloser. Dafür bietet sie allerdings die besondere Chance einer psychiatrischen „Breitspektrum"-Kontrollgruppe, nämlich die Aussicht, signifikante Gruppenunterschiede in einem besonders spezifischen Zusammenhang mit Schizophrenien zu diskutieren, deren Vorhandensein ja die beiden gehörlosen Stichproben quasi allein voneinander trennt. Fraglos wäre der Aufbau einer weiteren, psychiatrisch gesunden gehörlosen Kontrollgruppe zur Vervollständigung des Stichprobendesigns wünschenswert gewesen.

Die in den folgenden Kapiteln vorgestellten internen Gruppenvergleiche basieren im wesentlichen auf einer komparativen Betrachtung der drei umfangsgleichen und in der beschriebenen Weise parallel aufgebauten Stichproben GL-F20par, HÖ-F20par und GL-F1/4, über deren demographische Basisdaten Tabelle 2 orientiert. Mit den Probanden der Kontrollgruppen (HÖ-F20par und GL-F1/4) wurde nicht die gesamte Testbatterie und wurden auch nicht alle Items des semistrukturierten Interviews bearbeitet, sondern nur diejenigen Elemente, bei denen Vergleiche sinnvoll waren. Dies waren bei den hörenden schizophrenen Probanden vor allem die anamnestischen Verlaufsdaten, die Fragen zur neuroleptischen Therapie, sämtliche psychopathometrischen und sozialen Outcome-Items, bei den gehörlosen nichtpsychotischen Probanden vor allem die für die kommunikative Kompetenz und das aktuelle soziale Netzwerk relevanten Items und Instrumente.

Tabelle 2: Basisdaten der internen Stichproben/Kontrollgruppen

	Geschlecht	Alter	Jahre seit Ersterkrankung
GL-F20par (n=41)	26m, 15 w	37.24 (SD 10.00)	11.24 (SD 9.41)
HÖ-F20par (n=41)	26m, 15 w	37.24 (SD 10.53)	11.56 (SD 9.35)
GL-F1/4 (n=41)	31m, 10 w	38,26 (SD 9.89)	--

Darüber hinaus werden im Rahmen der Studie auch einige Vergleiche mit externen Stichproben angestellt, die von anderen Arbeitsgruppen untersucht wurden, welche ihre Datensätze freundlicherweise zur Verfügung gestellt hatten. Dabei handelt es sich im einzelnen um Daten, die von Achtergarde (1995) zur Sozialisation und zum sozialen Netzwerk von 30 gehörlosen (nicht psychosekranken) Patienten einer psychosomatischen Klinik erhoben wurden, um bislang noch unveröffentlichte Daten der Arbeitsgruppe „Deutsche Gebärdensprache“ (Fehrmann, Huber et al. 1994) zur Gebärdensprachkompetenz einer Stichprobe aus 13 (psychiatrisch gesunder) Gehörlosen, schließlich um retrospektiv von Buchkremer, Hornung et al. (1994) erhobene Daten zum Krankheitsverlauf und zum „Outcome“ von 178 (hörenden) Patienten mit schizophrenen Psychosen.

Die Generierung und Prüfung von stichprobeninternen Zusammenhangshypothesen (Kapitel 3.6), und die - qualitative und quantitative - Untersuchung des halluzinatorischen Erlebens gehörloser schizophrener Patienten (Kapitel 3.3), insbesondere seiner „Verteilung“ auf die verschiedenen sensorischen Modalitäten, wurde auf die umfangreichere (n=48) Stichprobe GL-F20 ausgedehnt.

Am Ende der hier im Anschluß folgenden Einzeldarstellung der verschiedenen Untersuchungsinstrumente werden die hier beschriebenen Stichproben, ihre Umfänge und die Hauptfragestellungen der durch sie eröffneten Vergleichsperspektiven noch einmal zusammenfassend graphisch dargestellt (Abbildung 5).

2.2 Untersuchungsinstrumente

Die Verfügbarkeit publizierter Vergleichsdaten aus Untersuchungen mit schizophrenen Patienten oder Angehörigen der Gehörlosengemeinschaft spielte bei der planenden Auswahl der Untersuchungsinstrumente eine gewichtige Rolle. Im Gehörlosenbereich standardisierte psychiatrische Untersuchungsinstrumente sind im deutschen Gebärden-Sprachraum – im Gegesatz etwa zum amerikanischen (Steinberg et al. 1998) – bislang nicht verfügbar. Bei der Methodenentwicklung galt es, einerseits sowohl standardisierte und in der Forschung bewährte Instrumente als auch andererseits spezifische, auf die besondere kulturelle und kommunikative Situation der gehörlosen Probanden zugeschnittene Methoden zu suchen oder nötigenfalls auch zu entwickeln. Ein solcher Kompromiß erschien ratsam, weil die erstgenannten Instrumente zwar einerseits Vergleichsmöglichkeiten mit einschlägigem Schrifttum eröffnen, andererseits aber häufig ein Niveau an laut- bzw. schriftsprachlicher Kompetenz voraussetzen, das selbst von psychiatrisch gesunden Gehörlosen häufig nicht erreicht wird. (Aus diesem Grund sind zum Beispiel schriftliche Fragebogenerhebungen bei gehörlosen Probanden sehr problematisch.) Diese Überlegung hatte die praktische Konsequenz, dass alle Items, die eine Selbsteinschätzung des Probanden oder eine nur über ihn zugängliche Information beinhalten oder voraussetzen, in eine gebärdensprachliche Version übertragen werden mußten. Schließlich war die Praktikabilität vor allem im Sinne einer Begrenzung der für den Probanden entstehenden Belastung ein wichtiges Kriterium bei der Auswahl der Untersuchungsinstrumente, die es ermöglichen sollten

- Basisdaten zum Charakter der Hörbehinderung, zur familiären und außerfamiliären Sozialisation,
- biographische Daten zur prämorbiden Entwicklung, psychopathologische Daten zum Krankheitsverlauf,
- Daten zum Therapieverlauf, insbesondere zu den Effekten der Pharmakotherapie,
- quantitative Einschätzungen der aktuellen laut- und gebärdensprachlichen Kompetenz und des
- „sozialen Netzwerks"

mindestens auf Nominalskalenniveau abzubilden. Schließlich sollten gezielt zu den Themenbereichen

- „Erfahrungen mit halluzinatorischem Erleben" und
- „Erfahrungen mit neuroleptischer Therapie"

auch qualitative Daten zum pathischen Aspekt im Erleben der Probanden gesammelt werden. Die unter Berücksichtigung dieser Vorüberlegungen ausgewählten Instrumente sollen im folgenden kurz vorgestellt werden. Die Reihenfolge ihrer Darstellung ist nicht identisch mit der Reihenfolge ihrer Anwendung im Unterssuchungsgang des Interviews (s. dazu Kapitel 2.4).

2.2.1 Retrospektive Recherche von Biographie und Verlauf

(ABSP): Der Anamnesebogen für schizophrene Psychosen ist ein von Buchkremer, Hornung et al. (1994) entwickeltes Instrument, das unter anderem auf Vorarbeiten von Endicott et al. (1976), Strauss & Carpenter (1974) und Phillips (1953) aufbaut. Es bildet auf 65 Items wesentliche Variablen zum Krankheitsverlauf und zur sozialen Entwicklung in den Bereichen „Krankheitsverlauf", „Ausbildung/Beruf", „Wohnsituation", „Haushalt", „Herkunftsfamilie", „Partnerschaft/Kinder", „Sozialkontakte" und „aktuelle Therapiesituation" zumeist auf Ordinalskalenniveau ab. Die Daten können zum großen Teil sowohl eigen- als auch fremdanamnestisch erhoben werden. .Zu diesen 65 Items liegen jeweils anonymisierte, von Buchkremer, Hornung et al. (1994) im Jahr 1989 erhobene Datensätze von 178 (hörenden) Patienten mit schizophrenen (DSM III R) Psychosen nach zwei oder mehr stationären Episoden in der Vorgeschichte vor, die als externe Kontrollgruppe herangezogen wurden.

Anamnestische Basisdaten zur Hörbehinderung: Von den für die Hörbehinderung relevanten Basisdaten wurden im Einzelnen GL1 = das Hörverlustalter, GL2 = seine mutmaßliche Ätiologie, GL3 = die Durchführung von Frühfördermaßnahmen (inkl. Hörgeräteanpassung) und schließlich erfragt, ob der Schulbesuch überwiegend mit Internatsaufenthalt und/oder mit dem Aufenthalt in einer Pflegefamilie verbunden war = GL4. Die aktuelle aktive Lautsprachkompetenz (GL5) wurde auf einer sechsstufigen Skala fremdeingeschätzt, die aktuelle aktive Gebärdensprachkompetenz (GL6) nach der Richtlinie von Poizner et al. (1990) ebenfalls auf einer sechsstufigen Ordinalskala. (Zur Bestimmung der passiven Gebärdensprachkompetenz s.u.). GL7 bildet die Verfügbarkeit behinderungsspezifischer Kommunikationstechnik (Schreibtelefon/Fax) für die Probanden nominalskaliert ab, GL8 die aktuelle Benutzung von Hörgeräten. GL9-GL11 erfragen die ehemalige (prämorbide) und aktuelle Aktivität der Probanden in Gehörlosenvereinen und deren mögliche Beeinflussung durch die psychotische Erkrankung. GL12 erfragt nominalskaliert die Selbsteinschätzung des Probanden bezüglich seiner subjektiven Zugehörigkeit zur Welt der Hörenden bzw. der Gehörlosenkultur, GL 13 schätzt die Fertigkeit der Probanden bei der Benutzung des Fingeralphabets ein.

2.2.2 Psychopathometrie

(BPRS): Die Brief Psychiatric Rating Scale (Overall & Gorham 1962) ist ein in der psychiatrischen Forschung, insbesondere bei der Untersuchung schizophrener Psychosen weit verbreitetes Fremdbeurteilungsinstrument zur groben Einschätzung des aktuellen psychopathologischen Befundes. Es generiert 18 Variablen auf Ordinalskalenniveau, deren Werte summiert als Ausmaß psychischer Gestörtheit interpretiert werden können, die aber auch in fünf, von den Autoren faktorenanalytisch konstruierten Subscores zusammengefaßt werden können (s. Tabelle 3).

Tabelle 3: Itembeschreibungen und Scorebildungen der „Brief Psychiatric Rating Scale (Overall & Gorham 1962), deutschsprachige Version nach Collegium Internationale Psychiatriae Scalarum (1981).

Körperbezogenheit: Grad der Anteilnahme am augenblicklichen körperlichen Gesundsein. **(2) Angst:** Besorgnis, Befürchtungen, Überbesorgnis in Bezug auf Gegenwart und Zukunft. **(3) Emotionale Zurückgezogenheit:** Mangel an emotionalem Kontakt zum Interviewer und unzureichende Beziehung zur Interviewsituation. **(4) Zerfall der Denkprozesse:** Grad, bis zu dem der Denkprozeß verworren, inkohärent oder zerfahren ist. **(5) Schuldgefühle:** Überbesorgnis oder Gewissensbisse in Hinsicht auf früheres Verhalten. **(6) Gespanntheit:** Körperlich-motorische Anzeichen für Gespanntheit, „Nervosität" und allgemein erhöhte Aktivität. **(7) Manieriertheit, Affektiertheit, Positur. (8) Größenideen:** Überhöhte Selbsteinschätzung, Überzeugung, in Besitz ungewöhnlicher Kräfte und Fähigkeiten zu sein. **(9) Depressive Stimmung:** Mutlosigkeit, Traurigkeit. **(10) Feindseligkeit:** Animosität, Geringschätzung, Feindseligkeit, Verachtung gegenüber Personen außerhalb der Interviewsituation. **(11) Mißtrauen, paranoide Inhalte. (12) Halluzinationen. (13) Motorische Verlangsamung. (14) Unkooperatives Verhalten:** Offensichlicher Widerstand, Unfreundlichkeit, Vorbehalte und mangelnde Bereitschaft, mit dem Interviewer zusammenzuarbeiten. **(15) Ungewöhnliche Denkinhalte:** (auch) seltsame, fremdartige oder bizarre Denkinhalte. **(16) Affektive Abstumpfung, Verflachung. (17) Erregung:** Gesteigerte Emotionalität, Agitation, erhöhte Reagibilität. **(18) Orientierungsstörungen:** Verwirrtheit oder mangelnde Fähigkeit, Personen, Örtlichkeiten oder Zeit zuzuordnen.

Value-Labels über alle Items: 1=„nicht vorhanden", 2=„sehr gering", 3=„gering", 4=„mäßig", 5=„mäßig stark", 6=„stark", 7=„extrem stark".

Scorebildung durch Werte-Addition der Items (1), (2), (5) und (9): **Anxiety/Depression ANDP**, der Items (3), (13), (16) und (18): **Anergia ANER,** der Items (4), (8), (12) und (15): **Thought Disturbance THOT**, der Items (6), (7) und (17): **Activation ACTV** und der Items (10), (11) und (14): **Hostile-Suspiciousness HOST**.

(SANS): Die Scale for the Assessment of Negative Symptoms (Andreasen 1982) ist in der psychiatrischen Forschung ebenfalls weit verbreitet. Auch sie ist insbesondere auf die Psychopathologie schizophrener Psychosen, namentlich die sogenannte „Negativsymptomatik" ausgerichtet und bietet die Möglichkeit, einzelne Items zu faktorenanalytisch gewonnenen Scores zusammenzufassen und einen Gesamtscore als quantitative Einschätzung des Ausmaßes der Beeinträchtigung zu bilden. Die SANS besteht in der hier verwendeten Form aus 25 Items (Ordinalskalenniveau, vgl. Tabelle 4).

Tabelle 4: Itembeschreibungen und Scorebildung der „Scale for the Assessment of Negative Symptoms„ (Andreasen 1982).[26]

(1) Unveränderlicher Gesichtsausdruck, (2) Reduzierte Spontanbewegungen, (3) Verarmung an Ausdrucksgesten, (4) mangelnder Blickkontakt, (5) Fehlende affektive Antwort, (6) parathymer Affekt, (7) Mangel an stimmlicher Modulation, (8) Globales Rating der Affektarmut, (9) Spracharmut, (10) Inhaltsarmut, (11) Sperrung, (12) Verlängerte Antwortlatenz, (13) Globales Rating der Alogie, (14) Vernachlässigung von Körperpflege und Hygiene, (15) Mangelnde Ausdauer bei der Arbeit/Ausbildung, (16) Körperliche Anergie, (17) Globales Rating von Abulie und Apathie, (18) Reduktion von Freizeitinteressen und Aktivitäten, (19) Reduktion von sexuellem Interesse/Aktivität, (20) Reduktion der Fähigkeit, Intimität und Nähe zu fühlen, (21) Abnahme der Beziehungen zu Freunden und Bekannten, (22) Globales Rating von Anhedonie und Asozialität, (23) Soziale Unaufmerksamkeit, (23) kognitive Unaufmerksamkeit, (25) Globales Rating der Aufmerksamkeit.

Value Labels über alle Items: 0=„trifft nicht zu", 1=„fraglich", 2=gering, 3=„mäßig", 4=„deutlich", 5=„stark ausgeprägt".

Scorebildung durch Werte-Addition der Items (1)-(7): **Affektarmut**, (9)-(12): **Alogie**, (14)-(16): **Abulie/Apathie**, (18)-(21): **Anhedonie/Asozialität** und (23)-(24): **Aufmerksamkeit**. Summenscorebildung durch Werteaddition der Items (8), (13), (17), (22) und (25).

(GAS) bzw. (CGAS): Die Global Assessment Scale (Endicott et al. 1976) bzw. Childrens' Global Assessment Scale (Shaffer et al. 1983) leitet zu einer kontinuierlich gestuften Fremdeinschätzung der „Kompetenz" und des „Funktionierens" in allem wesentlichen Bereichen des Alltagslebens an und wird zeitraumbezogen erhoben. Die Skala generiert eine Variable auf Rationalskalenniveau. Dieses Rating-Instrument leitet dazu an, soziale „Kompetenz" und psychische „Gesundheit" unter Berücksichtigung aller wesentlichen Bereiche des Alltagslebens auf einer Skala abzubilden die mit Punktwerten zwischen 1 und 100 auf äquidistant konzipierten Intervallen die Extremzustände „needs constant supervision for several days to prevent hurting self or others, or makes no attempt to maintain minimal personal hygiene" (Endicott, Spitzer et al. 1976: 768) und „no symptoms, superior functioning in a wide range of activities, life's problems never seem to get out of hand, is sought out by others because of his warmth and integrity" (ebd.) verbindet. Dabei entspricht ein Punktwert von 50 nach der Definiton der Autoren dem „cutoff" unterhalb dessen die eingeschätzten psychosozialen Probleme als behandlungswürdig erscheinen („requires treatment or attention", ebd.). Shaffer, Gould et al. (1983) haben sich darum bemüht, mit der Children's Global Assessment Scale (C-GAS) die Rating-Kriterien maßstabsgerecht auf die Alltagssituation von Jugendlichen bis zum 16. Lebensjahr zu übertragen. Die im Rahmen des ABSP erhobenen Daten reichen aus, um diese Variable zu bestimmen. Zusätzliche Informationen sind hierzu nicht erforderlich.

Für alle psychopathometrischen Instrumente (BPRS, SANS und GAS) standen als externe Kontrollgruppe ebenfalls 178 Datensätze aus der Untersuchung von

[26] Die Items sind hier aus Platzgründen und der Verständlichkeit halber in Kurzform und als deutsche Übersetzung wiedergegeben. Bei der Befunderhebung wurde das Originalinstrument verwendet.

Buchkremer, Hornung et al. (1994) zur Verfügung. Bei den meisten Probanden der Stichprobe GL-F20 war es aufgrund der detailliert verfügbaren biographischen Daten auch möglich, prämorbide Werte (für das dem Ersterkrankungsjahr vorausgehende Jahr) auf der Global Assessment Scale zu bestimmen.

2.2.3 Erfassung der Pharmakotherapie

(MFB): Der Medikamentenfragebogen wurde ebenfalls von Buchkremer, Hornung et al. (1994) entwickelt und bildet die Pharmakotherapie der vor dem Meßzeitpunkt vergangegen 12 Monate mit 39 Items auf Nominal- bis Rationalskalenniveau ab. Dabei werden die Dosierungen aller verwendeten Neuroleptika als Chlorpromazin-Äquivalente verrechnet. Besonderer Schwerpunkt der sonst zumeist auf Nominalskalenniveau abgebildeten Daten sind das subjektive Erleben erwünschter und unerwünschter Arzneimittelwirkungen sowie die Informiertheit des Patienten über seine Pharmakotherapie. Zum MFB liegen - externe , von den Autoren des Instruments erhobene - Kontrollgruppendaten im gleichen Umfang wie zum Instrument (ABSP) vor. Hier wurden nur 15 von 39 Items verwendet. 12 von ihnen setzen Selbsteinschätzungen durch den Probanden voraus. Sie wurden in gebärdensprachliche Versionen übertragen.

(ADS): Simpson et al. (1979) haben die abbreviated dyskinesia rating scale als standardisiertes Untersuchungsverfahren zur Erfassung dyskinetischer Symptome vorgeschlagen. Diese werden differenziert nach Körperregionen mit regional unterschiedlich definierten Schwellenphänomenen auf einer 6-stufigen Skala über 13 Items fremdeingeschätzt. Sie ist aus einer von Simpson und Angus (1970) erarbeiteten „Rating Scale for Extrapyramidal Side Effects" hervorgegangen und erfaßt im einzelnen folgende Symptombereiche: 1. periokuläre, 2. periorale Dyskinesien, 3. Kaubewegungen, 4. das „Bonbon sign", 5. Zungenprotrusion, 6. Tremor und/oder choreathetoide Zungenbewegungen, 7. axiale Standhyperkinesie, 8. Schaukelbewegungen, 9. Torsionsbewegungen von Kopf und Rumpf, 10. Dyskinesie der Finger- und Handgelenke, 11. -der Zehen und Fußgelenke, 12. Stampfbewegungen der Füße und Beine und 13. Akathisie. Die ADS eignet sich als standardisiertes Verfahren besonders zur Protokollierung von Spätdyskinesien bei Patienten mit mehrjähriger neuroleptischer Therapie. Der Untersuchungsvorgang enthält relativ wenige manipulative „Manöver", die der Proband als invasiv empfinden könnte. Akathisie-Zeichen werden mit der ADS ebenfalls erfaßt, Parkinsonoid-Symptome hingegen nicht. Gangbild, Tremor und Speichelfluß wurden nach der Maßgabe von Mattke et. al. (1975) fremdeingeschätzt.

2.2.4 Neuropsychologie

Gebärdenkompetenz (ATGU2): Zur quantitativen Einschätzung der Kompetenz in der deutschen Gebärdensprache (DGS) wird seit einigen Jahren von einer interdisziplinären Arbeitsgruppe des germanistischen Instituts und der neurologischen

Klinik der Universität Aachen ein Verfahren erarbeitet, das inzwischen in einer Pilotversion vorliegt: Der Aachener Test zur deutschen Gebärdensprache (Fehrmann, Huber et al. 1991). Hier wurde nur einer seiner insgesamt neun Untertests (U2) verwendet, mit dem die rezeptive Gebärdensprachkompetenz als Anzahl korrekt erkannter Gebärdenzeichen, die als Video-Stimuli präsentiert werden, bestimmt werden kann. Der Proband muß dabei jeweils entscheiden, ob eine ihm in Echtzeit präsentierte DGS Gebärde semantisch mit einer simultan präsentierten Strichzeichnung übereinstimmt oder nicht. Das Paradigma, dessen Bearbeitung für den Probanden keinerlei Laut- oder Schriftsprachkompetenz voraussetzt, zeigt also eine gewisse strukturelle Verwandtschaft mit lexikalischen Entscheidungsaufgaben (s.u.). Abbildung 1 zeigt zwei Beispiele für solche Stimuluspaare. (Die Bewegung der DGS-Gebärden **Hunger** und **fragen** wird in der Abbildung durch weiße Pfeile angedeutet). Als Kontrollgruppendaten sind die in der Konstruktionsphase des Tests gesammelten Testergebnisse der Aachener Arbeitsgruppe verfügbar, die alle mit psychiatrisch nicht manifest erkrankten prälingual Gehörlosen erhoben worden sind (Fehrmann, Huber et al. 1994).

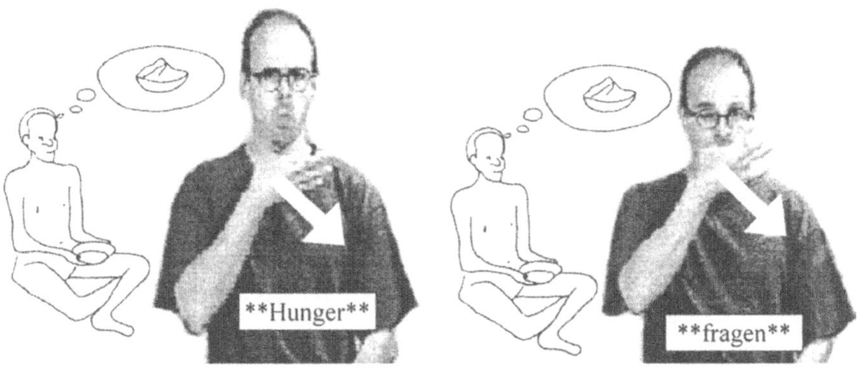

Abbildung 1: Standbilder zweier Stimuluspaare aus ATGU2 („Gebärdenzeichen erkennen"). Die Bedeutung der Gebärden und ihre Bewegungsrichtung (die bei der Stimuluspräsentation natürlich in Echtzeit zu sehen ist und allein aus der Bewegung erschlossen werden muß) sind hier zur Veranschaulichung ergänzt. Die im Beispiel als korrekt vom Probanden erwartete Antwort ist links (**Hunger**) „ja" und rechts (**fragen**) „nein", je nach semantischer Übereinstimmung von Gebärdenzeichen und Zeichnung.

Passive Lautsprachkompetenz (LRspont, LRmc): Zur Einschätzung der rezeptiven Lautsprachkompetenz, die bei Gehörlosen mit der Fähigkeit des Mundbildablesens identisch ist, liegen keine validierten Verfahren vor.[27] Gerade hier erscheint aber der Versuch einer konstruktfernen Fremdeinschätzung durch ein Ratingverfahren besonders problematisch. Darum wurde ein Videoband erstellt,

[27] Es gibt allerdings eine experimentelle Untersuchung von Myslobodsky et al. (1992) in der die Fähigkeit der Mundbilddeutung hörender schizophrener Probanden untersucht wird. Da das Stimulusmaterial englischsprachig ist, kann es hier nicht übernommen oder „übersetzt" werden.

mit dem den Probanden Videoaufzeichnungen von Mundbildern gesprochener Einzelwörter präsentiert werden konnten. Im Untersuchungsgang wurde den Probanden jedes Wort zweimal gezeigt: Im Anschluß an die erste Präsentation wurden die Probanden gefragt, ob und - wenn ja - welches Wort sie erkannt hätten. Gewertet wurden die korrekten (= an mit der Zielform korrespondierenden Positionen enthaltenen) Phoneme in der Antwort der Probanden. Im Anschluß an die zweite Präsentation des Wortes wurden den Probanden dann fünf untereinander geschriebene Wörter gezeigt, die einander phonetisch ähnlich sind und unter denen der Proband das zuvor gesprochen als Mundbild präsentierte Wort (= die Zielform) auswählen sollte. (Beispiel: Gesprochenes Wort/Mundbild (=Zielform) „Schiff“, anschließend werden präsentiert: „Tisch“, „Schiff“, „Fisch“, „Schlecht“, „Griff“. Auch hier wurde wieder die „Trefferquote“ der an korrespondierenden Positionen erratenen Phoneme gewertet.[28] Die beschriebene Versuchsanordnung (vgl. Abbildung 2) erzeugt zwei Variablen (**LRspont** „spontaneous lipreading“ und **LRmc** „multiple choice lipreading“) auf Rationalskalenniveau. Es wurden 15 Wörter mit insgesamt 64 Phonemen präsentiert.

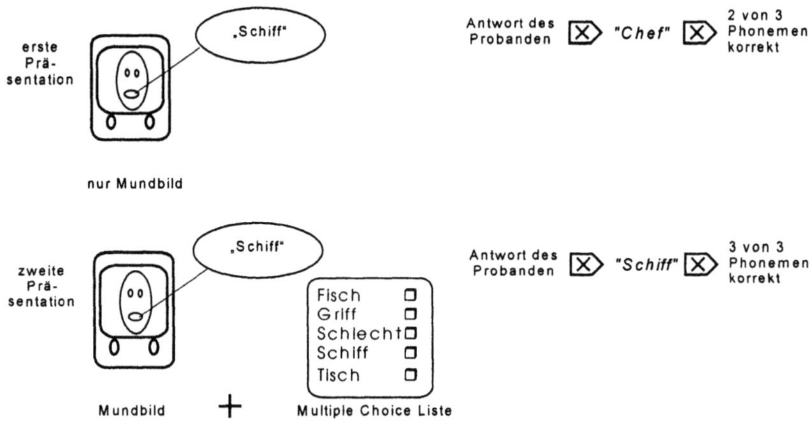

Abbildung 2: Versuchsablauf bei der Untersuchung der rezeptiven Lautsprachkompetenz („Mundbildablesen“).

Passive Schriftsprachkompetenz (MWT-B): Der Mehrfachwahl-Wortschatz-Test (MWT-B) von Merz, Lehrl et al. (1975) zeigt pro Item jeweils zeilenweise nebeneinander fünf Buchstabenketten, von denen nur eine einem lexikalisierten Wort der deutschen Sprache entspricht. Die anderen vier hingegen sind legal, also mit zulässigen Laut/Buchstaben-Kombinationen gebildete, Nonsensewörter (z.B.:

[28] Dies wären bei den Beispielen „Tisch“und „Fisch“ jeweils ein korrektes von drei Phonemen, beim Beispiel „Griff“ hingegen zwei und bei der korrekt erratenen Zielform „Schiff“ drei. Das Beispiel „Schlecht“ enthält kein korrektes Phonem in einer korrespondierenden Position. Den Ablauf des Versuchs zur Mundbilddeutung skizziert die Abbildung 2.

„Krusse - Surke - Krustelle - Kruste - Struke"). Die Aufgabe des Probanden besteht darin, die einzig korrekte oder ihm am ehesten korrekt erscheinende Buchstabenkette (im Beispiel: „Kruste") zu markieren. Der Test besteht aus insgesamt 37 Items und ist so aufgebaut, dass die Zielformen (Tabelle 5) von Item zu Item lexikalisch „entlegenener" werden, dass also im Testverlauf immer höhere Anforderungen an den passiven Wortschatz der Probanden gestellt werden. Alle Zielformen sind unflektierte Nominativa oder Verben. Ab etwa Item 12 werden nur noch Zielformen erfragt, die im Grundwortschatz der gesprochenen Alltagssprache nicht vorkommen, deren Kenntnis mithin mindestens reguläre schriftsprachliche Aktivität voraussetzt. Der Test erzeugt mit der Zahl der korrekt markierten Items eine rationalskalierte Variable. Die Autoren haben in einer repräsentativen Zufallsstichprobe von n=1952 deutschsprachigen Erwachsenen Normwerte ermittelt und hier auch hohe Korrelationen mit gängigen, am Konstrukt „Intelligenz" orientierten Testverfahren gefunden, so dass sie den resultierenden Testpunktwerten auch IQ-Werte zuordnen. Der MWT-B wurde hier aber ausschließlich als Verfahren zur quantitativen Einschätzung des passiven schiftsprachlichen Wortschatzes und damit als Näherungsverfahren zur Einschätzung der Schriftsprachkompetenz eingesetzt. Gerade das, was den MWT-B als allgemeinen „Intelligenztest" so ungeeignet macht, nämlich seine Sprachabhängigkeit, zeichnet ihn als Instrument auf der Konstruktebene, auf der er hier verwendet wird, ganz besonders aus.

Tabelle 5: Zielformen des Mehrfachwahl-Wortschatz-Tests nach Merz, Lehrl et al. (1975).

(1) Nase, (2) Funktion, (3) Streik, (4) Kulisse, (5) Gelenk, (6) sozial, (7) Symphonie, (8) Amme, (9) Kruste, (10) Krise, (11) Tinktur, (12) Infusion, (13) Föderalismus, (14) Radium, (15) kentern, (16) Kantate, (17) kaschieren, (18) Lid, (19) Dissonanz, (20) Inferno, (21) Klistier, (22) kulinarisch, (23) Torso, (24) Kleiber, (25) Recke, (26) Matrone, (27) Maut, (28) Kerosin, (29) verbrämen, (30) Kapaun, (31) Kassiber, (32) Keuper, (33) Purin, (34) Klonus, (35) Adept, (36) Indigenat, (37) Brekzie.

„Semantische Voraktivierung": Die Grundstufe der Versuchsanordnung besteht darin, dass man dem Probanden in einer Tachistoskop-ähnlichen Anordnung eine Buchstabenkette mit der Instruktion präsentiert, so schnell wie möglich zu entscheiden, ob es sich dabei um eine lexikalisiertes Wort seiner Muttersprache oder um ein „Nonsenswort" handelt. Die Entscheidungszeit des Probanden (in msec) und die Anzahl der richtig erkannten Items sind die abhängigen Variablen dieser Versuchsanordnung. Die Versuchsanordnung wird erweitert, wenn man dem Probanden jeweils zwei Wörter hintereinander präsentiert und instruiert, nur für den zweiten Stimulus zu entscheiden, ob es sich um ein legales Wort handelt oder nicht. Bei hörenden Probanden und auch bei hörenden schizophrenen Probanden (Spitzer, Braun et al. 1993) zeigt sich in der erweiterten Versuchsanordnung ein Phänomen, das man als „semantische Voraktivierung" bezeichnet: Wenn das zuerst präsentierte Wort und das anschließend präsentierte Zielwort (für das der Proband die lexikalische Entscheidung treffen muß) semantisch verwandt sind (Beispiel: „Tisch" - „Stuhl"), dann führt dies zu einer Verkürzung der

Entscheidungszeit. Dieser Effekt wird als „Bahnungsphänomen“ gedeutet und auch als „semantische Voraktivierung“ (Spitzer 1993a,b) bezeichnet.

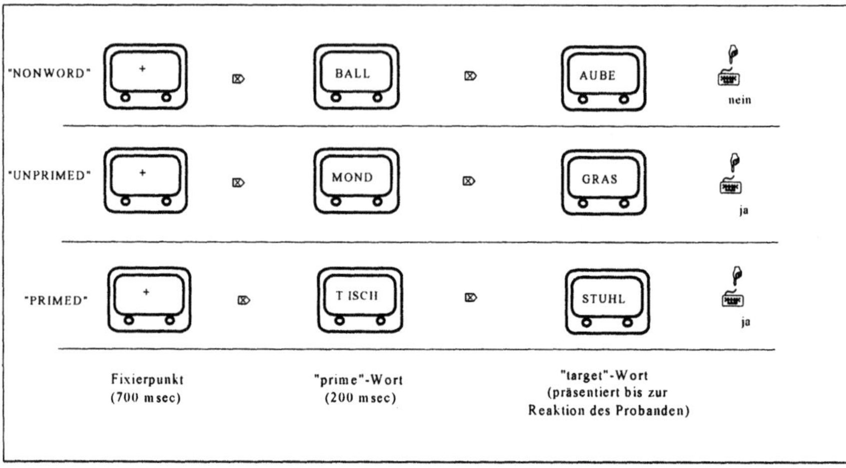

Abbildung 3: Versuchsablauf bei der Untersuchung der semantischen Voraktivierung. Die unterste Zeile zeigt ein Stimuluspaar mit, die mittlere Zeile ein paar ohne semantische Be-ziehung zwischen dem „prime“-Wort und dem - vom Probanden einzuschätzenden - „target“-Wort.

Quantitativ wird er bestimmt als die *Differenz* der *Reaktionszeiten* zwischen Wortpaaren mit semantischer Ähnlichkeit und Wortpaaren ohne semantische Ähnlichkeit. Bei der Berechnung werden nur Reaktionszeiten korrekter Probanden-Entscheidungen berücksichtigt. Der Autor hat diese Versuchsanordnung in einer auf einem Notebook-Personalcomputer ablauffähigen Version programmiert. Dabei wurden die Stimulus-Paare aus der Untersuchung von Spitzer, Weisker et al. (1993) übernommen, die damit hörende Patienten mit schizophrenen Psychosen untersucht haben. Um Lerneffekte auszuschalten wurde zunächst (mit andernen Stimuluspaaren) ein Instruktionsversuch durchgeführt, der auch eine Gelegenheit bot, zu überprüfen, ob die Probanden die vergleichsweise komplexen Versuchsinstruktionen verstanden hatten. Im Anschluß daran wurde dann der „eigentliche“ Meßversuch durchgeführt.Ergebnisse aus Untersuchungen an gehörlosen Probanden liegen mit dieser Anordnung noch nicht vor.

Sprachfreie „Allgemeine Intelligenz“(CPM): 1956 publizierte Raven nach umfangreichen Vorarbeiten mit den Coloured Progressive Matrices eine Serie von visuellen Zuordnungsaufgaben, bei deren Konstruktion ursprünglich die Absicht eine Rolle gespielt hatte, „allgemeine“ Intelligenz im Sinne des Spearmanschen „g“-Faktors kulturunabhängig zu messen. Der Autor selber bezeichnete sein Verfahren später als „a test of observation and clear thinking (...) to assess seperately a person´s present capacity for intellectual activity“ (zit. n. Schmidtke, Schaller & Becker 1980: 16). Seine hohe Korrelation mit anderen „Intelligenz“-Tests ist vielfältig untersucht (Schmidtke, Schaller & Becker 1980). Die Stimuli sind sprachfrei, die Testinstruktionen sind gebärdensprachlich gut vermittelbar (Seifert 1960).

Hier wurde eine von Nickols (1967) vorgeschlagene, von 36 auf 12 Items reduzierte Kurzform verwendet. Das Instrument wurde hier eingesetzt, um trotz der zahlreichen - und häufig gerechtfertigten - Bedenken gegenüber „Intelligenzmessungen" bei gehörlosen Probanden[29] einen groben und unspezifischen Orientierungswert zur Einschätzung der kognitiven Leistungsfähigkeit zu gewinnen.

2.2.5 Qualitative und „narrative" Datenerhebung

Die Durchführung des Interviews war keineswegs auf die Anwendung von Instrumenten zur Generierung quantitativer Daten beschränkt. Vielmehr war gerade die Erhebung qualitatativer Daten zum pathischen Aspekt von Erkrankung und Therapie ein besonderes Anliegen der Studie. Insbesondere im Hinblick auf zwei Themenkomplexe („neuroleptische Therapie" und „halluzinatorisches Erleben") sollten die Probanden stimuliert und ermutigt werden, ihre persönlichen Gedanken und Erfahrungen in größerer narrativer Freiheit zu entwickeln. Dazu sollen sie die folgenden als literale Rückübersetzung aus der deutschen Gebärdensprache wiedergegebenen Einstimmungstexte einladen:

a) „Wegen Ihrer Krankheit haben Sie Medikamente bekommen, die von den Ärzten „Neuroleptika" genannt werden, wie z.B. XYZ (=Namen der d. Pbn. aus eigener Erfahrung bekannter NL). Es gibt diese Medikamente als Tabletten oder auch als Spritzen. Die Medikamente helfen vielen Leuten gut. Die Medikamente können helfen, dass man klarer überlegen kann, mehr Ordnung und Übersicht hat. Die Medikamente können gegen Angst helfen. Manchmal machen die Medikamente aber auch müde oder schwindlig. Manchmal machen die Medikamente auch Krämpfe oder Zittern. Was haben Sie mit XYZ erlebt? Wie haben Ihnen XYZ geholfen? Haben die Medikamente auch gestört? Können Sie erzählen?"

b) (b) „Normalerweise können Gehörlose nichts hören. Das ist klar. Bei psychischen Krankheiten passiert es manchmal, dass auch Gehörlose Menschen das Gefühl haben, plötzlich etwas zu hören. Geräusche, oder andere Leute, die mit Stimme reden, oder Musik. Haben Sie das schon erlebt? Es ist schwierig, darüber zu erzählen. Können Sie versuchen, zu erzählen?"

c) (c) „Alle Leute sehen mit den Augen, riechen mit der Nase, fühlen mit dem ganzen Körper. Das ist klar. Bei psychischen Krankheiten passiert es manchmal, dass die kranken Leute etwas sehen oder riechen oder fühlen, das die anderen Leute nicht sehen oder riechen oder fühlen können. Manchmal passiert es auch, dass man eine andere Person sieht, die plaudert, aber kein anderer kann diese Person auch sehen. Die Krankheit kann so etwas machen. Es fühlt sich manchmal so ähnlich an wie „Hellsehen". Oder wie „Träumen". Haben Sie das schon erlebt? Es ist schwierig, darüber zu erzählen. Können Sie versuchen, zu erzählen?

[29] vgl. dazu auch Kapitel 1.2.

2.2.6 Daten zum aktuellen sozialen Netzwerk

(SOCSUP): Surtees (1980) hat ein aus 6 Items bestehendes Instrument zur Fremdeinschätzung der aktuell verfügbaren sozialen Unterstützung (social support) vorgeschlagen und eigene Untersuchungen an einer Stichprobe aus 80 depressiven Patienten damit durchgeführt. Eine deutsche Version des Instruments wurde von Hecht, Faltermaier & Wittchen (1987) erarbeitet und um ein zusätzliches Item ergänzt, leider aber bislang nicht auf größere Stichproben psychiatrischer Patienten angewendet. Ein besonderer Vorteil dieses Instruments liegt in seiner guten Übertragbarkeit in eine gebärdensprachliche Version. Auch für den Social Support Index, deren Rating-Kriterien in der Tabelle 6 reproduziert sind, wurde die Untersuchung Achtergardes (1995) als externe Kontrollgruppe herangezogen, in der ebenfalls die deutschsprache Version von Faltermaier et al. zur Anwendung kam.

Tabelle 6: Items und Rating-Kriterien des Social Support Index nach Surtees (1980), deutsche Version von Hecht, Faltermaier & Wittchen (1987).

Score	**(1) Vertrauensvolle Beziehungen**
0←	Mindestens ein Vertrauter ist vorhanden, Proband vertraut ihm fast alles an, das Vertrauen besteht wechselseitig, der Vertraute wird mindestens zweimal pro Woche getroffen.
1←	Ein Vetrauter ist vorhanden, Vertrauen ist umfassend und wechselseitig, mindestens ein Kontakt pro Woche.
2←	Ein Vetrauter ist vorhanden, Vertrauen ist umfassend aber nicht wechselseitig oder die Kontakte sind seltener als einmal pro Woche.
3←	Ein Vertrauter ist vorhanden, aber keiner der Partner vertraut dem anderen sehr viel an.
4←	Proband hat keinen Vertrauten i.e.S.
	(2) Kontakt mit nahen Verwandten
0←	Mindestens 10 Besuchskontakte in den letzten 3 Monaten
1←	4-9 Besuchskontakte in den letzten 3 Monaten
2←	1-3 Besuchskontakte in den letzten 3 Monaten
3←	keine Besuchskontakte in den letzten 3 Monaten oder es gibt keine nahen Verwandten
	(3) Wohnsituation/wichigste Bezugsperson
0←	Proband lebt mit Ehegatten oder festem Partner zusammen.
1←	Proband lebt mit nahem Verwandten als Hauptbezugsperson zusammen.
2←	Proband lebt in Untermietverhältnis, Wohngemeinschaft, Heim oder Klinik.
3←	Proband lebt allein oder mit Kindern.
	(4) Kontakt mit Arbeitskollegen
0←	Proband hat regelmäßigen Kontakt mit bestimmten Arbeitskollegen, pflegt freundschaftliche („friendly") Kontake am Arbeitsplatz, trifft auch Kollegen außerhalb der Arbeitsstunden.
1←	Regelmäßige und auch freundschaftliche Kontakte mit Kollegen, aber nicht außerhalb der Arbeitszeit.
2←	Regelmäßige Kontakte zu Arbeitskollegen ohne freundschaftliche Aspekte.
3←	Arbeitet allein oder gar nicht.
	(5) Kontakt mit Nachbarn
0←	Regelmäßiger Kontakt und gutes Auskommen mit mindestens einem Nachbarn.
1←	Keinen solchen Nachbarschaftkontakt.
	(6) Freunde/Bekannte (außer Vertrauten)
0←	Proband hat mindestens zwei Freunde oder Bekannte (außer Vertrauten, Verwandten, Arbeitskollegen, Nachbarn), von denen er einen mindestens einmal im Monat trifft.
1←	Keine solchen Kontakte
	(7) Kontakte in Vereinen/Kirche/Partei
0←	Proband besucht mindestens einmal im Monat einen Verein/Kirche/Partei und hat dort soziale Kontakte.
1←	Vereinskontakte seltener als einmal im Monat oder gar nicht.

2.3 Durchführung des Interviews

Die Untersuchung wurde nach Möglichkeit in der Wohnung des Patienten durchgeführt. Bei fünf Probanden (von denen sich zwei einen Hausbesuch ausdrücklich verbeten hatten) wurde das Interview in den Räumen der Praxis bzw. der Beratungsstelle durchgeführt, in denen sie aktuell in ambulanter psychiatrischer Behandlung waren. Vor dem Interview wurden dem Probanden dessen Verlauf und die Funktion der mitgeführten Geräte erläutert (Kamera, Videorekorder, Monitor, Notebook-Computer). Dann wurde noch einmal darauf hingewiesen, dass die im Laufe der Untersuchung zu gewinnenden Daten einer wissenschaftlichen Untersuchung dienen, ausschließlich in ihrem Rahmen verwendet und nach ihrem Abschluß vernichtet werden.

Wenn der Proband dann noch einmal seine Zustimmung zur Durchführung des Interviews erteilte, begann die Videoaufnahme und mit ihr das Interview. Zwei Probanden verbaten sich den Videomitschnitt des Interviews. In ihrem Fall wurde ausschließlich schriftlich protokolliert. Zu seiner eigenen Orientierung konnte der Untersucher während des Interviews auf eine Stichwortliste zum Ablauf der Fragen und Items zurückgreifen. Beim regulären Ablauf des Interviews war es nicht erforderlich, sich während der Durchführung Notizen zu machen.[30] Schreibmaterial sollte für den Interviewer und den Probanden verfügbar sein, um auf diesem Wege erforderlichenfalls schriftlich kommunizieren zu können. Die Abfolge der einzelnen Untersuchungsphasen war in der in Abbildung 4 skizzierten Weise standardisiert.

Erläuterung des Interview-Ablaufs ➔ Kontaktphase nicht direktiver Interaktion ➔ Daten zur Vorgeschichte (GL, ABSP) und zur Pharmakotherapie (MFB)

➔

Pause

narratives Interview zu den Themenschwerpunkten „Erfahrungen mit neuroleptischer Therapie“ und „halluzinatorisches Erleben“ ➔ Daten zum aktuellen sozialen Netzwerk (SOCSUP) ➔ passive Schriftsprachkompetenz (MWT-B) ➔ Versuch zur semantischen Voraktivierung

➔

Pause

Vervollständigung der psychopathometrischen Untersuchung (BPRS, SANS) ➔ Vervollständigung der Befunderhebung von Spätdyskinesien (ADS) ➔ passive Lautsprachkompetenz (LRspont, LRmc) ➔ passive Gebärdensprachkompetenz (ATGU2) ➔ Coloured Progressive Matrices (CPM)

➔

Ermittlung weiterer Ansprechpartner für fremdanamnestische Daten

Abbildung 4: Untersuchungsgang bei der Durchführung der Interviews.

[30] Zwei Probanden war nicht mit der Video-Aufzeichnung des Interviews einverstanden. In diesen Fällen wurde nur schriftlich protokolliert. Die Rating-Prozeduren wurde unmittelbar im Anschluß an das Interview durchgeführt.

Das Interview begann mit einer Kontaktphase nicht-direktiver Interaktion, in deren Verlauf sich klären sollte, inwieweit der Proband laut- und/oder gebärdensprachliche oder auch schriftliche Kommunikationswege bevorzugte. Dieser jeweiligen Wahl des Probanden sollte der Interviewer folgen. Das Interview wurde sitzend auf Stühlen (nicht Sessel oder Sofa, keine Hochlehnen) durchgeführt, um die Bedingungen für eine spätere Beurteilung der Motorik des Probanden im Sitzen nach den ADS-Kriterien zu standardisieren. Interviewer und Proband saßen einander schräg gegenüber, so dass der Proband von der Kamera frontal, der Interviewer im Halbprofil erfaßt wurde. Die Befragung begann mit den Daten zur Vorgeschichte (GL, ABSP) und zur Pharmakotherapie (MFB). Im Anschluß daran wurde meist eine erste Pause eingelegt. Während der Pause mußte der Interviewer entscheiden, welche Informationen er noch zu sichern hatte, um später anhand der Videoaufnahmen die Fremdeinschätzung zur aktuellen Psychopathologie (BPRS, SANS) vornehmen zu können. Dazu fertigte er für sich eine Memo-Liste an. Schließlich mußte er noch entscheiden, welche noch offenen Fragen zur Anamnese durch fremdanamnestische Informationen zu vervollständigen sind. Dazu mußte er eine Liste der hierfür möglichen Ansprechpartner erstellen. (Besonders wichtig waren hier die epikritischen Berichte über erwähnte stationäre Vorbehandlungen).

Die zweite Interview-Sequenz begann mit den offenen Fragen zum halluzinatorischen Erleben und zu den bisherigen Erfahrungen mit neuroleptischer Therapie. Wenn der Proband die „narrative Offenheit“ der „Stimulationstexte“ (s.o.) nicht aufzunehmen vermochte, so wurde der Umfang der Fragestellung noch ein wenig konkretisiert und eingegrenzt. Dann wurden die Items zur sozialen Unterstzützung (SOCSUP) bearbeitet. Im Anschluß daran wurde zunächst der Mehrfach-Wort-Test (MWT-B) und danach der Versuch zur semantischen Voraktivierung durchgeführt. Dazu muß der Proband vor dem Notebook-Computer Platz nehmen. Die Videoaufnahme der Versuchsdurchführung konnte später bei der Einschätzung der Motorik im Rahmen der ADS-Prüfung mit herangezogen werden (Aus dem Sitzen aufstehen, Gangbild, erneut Hinsetzen, Feinmotorik und Tremor bei der Tastaturbedienung). In der anschließenden zweiten Pause nahm der Interviewer die in der ersten Pause angefertigte Memo-Liste zur Hand und strich von ihr diejenigen Punkte ab, die sich für ihn im Lauf der zweiten Interview-Sequenz so weit geklärt hatten, dass ihm eine Fremdeinschätzung möglich erschien.

Zu Beginn der dritten Sequenz wurden dann zunächst die aufgrund der Memo-Liste zur psychopathologischen Fremdbeurteilung noch fehlenden Informationen gesichert. Dann wurde die ADS-Untersuchung vervollständigt. Dann wurde die Video-Aufnahme beendet, da der Rekorder nun zum Abspielen der Video-Stimuli für die Gebärdenzeichenerkennung (ATGU2) und für den Versuch zur Mundbilddeutung benötigt wurde. Im Anschluß daran wurde die Kurzform der visuellen Zuordnungsserie nach Raven (CPM) durchgeführt. Die Reaktionen der Probanden auf die Video-Stimuli wurden schriftlich protokolliert. Zum Abschluß des Interviews mußte der Interviewer mit dem Probanden die Liste der möglichen (und sinnvollen) Ansprechpartner für fremdanamnestische Informationen durchgehen und in jedem einzelnen Fall erfragen, ob der Proband mit einer Kontaktaufnahme zu diesen Personen oder Institutionen durch den Untersucher einverstanden war oder nicht. Einverständniserklärungen waren nur gültig, wenn sie vom Probanden schriftlich erteilt wurden.

Die Durchführung der Fremdeinschätzungen durch den Interviewer, die Übertragung der Selbsteinschätzungen des Probanden und die Vercodung der ermittelten objektiven Daten erfolgte (außer für die Reaktionen der Probanden auf die Video-Stimuli) außerhalb der Interviewsituation auf dem Wege einer Auswertung der Videoaufzeichnung des Interviews.

2.4 Kasuistische Daten

Wer retrospektive Betrachtungen über mehrjährige Entwicklungen oder gar Lebensläufe anstellt, der muß mit dem Vergessen rechnen, einer Unbekannten, die Unschärfen und Verzerrungen zu Wege bringt, deren Ausmaß beträchtlich aber kaum berechenbar erscheint. Wer sich darum bemüht, solche individuellen Entwicklungen auf Skalen abzubilden, um mehrere oder gar viele von ihnen auf miteinander vergleichbare Weisen zu erfassen, der muß damit rechnen, dass mit dem Vereinzelten auch manches Charakteristische verloren geht, welches für den angestrebten Vergleich, für das Überindividuelle, das erschlossen werden soll, zumindest nützlich gewesen wäre. Die klinische Tradition des *Wieder*erinnerns, der Ana-Mnesis, hat bei der Vorbeugung, der Rekonstruktion, aber auch bei der Hinnahme derartiger Verluste eine Art von Vernunft entwickelt, die der empirischen Tradition des Messens und Zählens in vielerlei Hinsicht zuwiderläuft.

Dennoch erscheint es möglich und sinnvoll, beide Annäherungsweisen zumindest streckenweise miteinander zu verbinden. Eine solche Verbindung soll im Umgang mit dem beträchtlichen Schatz an Beobachtungen, der entsteht, wenn man die Lebensläufe von 48 Menschen ziemlich detailliert recherchiert hat, vor allem in dreierlei Form versucht werden: Zum einen sind Einzelfallbeobachtungen in größerer Zahl ja durchaus geeignet, um Hypothesen etwa in Form der Beschreibung bestimmter Muster, die sich überindividuell abzeichnen, hervorzubringen. Zweitens eignen sich Einzelfallbeobachtungen, die unmittelbar und authentisch sind, unvergleichlich dazu, Hypothesen zu veranschaulichen (ohne freilich allein aus dieser Anschaulichkeit heraus, wie immer noch häufig irrtümlich angenommen, Aussagen über die Gültigkeit von Hypothesen abzuleiten). Drittens ist es in einem Korpus von solchen Einzelfallbeobachtungen innerhalb gewisser Grenzen ja durchaus möglich, zu messen und zu zählen. In den 48 kasuistisch erfaßten Verläufen der Ausgangsstichprobe GL-F20 werden insgesamt 365 stationär-psychiatrische Behandlungen erwähnt, die in der Regel als Entlassungsbrief oder Epikrise, bisweilen auch als anamnestische Beschreibungen aus zweiter Hand dokumentiert sind. Systematisch durch „zählen“ abgebildet werden soll auf diesem Wege die Manifestation halluzinatorischer Phänomene, soweit sie durch den klinischen Blick des „Aufnahmebefundes“ erfaßt worden ist. Dadurch könnte es möglich werden, die Hypothese, dass akustische Halluzinationen bei gehörlosen Psychosekranken relativ selten sind und dass hier andere Modi und Qalitäten deren aus den Psychoseverläufen Hörender bekannte (pseudo-) sensorische Führungsrolle übernehmen, auch aus einer klinischen Längsschnittperspektive zu überprüfen.

2.5 Eingrenzung der Fragestellungen, Hypothesen

Im Einleitungskapitel wurden einige Argumente dafür zusammengetragen, dass die prälinguale Gehörlosigkeit für die von ihr Betroffenen zu spezifischen und in sich recht homogenen Veränderungen des kognitiven und kommunikativen „Repertoires" und der kulturellen Identität führen kann. Die vorliegende Untersuchung geht der Frage nach, ob diese Veränderungen mittelbare oder unmittelbare Auswirkungen auf die Manifestation und den Verlauf schizophrener Psychosen haben. Sie unternimmt den Versuch, Vorgeschichte, Verlauf und Aktualsymptomatik schizophrener Psychosen bei prälingual gehörlosen Probanden auf einer breit angelegten Matrix quantitativer und qualitativer Daten abzubilden. Dieser Versuch verfolgt zunächst einmal das Ziel, aus einer möglichst genauen Kenntnis des klinikfernen Alltags, der „anderen Seite der Schizophrenie" (Katschnig 1977) in verschiedenen Einzelfällen überindividuelle Determinanten günstiger und ungünstiger Verläufe abzuleiten und Vorschläge für therapeutische Strategien im außerstationären Bereich zu erarbeiten, deren vorrangige konkrete Absicht eine Optimierung der Rezidivprophylaxe wäre.

Die Untersuchung will die in den stationären Spezialeinrichtungen gesammelten Erfahrungen über die Symptomatik und Therapie in akuten Erkrankungsphasen ergänzen. Sie hat in ihrer methodischen Zielrichtung im wesentlichen *explorativen* Charakter, strebt eher die Erarbeitung von Hypothesen als deren Überprüfung an. Dennoch erscheint die beschriebene Methodik geeignet, um neben anderen die folgenden Hypothesen zum Verlauf schizophrener Psychosen bei Gehörlosen zu überprüfen:

1. Die produktive und rezeptive Sprachkompetenz prälingual gehörloser Patienten mit schizophrenen Psychosen ist sowohl im Vergleich mit nicht psychotisch erkrankten Gehörlosen als auch im Vergleich mit hörenden Schizophrenen erheblich eingeschränkt.
2. Zwischen Erkrankungsbeginn und Behandlungsbeginn verstreicht bei gehörlosen mehr Zeit als bei hörenden schizophrenen Patienten.
3. Das „soziale Netzwerk" gehörloser schizophrener Patienten ist in der Relation zu den beiden genannten Vergleichspopulationen rarefiziert und eher institutionell geprägt.
4. Gehörlose mit schizophrenen Psychosen haben deutlich größere Schwierigkeiten dabei, sich auf eine neuroleptische Langzeittherapie einzustellen.
5. Die Erkrankung führt bei Gehörlosen zu weitreichenderen Verlusten an sozialer Kompetenz, Lebensqualität, Autonomie und Vitalität. Der Wiederanschluß an prämorbide Niveaus von Leistung oder Zufriedenheit gelingt in der Regel nicht.

Diese für die Methodenauswahl grundlegenden Dimensionen der Hypothesenbildung werden im folgenden Kapitel durchaus verschiedentlich überschritten werden. Vor allem im Zusammenhang mit kasuistischen Darstellungen werden auch einige Themengebiete berührt werden, die sich thematisch keiner dieser fünf Ausgangshypothesen zuordnen lassen. Diese sind in den Überschrifften der betreffenden Unterkapitel gesondert ausgewiesen. Es ist ja durchaus nichts Ungewöhnliches, dass bestimmte empirische Instrumente, die zur Überprüfung formulierter Hypothesen verwendet werden, auch eine Reihe von Beobachtungen ermöglichen, die den thematischen Rahmen dieser Ausgangshypothesen überschreiten. Während Hypothesenprüfungen im wesentlichen durch Gruppenvergleiche vollzogen werden, vollzieht sich die Generierung von Hypothesen, insbesondere auf der Suche nach Faktoren, die mit günstigen und ungünstigen Verläufen kovariieren, im wesentlichen im Inneren einer einzelnen Stichprobe. Empirische Domäne hierfür ist im Rahmen der vorliegenden Studie zweifellos die Stichprobe GL-F20.

Abbildung 5 skizziert abschließend eine Übersicht über die Umfänge der im Rahmen der Studie untersuchten und der mit berücksichtigten externen Stichproben und Kontrollgruppen. Die Ziffern beziehen sich auf die hier aufgeführten fünf Haupthypothesen.

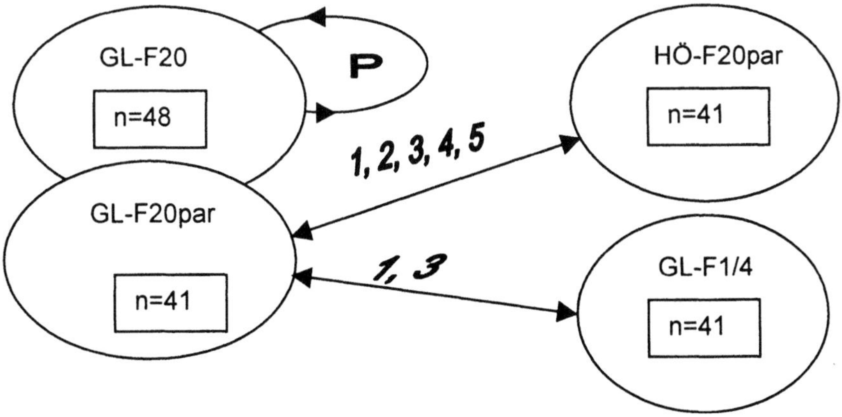

1: Kommunikative- und Sprachkompetenz, Neuropsychologie (ATGU2, LRmc, LRspont, MWT-B, Lexikalisches Entscheiden, semantische Voraktivierung, Fremdrating)

2: Latenzzeiten zwischen Erkrankungs- und Behandlungsbeginn, Vergleich der Frühverläufe (Fremdrating)

3: Soziale Netzwerke (SOCSUP, ABSP)

4: Verlauf und Effekte der Pharmakotherapie (MFB, ADS)

5: Vergleich schizophrener Verläufe, v.a. „Outcome" (BPRS, SANS, GAS)

P: Kasuistische Analyse, Hypothesen-generierende Suche nach prognostischen Determinanten (alle Verfahren, sowie qualitative und narrative Datenerhebung)

Abbildung 5: Stichprobenenumfänge, Prüfhypothesen und Hypothesengenerierung

3 Ergebnisse

3.1 Zur prämorbiden Situation

Der Begriff „prämorbid“ wird hier und im Folgenden allein auf die Manifestation der schizophrenen Psychose bezogen. Er impliziert also nicht, dass die gehörlosen Patienten und Probanden, um die es geht und die definitionsgemäß von frühen Kindheitstagen an durch eine zum Hörverlust führende Erkrankung beeinträchtigt sind, in der hier so genannten „prämorbiden Phase“ als gesund zu bezeichnen wären. Der Begriff „prämorbid“ ist hier vielmehr als Ausdruck einer Differenzierungsbemühung zu verstehen: Es soll hier zunächst darum gehen, die Determinanten sowie die psychischen und die sozialen Begleitumstände des kongenitalen oder frühkindlichen Hörverlustes in der untersuchten „Kernstichprobe“ GL-F20par näher zu bestimmen. Dieser Bestimmungsversuch verfolgt das Ziel, das Integral dieser Begleitumstände, die in diesem Sinne „prämorbiden“ Einbußen, zu den möglichen weiteren Verlusten bei einer psychiatrischen Erkrankung, die wie die schizophrene Psychose ihrerseits typischerweise zu psychischen und sozialen Auswirkungen führt, in eine differenziertere Beziehung zu setzen. Sein Austragungsort ist die breite Grauzone zwischen a) Beeinträchtigungen durch die Hörbehinderung b) Prodromalsymptomen der Psychose und c) möglicherweise kaum näher bestimmbaren Artefakten, die durch die Stichprobenauswahl ins Spiel kommen. Die vergleichende Betrachtung einiger prämorbider Daten in den verschiedenen Stichproben sollte zumindest eine Orientierung darüber ermöglichen, inwieweit diese als repräsentativ für ihre Grundgesamtheiten betrachtet werden können. Um eine solche Orientierung zu erleichtern werden auch externe soziodemographische Vergleichsdaten herangezogen.

3.1.1 Ätiologie des Hörverlustes, Beschulung

Bei 19 von 41 Probanden der Stichprobe GL-F20par bestand die Gehörlosigkeit kongenital. Bei 11 weiteren Probanden trat sie innerhalb des ersten Lebensjahres ein, bei den übrigen im Verlauf der beiden folgenden Jahre. Infekte sind mit 11 von 41 die häufigste Hörverlustursache (Tabelle 7), gefolgt von hereditären Schädigungen, die mit 7 von 41 Probanden leicht überrepräsentiert sind (in größeren Stichproben in der Regel unter 10% liegen, Krüger 1991: 28). Die Ätiologie des Hörverlustes war bei 8, also etwa einem Fünftel der Probanden ungeklärt, was im Vergleich zu anderen Stichproben Gehörloser (vgl. Moores 1978: 66) als eher niedriger Anteil von Unaufgeklärtheit einzustufen ist, insbesondere wenn man bedenkt, dass die Mehrzahl der Probanden in einer Periode der Nachkriegsentwicklung geboren wurde, in der nur vergleichsweise grobmaschige Früherkennungsmaßnahmen üblich waren. Dieser zeitspezifische Umstand erklärt auch die Tatsache, dass 14 der 41 Probanden keine vorschulische Frühförderung erfahren haben, wie es heute bei gehörlosen Kindern der im Grunde ausnahmslose Regelfall ist.

Tabelle 7: Ätiologie des Hörverlustes, schulische Sozialisationsformen in der Stichprobe GL-F20par (n=41).

Ätiologie der Hörbehinderung		schulische Sozialisationsform	
hereditär:	n= 7	Ausschließlich Internat:	n= 13
perinatal:	n= 12	vorwiegend Internat:	n= 6
infektiös:	n= 11	Pflegefamilie:	n= 2
traumatisch:	n= 2	Tagesschule und Internatsschule	
toxisch:	n= 1	zu etwa gleichen Anteilen:	n= 3
ungeklärt:	n= 8	vorwiegend Tagesschule:	n= 5
		ausschließlich Tagesschule:	n= 12
	Σ= 41		Σ= 41

Keiner der Probanden hat eine Regelschule absolviert. Für etwa die Hälfte von ihnen war die Einschulung mit einer für Gehörlose typischen radikalen Umgebungsveränderung verbunden, nämlich mit dem Wechsel in die institutionell geprägte Umgebung einer Internatsschule, welche 13 Probanden während ihre *gesamten* Schulzeit und 6 weitere im Verlauf *überwiegend* besucht haben (Tabelle 7). 2 Probanden haben während ihrer Schulzeit – auch dies eine in der Gehörlosenkultur nicht unübliche Konstellation - wegen der räumlichen Entfernung zwischen Elternhaus und der nächsten Gehörlosenschule in einer Pflegefamilie gelebt. Bei insgesamt 4 Probanden führte eine Art „broken home" Situation oder aber zumindest eine deutliche Überforderung der Herkunftsfamilie schon vor der Einschulung in einer institutionell geprägte Lebensumgebung. Die andere Hälfte der Probanden hingegen (Tabelle 7) hat während der Schulzeit Alltagskontakt zur Herkunftsfamilie aufrechterhalten und die Schule vom Elternhaus aus besucht.

3.1.2 Schulabschlüsse

Abbildung 6 zeigt die von den Probanden der Stichproben GL-F20par und HÖ-F20par erreichten Schulabschlüsse im Vergleich zu weiteren Stichproben, welche den Anschluß an ihre demographische Grundgesamtheiten ermöglichen sollen. Es sind dies neben der bereits erwähnten recht großen Stichprobe (hörender) schizophrener Patienten von Buchkremer, Hornung et al. (1994) eine in der BRD überregional erhobene Repräsentativ-Stichprobe von 214 gehörlosen Schulabgängern, die Günther, Strauß & Schulte (1984) untersucht haben, schließlich die Grundgesamtheit aller deutscher Schulabgänger des Jahrgangs 1994 nach den Daten des Statistischen Bundesamtes (1996).

Die große Mehrheit der gehörlosen schizophrenen Probanden der „Kernstichprobe“ GL-F20par hat die Schule mit dem Hauptschulabschluß verlassen (der auch in der gehörlosen Repräsentativstichprobe von Günther et al. dominiert), eine Minderheit (2 von 41) mit dem Realschulabschluß, den in der gehörlosen Repräsentativstichprobe etwa ein Fünftel der Probanden erreicht haben. Ein etwa gleich großer Anteil beider gehörloser Stichproben hat keinen Hauptschulabschluß erreicht. In den hörenden schizophrenen Stichproben liegen die Anteile der qualifizierenden Schulabschlüsse unter dem der Grundgesamtheit aller Schulabgänger (die Anteile der Abiturienten allein jedoch knapp darüber). Bemerkenswert ist die Nähe der Anteile von Probanden ohne Hauptschulabschluß in der Kernstichprobe GL-F20par und ihrer internen hörenden Kontrollgruppe HÖ-F20par. Diese Nähe könnte damit zusammenhängen, dass beide Gruppen im Hinblick auf das Ersterkrankungsalter parallelisiert sind, so dass der Anteil derjenigen, deren Erkrankungsbeginn (oder prämorbide Beeinträchtigungsphase) in die Schulzeit fällt, in beiden Stichproben gleich ist. Zusammenfassend kann man sagen, dass die Stichproben GL-F20par und HÖ-F20par durchaus die Verteilungsmuster ihrer jeweiligen Grundgesamtheiten reflektieren.

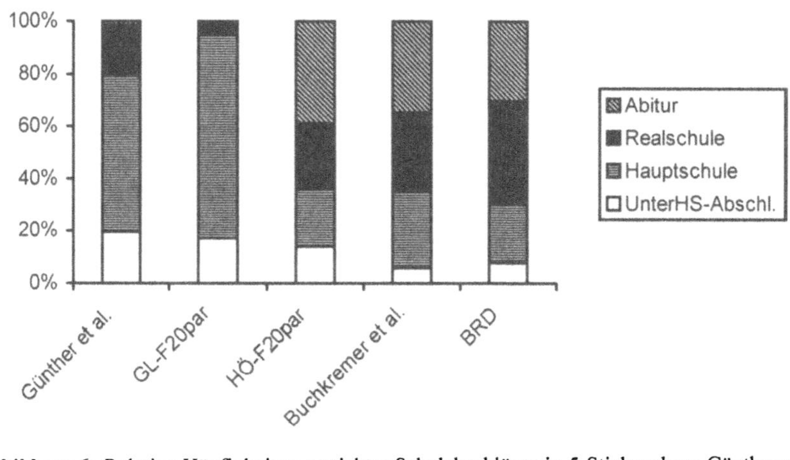

Abbildung 6: Relative Häufigkeiten erreichter Schulabschlüsse in 5 Stichproben: Günther et al. (gehörlose Schulabgänger BRD) n= 214, GL-F20par (gehörlose schizophrene Patienten, n= 41), HÖ-F20par (hörende schizophrene Patienten, n=41), Buchkremer et. al. (hörende schizophrene Patienten, n= 178), BRD (Schulabgänger 1994 BRD, n= 966.126).

Zumindest im Hinblick auf die Schulbildung läßt sich konstatieren, dass die Kernstichprobe GL-F20par zwar deutlich von ihrer internen Kontrollgruppe HÖ-F20par abweicht, dass diese Abweichung aber in einer für ihre Grundgesamtheit (hier: prälingual Gehörloser) typischen Weise ausgeprägt, also sozusagen demographisch repräsentativ ist. Eine solche Konstellation dürfte sich im Hinblick auf eine ganze Reihe sozialer – und möglicheweise auch biologischer – Einflußfaktoren ergeben, die analog dem hier betrachteten Beispiel der Schulbildung im Erkrankungsverlauf intervenierend wirksam werden können. Wenn in den folgenden Kapiteln bestimmte Befunde im Stichprobenvergleich als für Schizophrenien Gehörloser „spezifisch" beschrieben werden, so ist damit nicht automatisch impliziert, dass sie unmittelbar und allein auf die Gehörlosigkeit zurückgeführt werden können. Vielmehr soll eher ein Zusammenhang mit den komplexen biologischen und sozialen und Lebensbedingungen der Gehörlosigkeit evident gemacht werden. Der im Hinblick auf die Bildungschancen negative Einfluß der Gehörlosigkeit wird aus den Daten evident und ist empirisch ja auch fraglos gesichert. Ein empirisch ähnlich robuster Zusammenhang zwischen Schizophrenien und Bildungschancen besteht kaum. Er wäre am ehesten über Beeinträchtigungen im Prodrom oder frühen Erkrankungsverlauf während der Schulzeit denkbar. Im Hinblick auf die Schulabschlüsse deutet sich ein Muster der „doppelten Beeinträchtigung" an, da die gehörlosen und schizophrenen Probanden der Kernstichprobe das niedrigste schulische Qualifikationsniveau aller Stichproben erreichen. Dennoch sind hier Selektionseffekte nicht auszuschließen.

3.1.3 Sozialschicht der Herkunftsfamilie

Ebenfalls in der Absicht, einen validierenden Blick auf Abbildung 7 die Ausprägung möglicherweise intervenierender Variablen zu werfen, zeigt die Verteilung der sozialen Schichtzugehörigkeit der Herkunftsfamilie in verschiedenen Stichproben. Sie vermittelt eine relative Überrepräsentanz niedrigerer Sozialschichten in beiden gehörlosen im Vergleich zu den hörenden Stichproben und bestätigt damit Krügers - im wesentlichen auch auf der Erhebung von Günther et al. (1984) fundierten – Kommentar, dass sich „bei den gehörlosen (...) Schülern in der Bundesrepublik Deutschland (...) eine Überrepräsentation der niederigen Sozialschichten feststellen" (Krüger 1991: 28) lasse. Dabei ist es wichtig zu berücksichtigen, dass hier nicht die Schichtzugehörigkeiten der Probanden selbst, sondern diejenigen ihrer Herkunftsfamilien (bzw. im wesentlichen Beruf und Einkommen ihrer Haushaltsvorstände als Rating-Kriterium von Kleining & Moore) eingeschätzt wurden, dass also der „social drift" Effekt der schizophrenen Psychose hier allenfalls als über die Elterngeneration vermittelter Einfluß[31] eingehen kann, es sich mithin um eine echte Einschätzung der prämorbiden Situation handelt. Ein Muster „doppelter Beeinträchtigung" manifestiert sich hier nicht, da die Probanden aus GL—F20par im Schichtmodell von Kleining und Moore „über" der gehörlosen Repräsentativstichprobe eingestuft werden. Ein solches Muster wäre als „morbogener" Einfluß aber ja auch nicht vorstellbar, sondern allenfalls als Selektionseffekt.

[31] Die soziale Schichtzugehörigkeit der Patienten selbst wird hier Kapitel 3.5.2 (Abbildung 22) behandelt.

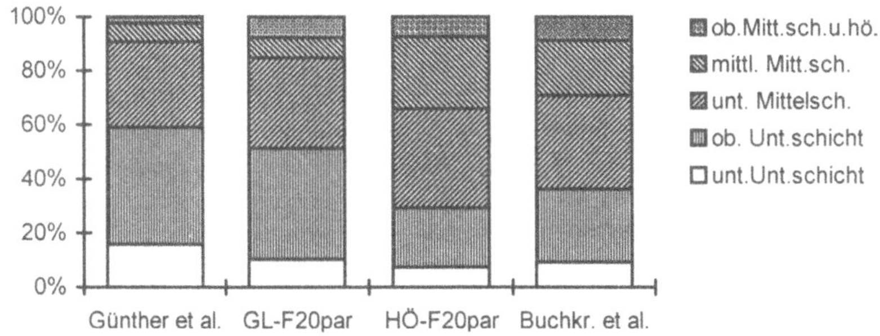

Abbildung 7: Soziale Schichtzugehörigkeit der Herkunftsfamilie nach dem Modell von Kleining & Moore (1968) in 4 Stichproben: Günther et al (1984: 124) überregionale Repräsentativstichprobe gehörloser Schulabgänger (n=214), GL-F20par (n=41), HÖ-F20par (n=41), Buchkremer, Hornung et al. (1994) hörende schizophrene Probanden (n=178).

3.1.4 Prämorbide Sozialintegration in die „peer-group"

Seitdem die „prämorbide Anpassung" als ein prognostisch bedeutsamer Faktor schizophrener Verläufe erkannt wurde hat es verschiedene Versuche gegeben, diese auch im Rahmen retrospektiver Untersuchungen zu operationalisieren. Tabelle 8 reproduziert die Rating-Kriterien einer siebenstufigen Ordinalskala zur Einschätzung der „prämorbiden sozial-personalen Anpassung". Sie wurde von Phillips (1952: 524) entwickelt und ist hier in der von Buchkremer, Hornung et al. (1994) übersetzten und überarbeiteten Version reproduziert.

Tabelle 8: Rating Kriterien zur Ordinalskalierung der prämorbiden sozial-personalen Anpassung nach Phillips (1952) in der Übertragung und Überarbeitung von Buchkremer, Hornung et al. (1994).

0 ←- Anführer oder Funktionär in Gruppen, Vereinen, Organisationen oder Sportvereinen in der Oberschule, Berufsschule, höheren Schule oder im jungen Erwachsenenalter (18 bis frühe 20er).

1 ←- Aktives und interessiertes Mitglied, aber spielte keine führende Rolle in Gruppen von Freunden, Clubs, Organisationen oder Sportvereinen in Oberschulen, Berufsschule, höheren Schulen oder im jungen Erwachsenenalter.

2 ←- Formales Mitglied, aber hatte keine Beteiligung an oder Bindung an Gruppen von Freunden, Clubs, Organisationen oder Sportvereinen in Oberschulen, Berufsschulen, höheren Schulen oder im jungen Erwachsenenalter.

3 ←- Von der Jugendzeit, ab 14 Jahre bis zur früheren Erwachsenenzeit nur wenige (gelegentliche oder enge) Freunde.

4 ←- Von der Jugendzeit, ab 14 Jahre bis zur früheren Erwachsenenzeit keine richtigen Freunde, lediglich wenige oberflächliche Beziehungen zu anderen.

5 ←- Von der Jugendzeit bis zur frühen Erwachsenenzeit (d.h. nach der Kindheit) zurückhaltend, isoliert, zog es vor, allein zu sein, minimale Bemühungen, irgendwelche Kontakte mit anderen aufrecht zu erhalten.

6 ←- Kein Verlangen nach Kontakt mit Spielkameraden, Gleichaltrigen oder anderen seit der frühen Kindheit, asozial oder antisozial.

Abbildung 8 zeigt die Verteilung dieser Skalenwerte in der Kernstichprobe GL-F20par, der internen Kontrollgruppe HÖ-F20par und in der externen Kontrollgruppe hörender schizophrener Patienten von Buchkremer, Hornung et al. (1994) als gestapelte Säulendiagramme. Sie zeigt eine Tendenz zu geringerer prämorbider sozialer Integration in der Kernstichprobe. Im direkten Vergleich zwischen GL-F20par und HÖ-F20par ist diese Tendenz ausgesprochen diskret, und beinahe ausschließlich auf die reziproke Verteilung der Extremkategorien 0 und 6 in den beiden Stichproben zurückzuführen; dementsprechend ist sie im Rangreihenvergleich auch nicht signifikant. Die Unterschiede zur externen Kontrollgruppe sind größer, was wiederum als Effekt der Parallelisierung von Geschlecht, Alters, und Ersterkrankungsalter in den beiden für die vorliegende Untersuchung wichtigsten Vergleichsstichproben gedeutet werden könnte.

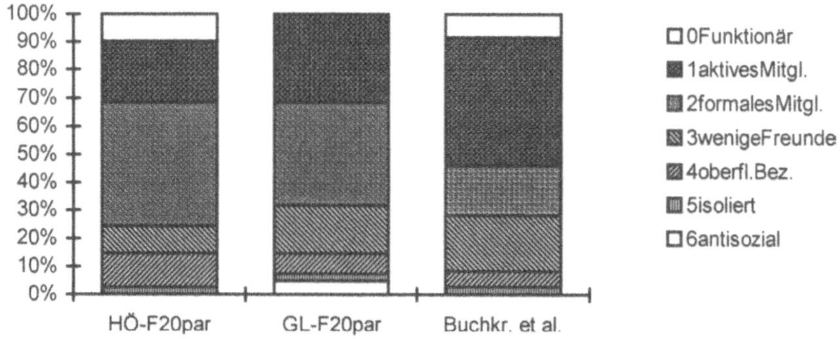

Abbildung 8: prämorbide personal-soziale Anpassung, relative Häufigkeiten der 7 Faktorstufen nach Phillips (1952) in den Stichproben HÖ-F20par (n=41), GL-F20par (n=41) und Buchkremer, Hornung et al. (n=178). Signifikanzniveau (2seitig) der nichtparametrischen Verteilungsdifferenz zwischen GLF20par und HÖF20par (Mann-Whitney U-Test): p = 0.522.

Die kasuistische Betrachtung der - im oben eingegrenzten Sinne - „prämorbiden" Phase in den Lebensläufen der untersuchten gehörlosen schizophrenen Probanden läßt aber dennoch ein soziales Desiderat erkennbar werden, dessen Ausmaß beträchtlicher erscheint, als die hier dokumentierte Einschätzung der prämorbiden Sozialkompetenz mit dem von Phillips beschriebenen Operationalisierungsverfahren erkennbar werden läßt: Bei einer Durchsicht der biographischen Aufzeichnungen, aber auch im Gespräch mit den Probanden und ihren Angehörigen sucht oder fragt man häufig vergeblich nach signifikanten Bezugspersonen in der Kindheit und Jugendzeit, die nicht aus der Familie stammen oder nicht ausschließlich institutionell vermittelt sind. Spielkameraden, Mitstreiter im Sandkasten, gute oder beste Freunde und Freundinnen mit erinnerlicher Identität gibt es kaum, allenfalls Mitschüler oder Arbeitskollegen, an die man sich eher flüchtig, häufig auch nicht namentlich erinnert. Selbstgewählte oder selbstgestaltete peer-group Kontakte fehlen in der Stichprobe in einem Ausmaß, welches zumindest allein durch die Gehörlosigkeit nicht erklärbar ist. Die Probanden wachsen entweder weitgehend ausschließlich im familiären Protektorat auf oder aber ebenso weitgehend ausschließlich in verschiedenen Institutionen, im letzteren Fall häufig ohne zeitliche Stabilität in wechselnden und sich reihenweise für unzuständig oder überfordert erklärenden Einrichtungen.

Ein Patient (Fall Nr. #34)[32] wurde nach dem Schulabschluß in seinem Arbeitsleben so weit von seiner Mutter begleitet, dass sie von sich aus immer wieder das Arbeitsverhältnis ihres Sohnes auflöste, wenn sie den Eindruck gewann, dass er am Arbeitsplatz nicht so gut zurecht kam, ihm dann dann aber auch eine neue Stelle verschaffte, um dort förderhin ähnlich zu verfahren. Jahre später, nach der Trennung der elterlichen Ehe, entwickelte sich in zumindest zeitlichem Zusammenhang mit der psychotischen Symptomatik eine in noch engerem Sinne „symbiotische“ Beziehung zwischen Mutter und Sohn, in deren Rahmen die einzige Aufgabe des nunmehr erkrankten Sohnes darin bestand, den gemeinsamen Zweipersonenhaushalt zu führen. Die Geschwister des Patienten lebten im Haushalt des Vaters.

Im Fall eines anderen Patienten (Fall Nr. #10) entwickelte sich die Beziehung zu seiner Großmutter, die die kompensatorische Förderung des gehörlosen Enkels als eigene Lebensaufgabe verstand, als ein bis zur Adoleszenz in besonderer Weise signifikantes und über andere Beziehungen dominierendes Miteinander. Der Beginn der psychotischen Erkrankung fällt zeitlich recht deutlich mit dem, beim damaligen Stand des Wissens und der Technik noch aussichtslosen und mißglückten Versuch zusammen, den Probanden durch die Implantation einer Cochlea-Prothese von seiner Gehörlosigkeit zu „befreien“. Nach dem Tod der Großmutter etwa zwei Jahre später sei der Proband dann - so der Vater im Interview - „gefault wie ein Baum“. Als einer der wenigen Probanden der Kernstichprobe gelang es ihm dann aber später, trotz mehrerer psychotischer Rezidive langfristig berufstätig und damit zumindest ökonomisch unabhängig zu bleiben, als städtischer Angestellter und Gärtner auf dem Friedhof, der auch das großelterliche Grab beherbergte.

Gehörlose Jugendliche wachsen durchaus nicht ohne peer-group Kontakte auf. Kammerer & Kammerer (1988: 105) haben an einer größeren Stichprobe gehörloser Schüler gezeigt, dass diese zumindest in der *aktuellen* Selbsteinschätzung den kommunikativen Kontakten mit Gleichaltrigen gerade in der Relation zu ihren innerfamiliären Kontakten ganz besonderes Gewicht einräumen. Im Hinblick auf die hier *retrospektiv* untersuchte Stichprobe erscheint die Rarefizierung solcher Kontakte, jedenfalls im Bild, das sich aus den Interviews ergab, bemerkenswert. Nun erscheint es zwar problematisch, aus dem Fehlen solcher Kontakte in der Erinnerung der Probanden und ihrer Bezugspersonen zu schließen, dass es solche Kontakte früher nicht gegeben hat. Mindestens drängt sich aber die Hypothese auf, dass sie in der Sozialisation eine geringere Rolle gespielt haben.

Ob zwischen dieser sozialen „Verarmung“ und der besonderen Bindung an die Herkunftsfamilie ein Zusammenhang besteht, muß vorläufig offen bleiben. Die Tatsache, dass diejenigen Probanden, die vornehmlich oder ausschließlich in Institutionen aufgewachsen sind, in sozialer Hinsicht nicht „erfolgreicher“ waren, spricht jedoch zunächst einmal gegen die vorzeitige Annahme eines kausalen Zusammenhangs.

Die Komplexität des Problems läßt sich vielleicht am Beispiel einer Patientin (Fall Nr. #31) illustrieren, die nicht ohne Schwierigkeiten, aber schließlich mit Erfolg zunächst ihren Weg in eine Berufsausbildung findet. Besonders an ihre Berufsschulzeit (in einer Berufsschule für Gehörlose) erinnert sie sich später gerne als Periode einer Geborgenheit und Stimulation gewährenden „Ein-

---

[32] Dabei handelt es sich allerdings um den Probanden, der trotz einer eindeutig schizophreniformen Symptomatik wegen eines Klinefelter-Syndroms und eine Lues latens seropositiva exkludiert werden mußte.

bindung" in verschiedene Sozialbezüge. Der Sprung ins Berufsleben als Beiköchin in einem Krankenhaus wird dann von ihr zugleich als Verselbständigung und Vereinsamung erlebt. Sie hat sich die Stelle bewußt in einiger Entfernung vom Elternhaus gesucht, um selbständig zu werden muß aber auch feststellen dass ihre Berufsschulkameraden plötzlich in alle Winde verstreut sind. Zum Aufbau neuer Kontakte fehlt ihr lange Zeit der rechte Mut. Sie bewältigt ihre Arbeit und ihren Alltag über mehrere Jahre aber ohne größere Einbrüche. Nach dem Tod ihrer Mutter wird sie vom Vater „für den Haushalt" ins Elternhaus zurückgeholt. Auf ihre Bitte wird ihr die Arbeitsstelle im Krankenhaus zunächst noch frei gehalten, auf Drängen des Vaters nimmt sie dann aber „mit viel Protest" eine Stelle in einer näher gelegenen Fabrik an. Für die Jahre danach wird eine zunehmende soziale Isolierung durch den verwitweten und sie überbehütenden Vater beschrieben, mit dem sich die Patientin aber auch zu arrangieren weiß. Nach dem Wegzug des Vaters zu einer neuen Partnerin zieht ein Bruder mit seiner Familie in die elterliche Wohnung ein, die Patientin in ein Mansardenzimmer darüber. Sie hat immer wieder mit Schmerzen in Nacken, Rücken und Kopf zu kämpfen, nimmt deshalb regelmäßig Analgetika ein. Das Verhältnis zu Restfamilie entwickelt sich in den folgenden Jahren immer spannungsreicher. Einige Jahre nach dem Tod des Vaters verliert sie aus betrieblichen Gründen ihren Arbeitsplatz. In den Jahren darauf, aber durchaus mit zeitlicher Latenz zum Arbeitsplatzverlust, entwickeln sich bei der zuvor als still und genügsam geschilderten Patientin Erregungs- und Angstzustände, möglicherweise auch Alkoholmißbräuche. Sie hat Gesprächskontakt mit nicht vorhandenen Personen, zerschlägt Geschirr und Einrichtungsgegenstände in ihrer Wohnung, wird dort von der Familie des Bruders beaufsichtigt und - mit den Worten einer anderen Angehörigen – „mehr oder weniger geschlossen untergebracht", zieht schließlich zu einer Nichte, wo sich die Situation ein wenig entspannt, die stationäre Aufnahme in einer psychiatrischen Klinik aber schließlich auch nicht verhindert werden kann.

Die kasuistisch beschriebene Entwicklung verdeutlicht die zum Teil erheblichen psychosozialen Beeinträchtigungen recht treffend, die bei den Probanden bereits vor dem mutmaßlichen Beginn der psychotischen Erkrankung bestanden haben. Sie veranschaulicht zugleich die Schwierigkeiten, die jeder Versuch bereitet, zwischen möglichen Prodromalsymptomen, spezifisch mit der Gehörlosigkeit zusammenhängenden Sozialisationsfaktoren und familiären Reaktionsbildungen zu differenzieren.

3.1.5 Prämorbide Globaleinschätzung (GAS)

Die „Global Assessment Scale" GAS bzw. CGAS (vgl. Kapitel 2.2.2) erlaubt zeitraumbezogene Einschätzungen des „Funktionierens" und der „Kompetenz" von Probanden in allen wesentlichen Bereichen des Alltagslebens, mithin also einen für Rating-Fehler anfälligeren, dafür aber integrativeren Blick auf die Situation von Probanden als dies die Analyse verschiedener Einzelaspekte vermag. Er führt zu einem Score-Wert zwischen 0 und 100 auf einem äquidistant gedachten Kontinuum zwischen den Extrempunkten ständigen („rund um die Uhr") Betreuungsbedarfs (=Score 0) und völliger psychosozialer Autonomie und Zufriedenheit (=Score 100). Hohe Score-Werte entsprechen dabei also hohen Graden an psychosozialer Kompetenz und Gesundheit.

Die ausführliche anamnestische Recherche im Rahmen der Interviews mit den Probanden und im Anschluß daran (vgl. Kapitel 2.1) ermöglichte es, diesen Score für die Stichproben GL-F20par und HÖ-F20par retrospektiv für das letzte dem Ersterkrankungsjahr vorausgehende Jahr zu erheben. Obwohl dieser Wert nicht unerheblich durch Prodromalbeeinträchtigungen „verunreinigt" sein dürfte, erlaubt er dennoch eine grobe, und vor allem im direkten Stichprobenvergleich interessante Globaleinschätzung der allegemeinen „prämorbiden" Situation. Abbildung 9 zeigt die Verteilung der Werte in den Stichproben GL-F20par und HÖ-F20par als boxplots.[33]

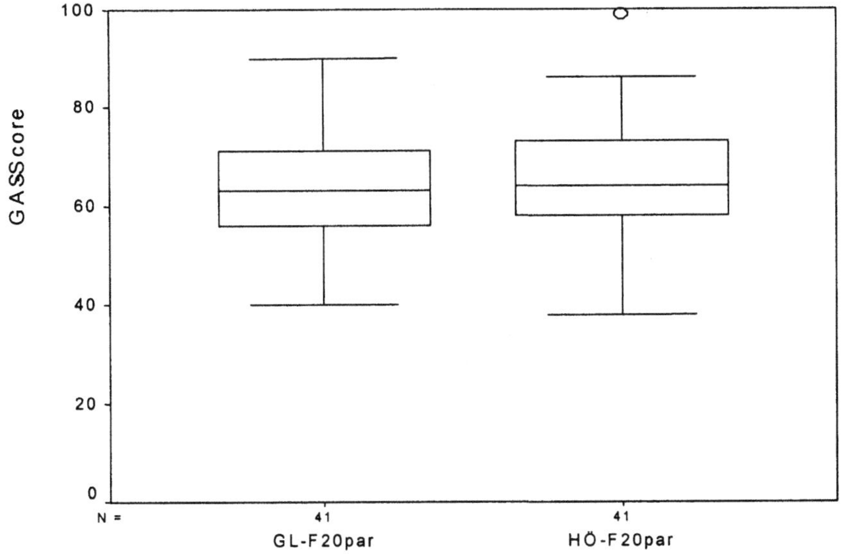

Abbildung 9: Scores der Global Assessment Scale ein Jahr vor Erkrankungsbeginn (Boxplots).

Sie zeigt bei den gehörlosen schizophrenen Probanden GL-F20 im Mittel einen Score von 63.68 (SD 11.19) und in der hörenden Kontrollgruppe HÖ-F20par bei 65.61 (SD 13.04). Das diskret „bessere" Abschneiden der hörenden Kontrollgruppe ist nicht signifikant (T-Test p=0.475, Mann-Whitney-U p=0.562). Beide Stichproben schneiden damit etwas schlechter ab als andere „prämorbide" und damit im weiteren Sinne „gesunde" Stichproben. Sie liegen im Mittel relativ knapp über dem „cutoff"-score von 50, von dem an nach der Maßgabe der Skala professionelle Behandlungsbedürftigeit angenommen wird. (In jeder der beiden Stichproben

[33] Boxplots, auch „box-and-whisker-plots" genannt, sollen die Verteilungseigenschaften kontinuierlicher Variablen graphisch darstellen, insbesondere ein Bild über die Symmetrie und die zentrale Tendenz der Verteilung vermitteln. Sie bestehen aus einem zentralen Quader, der „Box", deren Höhe dem Abstand zwischen dem 1. und dem 3. Quartilwert entspricht und in deren Innerem der Median als Balken abgesetzt ist. Werte, die zwischen 1.5 und 3 „Boxhöhen" unterhalb des 1. Quartilwerts oder oberhalb des 3. Quartilwerts liegen, werden als „outlier-Werte" bezeichnet und gesondert mit Einzelmarkierungen dargestellt (der in der Abbildung rechte Boxplot verzeichnet einen outlier-Wert). Die oberen und unteren Quermarkierungen, die „whiskers", markieren den größten und kleinsten Wert, der aufgrund dieser Definition noch nicht zu den outliern gehört.

liegen übrigens jeweils drei Probanden, bei denen mithin bereits ein Jahr vor Beginn der schizophrenen Psychose eine behandlungsbedürftige Problematik bestanden haben muß, unterhalb dieses cutoff-Wertes.) Andererseits liegen die überwiegenden Anteile beider Stichproben oberhalb der 60 Punkte Marke und damit in einem Bereich, in dem mindestens gilt: „Some mild symptoms (...) but generally functioning pretty well (...) most untrained people would not consider him sick" (Endicott, Spitzer et al. 1976).

Wichtiger als eine Absolutbetrachtung der globalen psychosozialen Integration bzw. Gesundheit der beiden Stichproben erscheint aber im gegenwärtigen Kapitel ihr gegenseitiger Vergleich. Die boxplots machen deutlicher als dies jede deskriptive Statistik könnte die nahezu gleiche Verteilung der „prämorbiden" GAS-Scores in beiden Stichproben anschaulich. Beide Verteilungen sind recht symmetrisch und homogen. Dieser globale Blick auf die psychosoziale Situation der prälingual gehörlosen schizophrenen Kernstichprobe und ihrer hörenden Kontrollgruppe zeigt, dass die mit der Gehörlosigkeit verbundenen allgemeinen und empirisch im wesentlichen auch bereits bekannten psychosozialen Beeinträchtigungen, die sich hier z.B. im Hinblick auf Bildungschancen, Sozialschichtung und peer-group-Integration durchaus abbilden ließen, zumindest keine groben Auswirkungen im Hinblick auf die allgemeine psychische Gesundheit zu haben scheinen. Mit der gebotenen Vorsicht kann man daraus schließen, dass sich die beiden Stichproben im Hinblick auf die allgemeine Ressourcenlage derjenigen Situation, in der sich die schizophrene Erkrankung bei ihnen entwickelt, nicht grob voneinander unterscheiden. Dieser Schluß wiederum fundiert die Hypothese, dass die in den folgenden Kapiteln dargestellten Divergenzbefunde schizophrener Verläufe in den beiden Stichproben nicht wesentlich durch Unterschiede der prämorbiden psychiatrischen Ausgangslage erklärt werden können. Für die Annahme eines spezifischen Zusammenhangs zwischen der Divergenz dieser Verläufe und der Gehörlosigkeit ist diese Hypothese ein empirischer Baustein.

Kapitelzusammenfassung

Sowohl im Innenvergleich der in der vorliegenden Studie untersuchten Stichproben als auch im Vergleich mit externen und für verschiedene Grundgesamtheiten zum Teil repräsentativen Stichproben lassen sich psychosoziale Konsequenzen oder Begleitumstände der prälingualen Gehörlosigkeit abbilden. Die Ausprägung dieser Konsequenzen und Begleitumstände in der gehörlosen schizophrenen Kernstichprobe entspricht in etwa dem Ausmaß, das in der gehörlosen Grundgesamtheit vorgefunden wird. Beispielhaft wurden hier die schulischen Bildungschancen und die soziale Schichtzugehörigkeit der Herkunftsfamilien betrachtet:

- Prälingual gehörlose Schüler erreichen (in Deutschland) nur sehr viel seltener qualifizierende Schulabschlüsse als hörende. Dieses Bildungsdefizit war in der Kernstichprobe gehörloser schizophrener Patienten (GL-F20par) noch etwas deutlicher ausgeprägt als in einer externen Repräsentativstichprobe gehörloser Schulabgänger, entsprach aber durchaus deren Muster. Die hörende schizophrene Kontrollgruppe (HÖ-F20par) entsprach bis auf einen erhöhten Anteil von Probanden ohne Hauptschulabschluß (der dem hier ebenfalls erhöhten Anteil der gehörlosen Kernstichprobe recht nahe kam) quantitativ recht genau dem Muster einer größeren externen Stichprobe hörender schizophrener Patienten und gemeinsam mit dieser auch der Grundgesamtheit aller deutschen Schulabgänger eines rezenten Jahrgangs.

- Die Herkunftsfamilien der gehörlosen Probanden der Kernstichprobe GL-F20par sind ökonomisch häufiger niedrigeren Sozialschichten zuzuordnen als die Herkunftsfamilien der hörenden Kontrollgruppe HÖ-F20par. Beide Stichproben unterscheiden sich untereinander deutlicher als GL-F20par von einer repräsentativen Stichprobe Gehörloser und als HÖ-F20par von einer größeren externen Stichprobe hörender Patienten mit Schizophrenien.
- Der prämorbide Integrationsgrad in soziale Bezugsgruppen Gleichaltriger („peer groups") liegt bei den gehörlosen schizophrenen Probanden der Kernstichprobe GL-F20par tendenziell (nicht signifikant) unterhalb des Integrationsgrades der hörenden Kontrollgruppe HÖ-F20par. Bei kasuistischer Betrachtung wirken die prämorbiden sozialen Defizite der gehörlosen Patienten deutlicher ausgeprägt als im Spiegel des hier angewandten Rating-Verfahrens (Phillips 1952).
- Trotz der z.T. erheblichen prämorbiden psychosozialen Defizite der gehörlosen gegenüber den hörenden schizophrenen Probanden unterscheiden sich beide Stichproben im Hinblick auf ihre globale, im Hinblick auf die schizophrene Psychose „prämorbide" psychische Gesundheit, gemessen mit der „Global Assessment Scale", nur sehr diskret.

3.2 Zum Krankheitsverlauf

3.2.1 Der weite Weg in die Therapie

Bei kasuistischer Betrachtung mancher Verläufe verdichtet sich die Hypothese, dass zwischen der Ersterkrankung und demjenigen Zeitpunkt, zu dem erstmals erkennbare Therapieeffekte eintreten, ungewöhnlich lange Zeiträume verstreichen. Die Patienten fallen ihrer Umgebung irgendwann als verändert, sonderbar, zurückgezogen auf. Sie stoßen in den angestammten Sozialbezügen, am Arbeitsplatz, in der Wohnumgebung, in der „Öffentlichkeit" auf bis dahin unbekannte Schwierigkeiten, auf die sie selbst in aller Regel mit Rückzug oder mit ängstlich-gereizter Aggressivität reagieren, nicht aber mit dem Entschluß, therapeutische Hilfe zu suchen. Stattdessen suchen und finden sie häufig Rückzugsräume. Zur stationären Aufnahme kommt es in der Regel erst auf äußeren, insbesondere behördlichen Druck hin. Die Therapie beginnt mithin nicht nur verspätet, sondern auch unter erschwerten Bedingungen. Zwei Beispiele sollen dies verdeutlichen:

Herr K. (Fall Nr.#13) ist in seinem 21. Lebensjahr mit seinen wie er selbst gehörlosen Eltern und seinen teilweise ebenfalls hörbehinderten Geschwistern aus einem osteuropäischen Land als Aussiedler nach Deutschland gekommen. Er arbeitet danach zunächst in seinem erlernten Beruf als Polsterer in einer Automobilfabrik, akklimatisiert sich ohne größere Schwierigkeiten in seiner neuen Heimat. Nach vier Jahren verliert er dann aber seinen Arbeitsplatz durch Kündigung, nachdem er aus nicht eindeutig rekonstruierten Motiven seinen Meister im Betrieb tätlich angegriffen hat. Fortan lebt er als Einzelgänger und Sonderling von der Arbeitslosenunterstützung. Seine Eltern sind durch die ihnen bis dahin unbekannten Verhaltensweisen ihres Sohnes irritiert und verängstigt. Es kommt wiederholt vor, dass Herr K. Passanten, die auf dem Bürgersteig an seiner Wohnung vorbei spazieren, vom Fenster aus beschimpft und bedroht. Dabei wird allerdings niemand tatsächlich tätlich behelligt. Der sozialpsychiatrische Dienst des Gesundheitsamtes wird wiederholt bei ihm vorstellig. Im städtischen Tierpark fällt er durch den Versuch auf, in die Tiergehege einzudringen, wobei er auch einen Aufseher bedroht. Insgesamt manifestieren sich die aggressiven Komponenten seiner Verhaltensauffälligkeiten jedoch eher selten und offensichtlich lange Zeit unterhalb einer Schwelle, die von Beteiligten, Beobachtern oder Behörden als unmittelbar bedrohlich empfunden würde. Herr K. nimmt von sich aus keinerlei ärztliche oder behördliche Hilfe in Anspruch, pflegt weder familiäre noch andere Sozialkontakte.

18 Jahre nach dem Arbeitsplatzverlust wird er im Alter von 43 Jahren durch einen Gerichtsbeschluß gegen seinen Willen in einer psychiatrischen Klinik aufgenommen, nachdem er auf einer verkehrsreichen Straßenkreuzung wild gestikulierend hin und her gelaufen war und Beobachter der Szene den Eindruck gewannen, er habe sich vor die fahrenden Autos werfen wollen. In der Klinik berichtet er auf die Frage nach den aktuellen Ereignissen <<leicht hochfahrend>>[34] von <<australischen Bischöfen>> und <<Versicherungspolicen>>, später von einem Skelett, dass neben ihm stehe und ihm Antworten vorsage. Nach einwöchigem Aufenthalt in der psychiatrischen Klinik seiner Heimatstadt wird er in eine Spezialabteilung für psychisch Kranken Gehörlose verlegt. Er bleibt während der stationären Therapie anderen gegenüber ausgesprochen reserviert, betätigt sich aber mit Fleiß und sichtbarem Ehrgeiz in der Arbeitstherapie. Er wird nach insgesamt fast sechs Monaten aus der Klinik <<mit noch zeitweise bestehendem Gedankenabreißen und optischen Halluzinationen>> entlassen, anschließend in der Institutsambulanz der psychiatrischen Klinik seiner Heimatstadt von einem gebärdensprachkundigen Mitarbeiter kontinuierlich weiterbetreut.

Er nimmt die ambulanten Termine regelmäßig wahr, nimmt ein Neuroleptikum ein, arbeitet zunächst in der klinikinternen Arbeitstrainingswerkstatt, nach seiner Berentung in einer Zuverdienstfirma, lebt außerhalb dieser institutionell vermittelten Sozialkontakte nach wie vor ausgesprochen zurückgezogen. Die zum Zeitpunkt der Entlassung noch bestehenden halluzinatorischen und kognitiven Beeinträchtigungen bilden sich vollständig zurück. Vier Jahre und sieben Jahre nach dem Ende der ersten stationären Therapie kommt es jeweils zu psychotischen Rezidiven. In einem Fall nach einem von Herrn K. initiierten Absetzversuch des Neuroleptikums, im anderen Fall nach einem therapeutisch initiierten Umstellungsversuch auf ein anderes Medikament. Beide Rezidive bildet sich im Laufe mehrwöchiger stationärer Behandlungen zurück.

Herr S., ein kongenital gehörloser junger Mann (Fall Nr.#21) verändert sich im Alter von 21 Jahren, einige Monate nach dem Tod seines Vaters auf eine für seine unmittelbare Umgebung rätselhafte Weise: Er klagt darüber, auf der Straße von einem Auto mit bärtigem Fahrer <<abgehupt>> worden zu sein. Er fühlt sich durch Luftstauungen in seiner rechten Körperhälfte angeschwollen, erwacht des Nachts manchmal am ganzen Körper zitternd, müsse nach dem Erwachen anderer Leute Schimpfen <<mitanhören>>. An seinem bis dato sicheren Arbeitsplatz in einer Maschinenfabrik gerät er mit dem Pensum ins Hintertreffen, führt dort <<Selbstunterhaltungen>>, wird schließlich vom Meister nach Hause geschickt. Im Alltag introvertiert er, vernachlässigt seine Körperhygiene. Seine Mutter reagiert darauf, wie sie später selber sagt <<mit übermäßiger Fürsorglichkeit>>, er selber auf ihre Fürsorge wiederum mit Aversion. Die Konsultation eines Nervenarztes am Wohnort hat keine therapeutischen Konsequenzen.

---

[34] Formulierungen, die zur Veranschaulichung als wörtliche Zitate aus Krankenblattdaten übernommen wurden, werden mit doppelten Winkelklammern gekennzeichnet.

Nach einigen Monaten wird er in einer psychiatrischen Universitätsklinik aufgenommen und dort sechs Wochen stationär mit der Arbeitsdiagnose <<fraglich paranoide Form einer Adoleszentenkrise>> behandelt. Ihm wird empfohlen, mehr Distanz zum Elternhaus zu suchen, etwa durch den Umzug in ein Wohnheim für Gehörlose, und vorläufig weiter ein Neuroleptikum (Perazin 300mg/d) einzunehmen. Die ambulante Behandlung durch einen Nervenarzt wird angebahnt, vom Patienten aber wie auch die neuroleptische Therapie rasch abgebrochen. Ein halbes Jahr später findet er einen Platz in einem pädagogisch betreuten Wohnheim für Gehörlose, in dem auch einige der Mitbewohner psychisch erkrankt sind. Hier kommt es über einen Zeitraum von fast zwei Jahren zu einer kontinuierlichen und schließlich dramatischen Zunahme der psychotischen Symptomatik und des mit ihr verbundenen Realitätsverlustes. Herr S. fürchtet, Fliegen im Kopf zu haben, später einmal <<als Affe geboren>> zu sein. Die pädagogischen Mitarbeiter des Wohnheims geben sich alle Mühe, ihn in die Realität zurückzuholen, verfassen mehrseitige <<Rehabilitationskonzepte>>, in denen seine intensive Einzelförderung entworfen wird. Ein hinzugezogener Nervenarzt vermutet eine <<retardierte Depression>>, verordnet Thioridazin (welches zwischen 60 und 175mg/d dosiert wird). Die zunehmende, bisweilen auch bedrohlich wirkende Bizarrheit seines Verhaltens führt verschiedentlich zu mehrtätigen <<Kriseninterventionen>> auf der neurologischen Abteilung des nächstgelegenen Krankenhauses. Er wird von den Heimmitarbeitern als <<häufig wie von Sinnen>> beschrieben, er <<hantiere mit Messern>> schlage mit dem Kopf gegen Wände und wird schließlich, etwa drei Jahre nach dem Beginn seiner Erkrankung, in einer (gerade neu eröffneten) psychiatrischen Spezialabteilung für psychisch Kranke Gehörlose aufgenommen.

Auch dort gestaltet sich die Behandlung ausgesprochen schwierig. Der schmächtige Herr S. demoliert nachts auf der Station Stühle und einen Nachtschrank. Er leidet, wie er selber gebärdend fomuliert, unter einem <<**zweiten bösen Gesicht**[35]>>, findet aber langsam in einen bedächtigeren Rhythmus, verhält sich zurückgezogen aber ansprechbar. Ein thematischer Fokus seiner Ängste bildet sich im Laufe der therapeutischen Arbeit nicht heraus, es zeigt sich aber, dass Herr S. sehr von der gelebten Zusicherung profitiert, dass man seine Distanzierungswünsche respektiert. Er braucht die Möglichkeit, Kontakte suchen aber auch abbrechen zu können. Im Lauf der Zeit findet er zu sich. Neuroleptisch wird er mit Haloperidol, später mit Fluphenazin behandelt. Der stationäre Aufenthalt zieht sich über eine Strecke von 19 Monaten.

Anschließend zieht Herr S. wieder in ein (anderes) Wohnheim für psychisch kranke Gehörlose. Ein neuroleptischer Reduktionsversuch führt zum kurzen Aufflammen der Produktivsymptomatik. Fast acht Jahre nach dem Einzug in das Wohnheim zieht Herr S. von dort aus in eine eigene Wohnung, in einer als sozialer Brennpunkt ausgewiesenen Gegend. Er ist inzwischen berentet, geht aber 25 Stunden in der Woche einer Arbeit in einer Werkstatt für Behinderte nach. Zum Zeitpunkt des Interviews wohnt er dort fast zwei Jahre, ist insgesamt neun Jahre rezidivfrei und nimmt nach wie vor relativ hoch dosiert Neuroleptika ein. Er hat eine feste Freundin, mit der er aber nicht zusammenziehen will, pflegt einen kleinen Bekanntenkreis und besucht etwa einmal im Monat seine Mutter. Er sagt von sich selbst, dass er nicht wieder wie früher unbeschwert sein kann, dass er aber seinen Alltag bewältigt.

In den geschilderten Verläufen vergehen zwischen dem mutmaßlichen Beginn der psychotischen Erkrankung und demjenigen Zeitpunkt, zu dem diese sich erstmals erkennbar durch therapeutische Maßnahmen beinflussen läßt, Zeiträume, die mit 3 bzw. 18 Jahren im Maßstab der Therapieverläufe hörender Patienten relativ lange anmuten. Die Ursachen dieser Verzögerung erscheinen, soweit sie überhaupt erkennbar sind, ausgesprochen heterogen und lassen sich nicht global zur Annahme einer „psychiatrischen Unterversorgung" zusammenfügen. Mit beiden Fällen sind

[35] Lautsprachliche Übertragungen von ursprünglich gebärdensprachlichen Äußerungen werden mit doppelten Asterisken (**...**) gekennzeichnet.

schon relativ frühzeitig psychiatrisch Erfahrene befaßt worden. Bei Herrn S. wurde sogar zeitig eine der späteren Verlaufsdiagnose nahe stehende Arbeitsdiagnose formuliert, aus der wiederum auch aussichtsreiche therapeutische Konsequenzen abgeleitet wurden. Diese konnten allerdings zunächst nur sehr unvollständig umgesetzt werden. An seinem Fall erscheint auch bemerkenswert, dass sich die progrediente Desintegration während des ersten Heimaufenthalts[36] gewissermaßen „unter den Augen" eines Teams von engagierten pädagogischen Mitarbeitern entwickelt hat. Allerdings verdeutlicht eine kritische Lektüre der in dieser Phase enstandenen „Rehabilitationskonzepte", dass sich hier ganz im Gegensatz zum zweiten Heimaufenthalt das erhebliche - möglicherweise auch untherapeutisch übersteigerte - Engagement eher dilettierend entfaltet hat.

In beiden Fällen hat die späte Aufnahme in der psychiatrischen Spezialabteilung schließlich noch deutliche und im Verlauf stabile klinische Verbesserungen ermöglicht, ohne aber die Ausbildung einer Residualsymptomatik verhindern zu können. Dabei werden in den Behandlungsunterlagen keine im Vergleich zur psychiatrischen „Standardtherapie" ungewöhnlichen oder „spezialisierten" Therapiemaßnahmen erkennbar, lediglich der auf dem Boden einer klinisch fundierten Diagnose unternommene Versuch, bewährte Elemente stationärer Psychosentherapie für den Patienten transparent zu machen, ihn zur Mitarbeit daran zu gewinnen und sie schließlich konsequent und mit langem Atem zu realisieren. Hierfür wiederum erscheint die - allein in der psychiatrischen Spezialabteilung verfügbare - Verbindung von klinisch-psychiatrischer Erfahrung mit gebärdensprachlicher Kompetenz als eine elementare Voraussetzung.

Zur Einschätzung der Latenzzeiten zwischen Erkrankungs- und Behandlungsbeginn wurde die stationär psychiatrische Erstaufnahme auf zwei retrospektiv erhobene Referenzzeitpunkte bezogen: Erstens auf den als „Erkrankungsbeginn" bezeichneten Zeitpunkt, zu dem erstmals die minimal geforderten ICD-10-Kriterien für schizophrene Psychosen erfüllt waren. Zweitens auf den als „biographischen Knick" bezeichneten Zeitpunkt, zu dem sich erstmals in Alltag und/oder Umfeld der Probanden Komplikationen manifestierten, die mit dem Verlust einer von ihnen zuvor nachweislich bereits erworbenen sozialen oder kognitiven Kompetenz zusammenhingen. Vorübergehende Adaptationsschwierigkeiten an eine neue äußere Situation oder im Zusammenhang mit major life events (Arbeitsplatzwechsel, Partnerverlust, Wohnortwechsel) wurden aus diesem Grunde nicht als „Knick" gewertet. Vergleicht man die im Mittel zwischen diesen Referenzzeitpunkten und der stationär psychiatrischen Erstaufnahme verstrichenen Zeiträume, so ergibt sich das in Tabelle 9 wiedergegebene Bild.

[36] Dabei handelte es sich um die in Kapitel 1.2 beschriebene Einrichtung, deren Schließung der „notstandsmäßigen" Gründung der ersten Spezialabteilung für Gehörlose in der BRD unmittelbar vorausging. Herr S. war - wie auch ein weiterer Proband der Stichprobe GL-F20 - passiver Teilnehmer der weiter oben beschriebenen Evakuierung. Dies bedeutet auch, dass die anschließende stationäre Behandlung für ihn unter fraglos schwierigen Vorzeichen begann.

Tabelle 9: Latenzzeiten (in Jahren) zwischen „biographischem Knick", „Erkrankungsbeginn" und stationär psychiatrischer Erstaufnahme, arithm. Mittelwerte und (Standardabweichungen).

	Latenz „Erkrankungsbeginn" (Jahre)	Latenz „biographischer Knick" (Jahre)
GL-F20par	1.51 (SD 3.64)*	4.51 (SD 5.27)**
HÖ-F20par	0.47 (SD 1.19)*	2.55 (SD 4.46)**

*T-Test p= 0.092; Mann-Whitney-U p= 0.015; ** T-Test p= 0.078; Mann-Whitney-U p= 0.070.

Sie zeigt im Hinblick auf beide Referenzzeitpunkte längere Latenzzeiten in der gehörlosen Stichprobe. Bis auf den nicht-parametrischen Vergleich (Mann-Whitney-U) der retrospektiven Latenzen zum „Erkrankungsbeginn" sind diese Unterschiede aber teststatistisch nicht signifikant. Verteilungstheoretisch hängt dies nicht unwesentlich mit der in beiden Stichproben beträchtlichen (und laut Levene-Test auch gleichen) Varianz (Standardabweichungen größer als Mittelwerte) der Prüfgrößen zusammen. Dabei ist zu beachten, dass die Latenzzeit zwischen „Erkrankungsbeginn" und Erstaufnahme in beiden Stichproben auch negative Werte annnehmen konnte (und auch annahm), nämlich dann, wenn die Erstaufnahme dem nach ICD-10-Kriterien gesicherten Erkrankungsbeginn *vorausging*. Auch wenn die Latenzzeiten im Mittelwertvergleich bei den gehörlosen Patienten ein Jahr („Erkrankungsbeginn") oder gar zwei Jahre („biographischer Knick") über denen der hörenden Kontrollgruppe liegen, scheinen diese Differenzen unter denen zu liegen, die aufgrund der klinisch-kasuistisch verfügbaren Daten zu erwarten gewesen wären.

Aus der Kasuistik des Herrn S. sollte aber auch deutlich geworden sein, dass die hier als Therapiebeginn definierte stationäre Erstaufnahme noch nicht mit dem Beginn einer konsequenten und effektiven antipsychotischen Therapie gleichzusetzen ist. Dieses Problem ist kaum spezifisch für gehörlose Patienten mit schizophrenen Psychosen, denn auch bei hörenden Patienten ist die Initialphase der Behandlung mit der elementaren und schwierigen Aufgabe verbunden, ihm selber begreiflich zu machen, dass die von ihm als bedrohlich erlebte Desintegration, die sich weitab von dem für ihn in seinem bisherigen Leben Verständlichen und Plausiblen entwickelt, die Folge einer behandelbaren Erkrankung ist, dass mit der möglichen Behandlung aber auch Unannehmlichkeiten und Einschränkungen auf ihn zukommen, deren Inkaufnahme sich möglicherweise langfristig für ihn lohnt. Zu vermuten, wenn auch mit den bislang präsentierten Daten noch nicht zu belegen wäre nun, dass diese für den langfristigen Verlauf entscheidende Vermittlungsaufgabe bei Patienten, deren kommunikative Möglichkeiten im Vergleich zu hörenden Patienten verändert, möglicherweise auch eingeschränkt sind, auf zusätzliche Schwierigkeiten und Hindernisse stößt. In diesen Schwierigkeiten und Hindernissen wäre dann eine Ursache dafür zu suchen, dass nicht nur die psychiatrische Therapie selber - wie hier zumindest im Trend gezeigt wurde - sondern auch die von ihr erhofften langfristigen Effekte verspätet einsetzen.

3.2.2 Elementare Verlaufscharakteristika

Betrachtet man die Zahl der *stationären* Aufnahmen in der Vorgeschichte im Stichprobenvergleich als grobes retrospektives Verlaufskriterium unter der Annahme, dass Patienten mit schwereren Krankheitsverläufen häufiger hospitalisiert werden müssen, so zeigt der Stichprobenvergleich nur ein sehr diskreter (GL-F20par im Mittel 4.68 stationäre Aufnahmen SD 3.03, HÖ-F20par 4.23 SD 4.06) und nicht signifikanter (T-Test p= 0.574, Mann-Whitney-U-Test p=0.176) Trend zu etwas häufigeren Aufnahmen in der gehörlosen Stichprobe. Der Unterschied ist derart diskret, dass man beide Stichproben - angesichts der natürlichen Varianz der Aufnahmehäufigkeit schizophrener Patienten - sogar im Hinblick auf diese Variable als „parallelisiert" bezeichnen könnte. Die Betrachtung der kumulativen Dauer anamnestischer Hospitalisierungen führt zu einem ähnlichen Ergebnis (Abbildung 10), zeigt sogar eine ganz diskrete Tendenz der gehörlosen Probanden zu kürzeren stationären Aufenthaltszeiten.

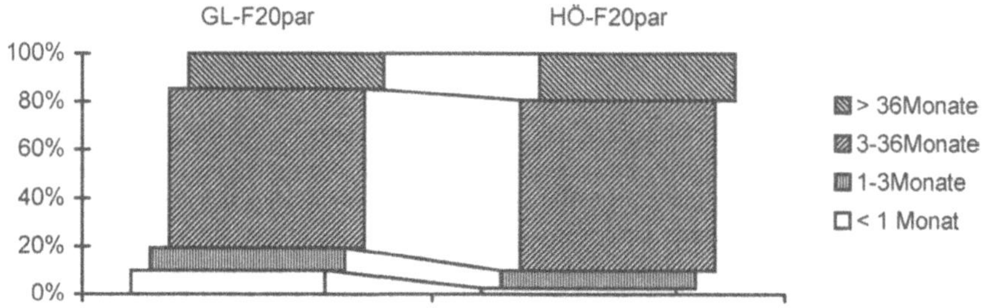

Abbildung 10: Kumulative Dauer psychiatrischer Hospitalisierungen.
Mann-Whitney-U Test p= 0.230.

Ein differenzierteres und für eine höhere „Symptomlast" der gehörlosen Patienten im Längsschnitt sprechendes Bild ergibt sich aber, wenn man – nach der Maßgabe von Strauss & Carpenter (1974) -- die Maximalzeiträume des gesamten individuellen Krankheitsverlaufs betrachtet, in denen bei den Probanden schwere Störungen bestanden, die Interventionen Dritter erforderlich machten, gleichgültig ob sie zu diesem Zeitpunkt in stationärer Behandlung waren oder nicht. Abbildung 11 gibt dieVerteilung dieser Zeiträume in beiden Stichproben als ordinalskalierte Variable wieder.

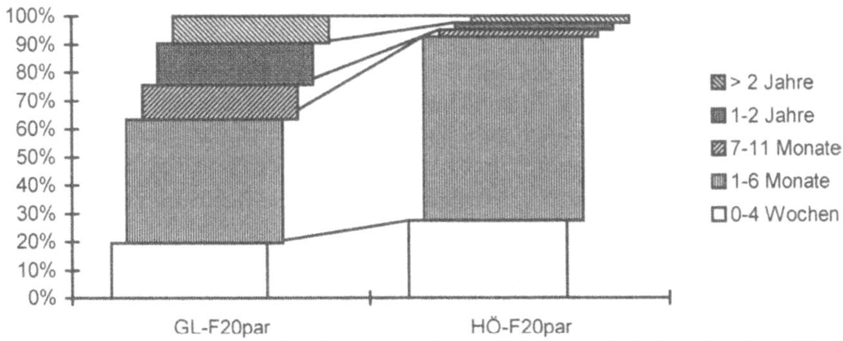

Abbildung 11: Maximaldauer des Bestehens schwerer Störungen mindestens 1 mal pro Woche nach Strauss & Carpenter (1974). Mann-Whitney-U Test p= 0.016.

Aus dieser Perspektive bilden sich durchaus höhere Beeinträchtigungsgrade bei den gehörlosen Patienten ab. Die Daten sprechen insgesamt dafür, dass bei den gehörlosen Probanden über längere Zeiträume Symptomausprägungen bestanden haben, die einerseits so erheblich waren, dass irgendjemand beobachtend, ablenkend, tröstend oder auf andere Weisen intervenierend im Sinne der Rating-Kriterien von Strauss & Carpenter (1974) tätig wurde, die aber andererseits kaum häufiger und in der kumulativen Dauer sogar kürzer zu stationären Behandlungen führten als in der hörenden Kontrollgruppe. Diese Befundkonstellation weist auf einen Faktor hin, dem wir im weiteren Verlauf der Diskussion noch häufiger begegnen werden. Es scheint ein Faktor zu sein, der trotz offenkundiger Probleme und Komplikationen im Alltagsleben der Patienten der Aufnahme einer stationären Behandlung (möglicherweise – dies wird noch zu prüfen sein – auch anderen Therapieformen) entgegenwirkt. Auch zur Erklärung der in Kapitel 3.2.1 beschriebenen längeren Latenzzeiten könnte ein solcher Faktor möglicherweise herangezogen werden. Vor allem die Konstellation diskret häufigerer aber insgesamt kürzerer Hospitalisierungen weist darauf hin, dass man diesem Faktor nicht einfach als Erhöhung einer Art „Schwelle" wird modellieren können, wie es allein zur Erklärung längerer Latenzzeiten zwischen Erkrankungs- und Behandlungsbeginn ja durchaus adäquat wäre. In erster Annäherung münden diese Beobachtung in die Hypothese, dass es gehörlosen Patienten möglicherweise nicht nur schwerer fällt, therapeutische Beziehungen aufzunehmen, sondern auch, diese mit einer gewissen Kontinuität aufrechtzuerhalten und zu „pflegen".

3.2.3 Impulskontrolle, Dissozialität, (auto-)aggressive Szenarien

Drei der insgesamt 48 Patienten der Ausgangs-Stichprobe (GL-F20) sind wegen schuldunfähig begangener Delikte zu Behandlungen in Maßregelvollzugseinrichtungen verurteilt worden. Die kasuistische Betrachtung auch mancher anderer Verläufe in dieser Stichprobe deckt relativ häufig und in verschiedenerlei Gestalt aggressive und autoaggressive Szenarien auf. Ungewöhnlich viele Aufnahmen entwickeln sich als Ergebnis institutioneller Interventionen nach der Maßgabe zivilrechtlicher Unterbringungsgesetze. Bei der Lektüre der Krankenblatteinträge und Epikrisen findet man regelmäßig Schilderungen von aggressiven Erregungszuständen und Impulsdurchbrüchen. Einige Patienten, als „schwierige Kinder“ in jungen Jahren in öffentlichen Erziehungseinrichtungen interniert, entwickeln sich über längere biographische Strecken und ohne erkennbaren Zusammenhang mit der - meist später beginnenden - psychotischen Erkankung in den Gleisen dissozialer „Karrieren“. Bei anderen wiederum ereignen sich unvermittelt und ohne jeden dissozialen Entwicklungshintergrund Aggressionsdurchbrüche, die mit der psychotischen Erkrankung zumindest zeitlich zu korrelieren scheinen.

Ein Patient (Fall Nr.#40) hat sich nach dem Abklingen der Akutsymptomatik deutlich stabilisiert. In die Stationsgemeinschaft fühlt er sich zu seiner ausdrücklich bekundeten Zufriedenheit integriert. Mit einem Mal geht er seinem plötzlich aufgetauchten Wunsch nach, auf dem Stationsflur Fußball zu spielen. Einige Mitpatienten fühlen sich dadurch gestört und wollen ihn daran hindern. Er aber läßt sich zunächst nicht hindern und beginnt plötzlich, auf die anderen einzuschlagen. Die Auseinandersetzung beginnt als Rangelei und entwickelt sich, nach dem Eindruck der Umstehenden auf seine stufenweise eskalierende Initiative hin, zu einer bitterernsten Schlägerei. Er läßt erst nach einer massiven Intervention des Pflegepersonals von den Mitpatienten ab. In einer Krisensitzung des Stationsteams wird beschlossen, dass der Patient am Tag darauf aus disziplinarischen Gründen entlassen werden soll. Man erklärt ihm, dass man auf der Station keine mutwilligen Schäger dulden wolle, jedoch ein Angebot zur ambulanten Weiterbehandlung aufrecht erhalte. Die Entscheidung wird vom Patienten akzeptiert. Drei Wochen später kommt er noch einmal zur Station, um sich zu entschuldigen. Ansonsten werden weder retrospektiv anamnestisch noch während des vierjährigen Krankheitsverlaufs, in dem zwischen dem Patienten und der Klinik ein recht kontinuierlicher Kontakt besteht, vergleichbare Situationen beschrieben.

Im Lichte der hier im Einleitungskapitel zusammenfassend dargestellten „*Surdophrenie*“-Debatte erschien der Versuch geboten, Qualität und Quantität der Manifestation von zumindest potentiell destruktiver oder auch autodestruktiver Gewalt in den Lebensläufen der untersuchten Probanden näher zu bestimmen. Die mit diesem problematischen und zu vielen Mißverständnissen Anlaß gebenden Begriff verbundene Debatte war durch Basiliers (1964) Hypothese angeregt worden, die prälinguale Gehörlosigkeit sei eo ipso mit einer auf der Ebene der Persönlichkeitsentwicklung wirksamen Einschränkung der Fähigkeit verbunden, das eigene Handeln *sozial*, d.h. zwischen eigenen Impulsen und überindividuell etablierten Normen vermittelnd zu organisieren. Basilier (1964: 365) hatte diese Einschränkung, die tendenziell zur Manifestation von Verhaltensweisen führte, welche man in heutiger Terminologie eher als „dissozial“ beschreiben würde, mit der verzögerten und eingeschränkten Sprachentwicklung Gehörloser, dem Durchlaufen einer „verbal vacuum period“ in Zusammenhang gebracht. Auch Altshuler hatte - ohne ausdrückliche Bezugnahme auf Basilier und auch ohne den Begriff „Surdophrenie“ zu verwenden - einen solchen Zusammenhang angenommen, als er schrieb: „It is also likely that it is no accident for language development to concur in time with the evolution of impulse control and internalization of rage and self-constraint“ (Altshuler 1971: 1524). Als Versuch einer deutenden Konkretisierung dieses angenommenen Zusammenhangs waren - in wiederholt abgewandelter Form - vor allem zwei Erklärungshypothesen immer wieder ins Feld geführt worden:

Zum einen wurde der Spracherwerb[37] als eine Art voraussetzender Elementarprozeß für die - nur in einer bestimmten kritischen Periode mögliche - Internalisierung sozialer und ethischer Orientierungen und Normen konzipiert. Zum anderen wurde mehr der Aspekt betont, dass Gehörlose vor allem im Kontakt mit Hörenden immer wieder in eine Art von umfassendem Erklärungsnotstand, in eine „Kommunikationsnot" (Richter 1992: 55) geraten, in der sie sich, ihre persönlichen Beweggründe und Empfindungen nicht ausreichend mitzuteilen wissen, so dass Mißverständnisse häufiger zu Kurzschlußhandlungen - die in der Literatur als „temper tantrums" beschrieben werden - eskalieren können.

Die Annahme einer zur Dissozialität prädisponierenden Persönlichkeitsentwicklung prälingual Gehörloser ist im Verlauf der „Surdophrenie"-Debatte aber auch immer wieder als „diskriminierend" zurückgewiesen worden. Sie ist im wesentlichen anhand kasuistischer Beobachtungen entwickelt worden, und die bisher unternommenen Versuche, sie in größeren Stichproben zu überprüfen, haben insgesamt kaum weniger an Argumenten zu ihrer Falsifizierung als zu ihrer Unterstützung beigetragen.[38]

Nun ist auch die Schizophrenie, zunächst von Böker und Häfner (1973) und zuletzt auch von Steinert (1998) als eine möglicherweise mit einem höheren Risiko zur Anwendung von Gewalt verbundene Kondition beschrieben worden. Obwohl dieser Zusammenhang – im Gegensatz zur Surdophrenie-Hypothese – an größeren Stichproben wiederholt repliziert wurde und als empirisch gesichert betrachtet werden kann, gibt es jedoch weder psychopathologische noch biologische oder soziologische Determinanten, die eine empirisch fundierte Erklärung „schizophrener" Gewaltanwendung begründen könnte.

Strauss und Carpenter (1974) haben im Rahmen ihrer Untersuchungen zum Verlauf schizophrener Psychosen eine Rating-Anweisung zur retrospektiven Einschätzung dissozialen Verhaltens entwickelt. Dieses wird von ihnen als die *Androhung oder Durchführung suizidaler, homizidaler oder krimineller Akte* näher bestimmt, wenn auch nicht mit der für eine Operationalisierung wünschenswerten Klarheit definiert.[39] Bemerkenswert an diesem Instrument erscheint die Entdifferenzierung fremd- und autoaggressiver Gewalt, die hier gemeinsam eingeschätzt wird und für deren inneren Zusamenhang (Steinert & Wolfersdorf 1993) sich aus

---

[37] Wobei die Gebärdensprache von vielen Autoren - etwa auch von Basilier und Altshuler selbst - durchaus als zur Vermittlung sozialer Orientierung ebenso gut geeignet wie die Lautsprache betrachtet wird. Sie weisen darauf hin, dass gebärdensprachliche Kompetenz der geschilderten dissozialen Tendenz durchaus entgegenwirke, dass aber auch Gebärdensprachen von Gehörlosen häufig erst verspätet, jenseits des physiologischen Spracherwerbsalters und damit möglicherweise auch jenseits des für die Internalisierung sozialer Orientierung kritischen Zeitraums erlernt würden.

[38] Vgl. z.B. Montgomery (1989).

[39] Vor allem fehlen konkretere Angaben zur unteren Schwelle „kriminellen" Verhaltens. Hier wurden, orientiert an den projektinternen Rating-Anweisungen der Untersuchung von Buchkremer, Hornung et al. (1994) der Gebrauch oder die explizite Androhung von *massiver körperlicher Gewalt*, bei allen anderen Gesetzesüberschreitungen die Tatsache, ob die jeweiligen Delikte behördliche Verfolgung nach sich zogen, in Zweifelsfällen als Schwellenkriterium für „Kriminalität" herangezogen.

der kasuistischen Betrachtung der Stichprobe GL-F20, wie noch zu zeigen sein wird, durchaus eine Reihe von Hinweisen ergeben.

Die *Häufigkeit derartiger Drohungen oder Akte seit dem 12. Lebensjahr* wird danach auf einer fünfstufigen Skala eingeschätzt. Abbildung 12 zeigt vergleichend die Zuordnung zu den verschiedenen Häufigkeitsklassen in den Stichproben GL-F20par und HÖ-F20par.

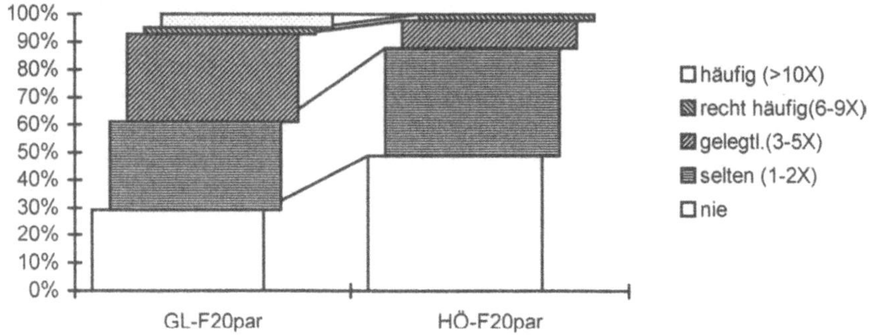

Abbildung 12: Häufigkeit (nach Strauss & Carpenter 1974) suizidaler, homizidaler oder krimineller Drohungen oder Akte seit dem 12. Lebensjahr. Signifikanzniveau (2seitig) der nichtparametrischen Verteilungsdifferenz (Mann-Whitney U-Test): $p = 0.01$.

Sie macht hochsignifikante Unterschiede deutlich, bei deren Bewertung man jedoch unbedingt die Beschränkungen des Untersuchunginstrumentes berücksichtigen sollte: Es definiert dissoziale Verhaltensweisen bewußt sehr allgemein und niedrigschwellig, da es weder zwischen Androhungen und manifesten Akten noch zwischen Auto- und Fremdaggressivität unterscheidet. Damit bestimmt dieses Item weniger das reale Ausmaß gerichtet ausgeübter Gewalt als die Präsenz des Themas „Gewalt" in der Lebensumgebung und auf dem Lebensweg der Probanden. Die Häufigkeitsklassen dissozialen Verhaltens sind in den beiden Stichproben GL-F20par und HÖ-F20par konsistent und auch signifikant im Sinne einer deutlichen Überrepräsentation von Dissozialität unter den gehörlosen Probanden verteilt. Die Ergebnisse lassen nun keineswegs den Schluß zu, dass gehörlose Patienten etwa prinzipiell gewalttätiger wären als hörende, sie führen aber zur Hypothese, dass Gewalt in ihrem Erleben und Handeln eine signifikantere Rolle spielt, dass sie ihre Welterfahrung, die subjektive Bezugnahme zwischen Innen und Außen mit besonderem Gewicht bestimmen könnte.

Ist diese „signifikantere Rolle" der Gewalt als empirisches Korrelat der im „Surdophrenie"-Konzept zusammengefaßten Hypothesen zu deuten, also als eine mit der prälingualen Gehörlosigkeit eo ipso spezifisch verbundene Manifestation von Dissozialität? Oder besteht auch ein Zusammenhang mit der schizophrenen Psychose, die ja, wie wir seit der Untersuchung von Böker & Häfner (1973: 80) wissen, zumindest bei hörenden Patienten mit einer statistischen Zunahme der Gewaltaffinität verbunden ist? Beide Fragen lassen sich mit dem verfügbaren empirischen Material nicht hinreichend zuverlässig beantworten. Dennoch erscheint zumindest ein Versuch sinnvoll, sich im Rahmen weiterer kasuistischer Betrachtungen noch einmal gezielt mit ihnen zu beschäftigen:

Ein wahrscheinlich infolge eines maternalen Infekts in der Schwangerschaft gehörlos geborener junger Mann (Fall Nr.#23) berichtet eines Tages darüber, auf einer Zugfahrt von einer Gruppe ihm völlig fremder Männer überfallen worden zu sein. Er sei von ihnen mit <<**Spritzen mit Dreck**>> und durch <<Einstiche am Arm und in der Herzgegend>> traktiert worden. Der zur Behandlung hinzugezogene Chirurg findet <<nach ominösem Kontaminationsereignis (...) ausgeprägte Weichteildefekte im Bereich beider Unterarme volarseitig sowie im Bereich der linken Brust>>, welche von ihm behandelt werden und schließlich ausheilen. In der Folgezeit hinterläßt der Überfall im Alltagsleben des Patienten zunächst keine weiteren Spuren. Er absolviert eine Tischlerlehre, hat nur sporadisch außerfamiliäre Sozialkontakte, aber im Umgang mit seinen Mitmenschen ansonsten keine besonderen Spannungen oder Schwierigkeiten.

Drei Jahre später macht er seine Gesellenprüfung als Tischler, wechselt jedoch aus dem erlernten Beruf in eine Anstellung im öffentlichen Dienst unter anderem deshalb, weil ihm als Tischler die beruflichen Kontakte mit chemischen Lösungsmitteln nicht behagen. Ein weiterer Vorteil der neuen Arbeitsstelle besteht darin, dass er dort auch gehörlose Kollegen hat, mit denen er besser kommunizieren kann. Er bewältigt die neue Arbeit zunächst mit einiger Zufriedenheit, entwickelt nach etwas mehr als einjähriger Tätigkeit aber zunehmende Ängste davor, am Arbeitsplatz vergiftet zu werden. Im gleichen Jahr berichtet er von einem weiteren Überfall: Er sei mit dem Auto unterwegs gewesen, habe plötzlich anhalten und aussteigen müssen, da große Steine auf der Straße gelegen hätten. Plötzlich sei er von hinten stranguliert worden, habe sich jedoch aus dem Würgegriff befreien und entkommen können, ohne seine Angreifer zu Gesicht bekommen zu haben. Auf der Flucht habe er Lichtzeichen von einem Auto auf der Gegenfahrbahn erhalten. Wenig später empfindet er auf der heimischen Veranda plötzlich einen stechenden Schmerz in der rechten Schläfe, die auch ein wenig blutet. Die Wunde wird vom Hausarzt versorgt. Da die Schmerzen aber fortbestehen, wird nach zwei Wochen eine Röntgenaufnahme des Schädels angefertigt, bei der sich subkutan in der Stirn über dem rechten Auge ein Fremdkörper findet, der durch eine Inzision entfernt wird und sich als Luftgewehrgeschoß entpuppt. Die Schmerzen sistieren daraufhin zunächst.

In den Folgemonaten entwickeln sich aber zunehmende Schmerzen in anderen Körperregionen, die der Patient als Folge neuerlicher Vergiftungsversuche am Arbeitsplatz erlebt. In dieser Phase stirbt sein Vater. Er fürchtet ein Zyankali-Vergiftungs-Komplott verschiedener - ausschließlich hörender - Kollegen gegen ihn. Braune Punkte, zunächst im Kaffee am Arbeitsplatz, schließlich aber auch im Essen zu Hause irritieren ihn. Er beginnt, über die Vergiftungsversuche durch seine Arbeitskollegen Buch zu führen. Schließlich zertrümmert er die Heckscheibe am Auto eines Kollegen, den er maßgeblich in das Komplott verwickelt glaubt, schüttet Benzin ins Innere des Autos, wird aber daran gehindert, es auch anzuzünden. Die Ereignisse führen zur stationär psychiatrischen Aufnahme. Er wird nach fünf Monaten mit der Diagnose einer paranoiden Psychose oder -Entwicklung entlassen. Die Vergiftungsängste entaktualisieren sich im Laufe der Behandlung, ohne aber wirklich zu verschwinden. Er pflegt Kontakte zu anderen Gehörlosen, spielt mit besonderem Enthusiasmus in einem Tennisverein mit. Ins Erwerbsleben findet er aber nicht mehr zurück. Einige Monate später wird die neuroleptische Therapie unterbrochen, nach neuerlicher Manifestation von Vergiftungsängsten aber wieder aufgenommen. Etwa ein weiteres Jahr später wird der Patient nach dem Versuch, Benzin in die Wohnung eines Nachbarn zu schütten, von dem er sich beobachtet glaubt, gerichtlich in stationär psychiatrische Behandlung eingewiesen, nach fünfeinhalb Wochen mit der Diagnose einer schizophrenen Psychose in ambulante Weiterbehandlung aus ihr entlassen. Er arbeitet in der Folgezeit in einer beschützten Werkstatt. Etwa ein Dreivierteljahr später kommt es zu einem letzten destruktiven Akt, bei dem der Patient sein eigenes Auto mit einem Hammer beschädigt und wiederum vergeblich versucht, es in Brand zu setzen.

In den folgenden fünf Jahren durchlebt der Patient noch mehrere akut psychotische Episoden, es kommt jedoch zu keinerlei destruktiven Akten oder vergleichbaren Gewaltmanifestationen mehr. Vielmehr entwickelt sich eine eher megalomane Symptomatik. Er beschäftigt sich mit dem Gedanken, als Tennisprofi an internationalen Turnieren teilzunehmen, berichtet nach einem Parisreise über eine dortige Begegnung mit dem amerikanischen Präsidenten, der ihm von einer Teilnahme an den internationalen Tennismeisterschaften von Frankreich barsch abgeraten, sich indessen bereit erklärt habe, die Reisekosten für seine Heimfahrt zu ersetzen. Zwischen den akuten Erkrankungsphasen entwickelt sich die psychotische Symptomatik bis auf eine gewisse paranoide Disposition immer wieder weitgehend zurück. Die längerfristige Einnahme von Neuroleptika lehnt er schließlich kategorisch ab. Dabei spielt seine Angst davor, bei positiven Dopingkontrollen nicht zu Tennisturnieren zugelassen zu werden, eine nicht eben unbedeutende Rolle. Zum Zeitpunkt des Interviews in seiner Wohnung liegt die letzte produktiv psychotische Episode ein Jahr zurück.

Im geschilderten Fall entwickelt sich die Gewalt-Thematik in relativ enger Bindung an verschiedene Stadien der psychotischen Erkrankung. Initial scheint der Patient durchaus realen äusseren Angriffen ausgesetzt zu sein, deren Schilderung zunächst einer kritischen Realitätsprüfung möglicherweise standhält, auch wenn sich hier der Verdacht einer bewußtseinsfernen Selbstbeteiligung des Patienten an den Übergriffen etwa im Sinne einer Artefaktstörung aufdrängt. Im weiteren Verlauf wird dann der Aufbau eines typischen Wahnsystems immer deutlicher, in dessen Rahmen er sich als Opfer unausgesetzt lebensbedrohlicher Behelligung erlebt, gegen die er sich schließlich zur Wehr setzt. Außerhalb der Erkrankungsphasen zeigt er sich hingegen als durchaus soziabler, wenn auch tendenziell etwas zurückgezogener Zeitgenosse. Bemerkenswert erscheint schließlich die beinahe „still und leise" anmutende Weise, in der sich das Gewaltthema im Rahmen einer Art von „Umbau" des Wahngebäudes zunächst aus dem psychotischen Erleben und dann auch aus dem Verhalten des Patienten zugunsten einer eher megalomanen Symptomatik absentiert.

Ein anderer bis dahin niemals zu Gewaltanwendungen neigender Patient (Fall Nr.#35), verletzt in seiner wahrscheinlich ersten akuten psychotischen Erkrankungsphase seine - ebenfalls gehörlose - Ehefrau und den gemeinsamen kleinen Sohn ohne erkennbares Motiv mit einem Messer. Er wird gerichtlich in eine psychiatrische Klinik eingewiesen. Wohl aufgrund der nur sehr blande ausgeprägten Symptomatik wird zunächst keine Psychose sondern eine „neurotische Depression" diagnostiziert. Drei Jahre darauf wird er bei einen Autounfall verletzt, bei dem er ohne erkennbare Fremdeinwirkung mit einem entgegenkommenden PKW auf dessen Fahrbahnseite kollidiert ist. Bei der chirurgischen Therapie der Unfallverletzung äußert er die Befürchtung, die Ärzte könnten möglicherweise seine beiden Beine verwechselt haben. Psychiatrischerseits wird eine paranoide Psychose vermutet, neuroleptisch wird er mit 100 mg Thioridazin behandelt. Dreieinhalb Jahre später (und siebeneinhalb Jahre nach dem ersten Anschlag auf Ehefrau und Kind) verletzt er seine Ehefrau erneut, diesmal mit einem Beil. Der Anschlag ereignet sich am frühen Morgen, nachdem der Patient eine von Durchschlafstörungen beeinträchtigte Nacht verbracht hat, die ihm seit etwa drei Wochen zu schaffen gemacht hatten. Er habe <<sehr stark geschwitzt und sei schließlich ohne etwas zu fühlen in den Keller gegangen. Dort habe er das Beil geholt.>> Mit diesem schlägt er auf die noch schlafende Ehefrau ein und verletzt sie schwer. Er wird verhaftet und zur stationären Behandlung in einer Maßregelvollzugsklinik verurteilt, wo erstmals eine schizophrene Psychose diagnostiziert und eine neuroleptische antipsychotische Therapie eingeleitet wird. Nach einem Jahr wird er in eine psychiatrische Abteilung für Gehörlose verlegt, von dort aus zwanzig Monate später in ein Übergangshaus für psychisch kranke Gehörlose. Von dort aus zieht er weitere 15 Monate später in eine eigene Wohnung. Zum Zeitpunkt des Interviews ist er sieben Jahre rezidivfrei, hat jedoch eine deutliche parathyme Residualsymptomatik. Zu weiteren aggressiven Durchbrüchen ist es nicht mehr gekommen. Er wird nach wie vor mit einem Depot-Neuroleptikum behandelt, hat sporadische Kontake mit seinem Nervenarzt, häufigere Kontakte mit seinem Bewährungshelfer. Die Ehefrau hat sich in der Folge der zweiten Gewalttat von ihm getrennt. Sein Sohn unterhält sporadischen Kontakt zu ihm.

Auch in diesem Beispiel bleibt der Einbruch der - hier besonders destruktiven - Gewalt in das Verhalten des Patienten zumindest zeitlich auf akut psychotische Erkrankungsphasen beschränkt. In Zeiten relativer Remission und auch vor dem Erkrankungsbeginn wird er eher als sozial orientierter, toleranter, aber auch nicht unbedingt aggressionsgehemmter Kollege, Familienvater, Mitpatient geschätzt. Ein genuiner Zusammenhang mit einer etwa durch seine Gehörlosigkeit beeinträchtigten Impulskontrolle erscheint also - wie auch in der zuvor geschilderten Kasuistik - keineswegs plausibel.

Suizidale Handlungen sind innerhalb der kasuistischen Stichprobe bei insgesamt sieben Patienten dokumentiert. Bei weiteren sieben Patienten finden sich in den klinischen Aufzeichnungen Hinweise auf suizidale Gefährdungen, ohne dass auch entsprechende Handlungen dokumentiert sind.

Betrachten wir nun die hier kasuistisch beschriebenen Konstellationen noch einmal im Lichte des quantitativ erhobenen Befundes, dass dissoziale Akte in der Stichprobe GL-F20par häufiger vorkommen oder zumindest angedroht werden als in der Kontrollgruppe HÖ-F20par und kehren zu der Frage zurück, ob dieser Befund als empirisches Korrelat der im „Surdophrenie"-Konzept hypostasierten Impulskontrollstörung prälingual Gehörloser gedeutet werden kann und/oder ob er mindestens zum Teil auch als eine Folge des Einbruchs der Psychose in den „psychischen Apparat" der gehörlosen Patienten zu verstehen ist. Kasuistisch sind im aktuellen Kapitel einerseits solche Konstellationen beschrieben worden, bei denen die - aktiv agierte oder passiv erlebte - Gewaltmanifestation nicht nur zeitlich mit der Erkrankung zusammenfiel, sondern auch psychodynamisch mit ihrem Verlauf korrelierte, andererseits aber auch solche Konstellationen, bei denen sich ein derartiger Zusammenhang geradezu ausschließen ließ. Wenn eine wirklich empirisch fundierte Antwort auf die beiden Fragen nach der Bedeutung der geradezu aufgeblähten Rolle der Gewalt im Welterleben und in der Interaktion der Probanden der Stichprobe GL-F20 aus den kasuistischen Beobachtungen auch kaum abgeleitet werden kann, so läßt sich doch zumindest die folgende Hypothese formulieren:

Falls die prälinguale Gehörlosigkeit mit einer spezifischen Beeinträchtigung der Impulskontrolle im Sinne des Basilierschen „Surdophrenie"-Konzepts verbunden ist, so sprechen die hier quantitativ und qualitativ erhobenen Befunde dafür, dass eine solche Beeinträchtigung die Symptomatik und den Verlauf schizophrener Psychosen Gehörloser auf eine Weise, die man vorläufig als „pathoplastisch" bezeichnen könnte, nicht unwesentlich beeinflußt. Dieser Einfluß beträfe nicht nur die allgemeine Sozialkompetenz der Patienten, ihr Repertoire an Interaktionsmöglichkeiten, sondern darüber hinaus auch die Entwicklung und Gestaltung psychosenaher Symptome, wie das paranoid-halluzinatorische Erleben und insbesondere aber das Ringen um die Demarkation des „Ich" gegenüber einer als penetrant rätselhaft und potentiell bedrohlich erlebten Welt.

3.2.4 Partnerschaft, Sexualität

Sechs von 41 Patienten der Stichprobe GL-F20par sind im Laufe ihres Lebens Ehen eingegangen, aus denen insgesamt vier Kinder hervorgingen. Zwei weitere Patienten lebten zum Zeitpunkt des Interviews in einer längerfristigen Zweierbeziehung. Eine Patientin lebte dauerhaft vom Ehemann getrennt, eine Patientin war verwitwet, eine Patientin und ein Patient waren geschieden. Die noch bestehenden Partnerschaften wurden von den Patienten als insgesamt für sie selbst zufriedenstellend und stabilisierend eingeschätzt. *Alle* aktuellen oder früheren Partner der Probanden waren ausnahmslos ebenfalls hörbehindert, zum größten Teil auch prälingual gehörlos.

Eine Patientin (Fall Nr.#38) litt seit langer Zeit in besonders belastender Weise an der Einschränkung, die das Erfordernis zur neuroleptischen Rezidivprophylaxe für die Realisierung ihres Kinderwunsches mit sich brachte. Sie hatte auf Butyrophenone und andere hochpotente Neuroleptika immer mit extremen motorischen Nebenwirkungen reagiert und sich unter Clozapin gut stabilisiert. In enger Zusammenarbeit mit ihrer ambulant behandelnden Nervenärztin hatte sie mehrmals über längere Zeiträume versucht, ihr Neuroleptikum auszuschleichen, was jedoch in allen Fällen beim Unterschreiten einer unteren Schwellendosis zu psychotischen Rezidiven geführt hatte.

Bei einer anderen Patientin (Fall Nr.#47) zeigte sich während des Interviews, dass sich im Laufe ihrer Erkankungsgeschichte eine zunehmende - möglicherweise prämorbid bereits „angelegte“ - Asymmetrie in der Beziehung zu ihrem Ehemann entwickelt hatte. Dieser beklagte sich während des Hausbesuch relativ unverhohlen darüber, wie wertlos seine Frau durch die Erkrankung für ihn geworden sei. Sie schaffe den Haushalt nicht mehr so recht, vernachlässige ihre Pflichten und sei durch die - wohl neuroleptisch mitinduzierte - Gewichtszunahme für ihn sexuell unattraktiv geworden. Während des gemeinsamen Angehörigengesprächs verhielt er sich ihr gegenüber spürbar entwertend, betonte aber, dass er mit seiner Unzufriedenheit kein Trennungsabsicht verbinde.

Die überwiegende Mehrheit der Patienten der Stichprobe GL-F20 hat den überwiegenden Teil ihrer Lebensspannen ohne selbstgewählte Lebenspartner verbracht. Diese Konstellation ist für die Lebenswelt Gehörloser sicher nicht repräsentativ. Ganz im Gegenteil kann man sagen, dass im sozialen Binnenraum der Gehörlosenkultur die Orientierung am traditionellen Muster der Kleinfamilie eher noch eine größere Rolle spielt als in der Welt der Hörenden, dass die Umorentierungen der „sexuellen Revolution“ diese um ihre Identität als kulturelle Minderheit bedachte Gruppe nur mit Einschränkungen und Verzögerungen erreicht hat (vgl. Gotthardt 1988: 129-146). Eher ließe sich eine Verbindung zu dem bereits bei der Rekonstruktion der prämorbiden Situation erhobenen Befund vorstellen, nach dem bei der kasuistischen Betrauchung der Stichprobe ein gewisser Mangel an signifikanten Bezugspersonen außerhalb der Herkunftsfamilie zu bemerken war. Schließlich stellt sich die Frage, inwieweit der Mangel an biographisch gewichtigen Partnerschaftserfahrungen mit dem Verlauf der schizophrenen Erkrankung zusammenhängen könnte.

Phillips (1952) hat im Rahmen seiner methodisch grundlegenden Arbeiten zur Verlaufsuntersuchung schizophrener Psychosen ein kategoriales Rating-Instrument zur graduellen Einschätzung der Möglichkeit und Fähigkeit entwickelt, Zweierbeziehungen einzugehen, sie stabilisierend zu gestalten und sich in ihnen langfristig autonom und dennoch beziehungsfähig zu entwickeln. Dabei wird der Grad, in dem ein Proband dieses Ziel im Laufe seines Lebens erreicht hat, auf einer siebenstufigen Ordinalskala eingeschätzt. Das Ratingverfahren hat den Vorteil, dass seine Kriterien im Hinblick auf das Lebensalter des Probanden zum Untersuchungszeitpunkt um Neutralität bemüht sind. Für jüngere Probanden, die auf eine geringere Lebensspanne zurückblicken, mithin biographisch betrachtet weniger Gelegenheit hatten, dauerhafte Beziehungen aufzubauen, gelten andere Einschätzungskriterien als für Probanden jenseits der Lebensmitte. Dadurch wird es in gewissen Grenzen ermöglicht, Probandengruppen relativ unabhängig von ihrem Durchschnittsalter einzuschätzen. Das Instrument hat aber auch den - unvermeidlichen - Nachteil, dass seine Kriterien ausgesprochen kulturabhängig sind und eine ganze Reihe an common-sense-Implikationen enthalten, die mehr als vierzig Jahre nach seiner Einführung revisionsbedürftig erscheinen. Dazu gehört insbesondere die - wohl vom urtümlich psychoanalytischen Hintergrund des Autors bzw. der Psychiatrie seiner Epoche geprägte - pejorative Einstellung zur Homosexualität, die recht undifferenziert als Indiz psychosexueller Unreife gewertet wird. Tabelle 10 reproduziert beispielhaft die Rating-Kriterien für Probanden der Altergruppe über 30 Jahren.

Tabelle 10: Rating Kriterien zur Ordinalskalierung der biographischen Partnerschaftsstabilität für Probanden mit einem Lebensalter über 30 Jahre nach Phillips (1952) .

0 ←- Erstmals verheiratet, gemeinsam lebend, befriedigende heterosexuelle Beziehung über einen längeren Zeitabschnitt erreicht.

1 ←- Erstmals verheiratet, gemeinsam lebend, von je her schwierige oder unbefriedigende sexuelle Beziehung **oder** mehrmals verheiratet, gemeinsam lebend, befriedigende sexuelle Beziehung über einen längeren Zeiabschnitt in mindestens einer Ehe **oder** ledig aber mindestens eine Langzeitbeziehung (mind. 6 Monate) die noch besteht, auch wenn religiöse oder andere Verbote oder Verhinderungsgründe adäquate sexuelle Beziehung verhindert haben mögen.

2 ←- Sexuell unbefriedigend erlebte und/oder nicht mehr bestehende Langzeitbeziehung(en) in oder außerhalb einer Ehe.

3 ←- Flüchtige oder kurzfristige heterosexuelle oder soziale Beziehungen, „Liebesaffären" mit einem oder mehr Partnern, aber keine langandauernden sexuellen Beziehungen mit einem einzelnen Partner.

4 ←- Gelegentliche sexuelle oder soziale Beziehungen mit Personen beiderlei Geschlechts, ohne tiefe emotionale Bedeutung.

5 ←- Sexuelle und/oder soziale Beziehungen vor allem mit dem eigenen Geschlecht, aber kann gelegentliche heterosexuelle Kontakte oder Begegnungen gehabt haben.

6 ←- Minimales sexuelles oder soziales Interesse an Männern oder Frauen.

Abbildung 13 gibt die Häufigkeiten der verschiedenen Kategorien biographischer Partnerschaftsstabilität in den Stichproben GL-F20par und HÖ-F20par in gestapelten Säulendiagrammen wieder. Dabei ist zu beachten, dass die in der Tabelle 10 reproduzierten Rating Kriterien hier nur als Orientierungsmaßstab dienen, da sie nur für Probanden mit einem Lebensalter über 30 Jahren gelten. Für die Probanden anderer Altergruppen wurden nach der Vorschrift von Phillips andere Kriterien angewendet, deren vollständige Reproduktion den Umfang der Darstellung sprengen würde.

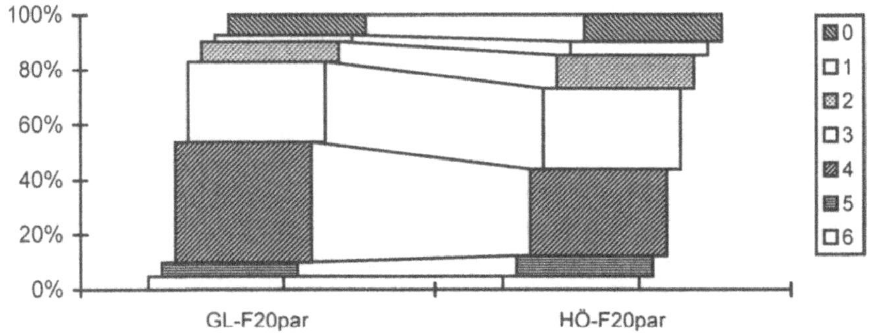

Abbildung 13: Biographische Partnerschaftsstabilität, Häufigkeiten der 7 Faktorstufen nach Phillips. Signifikanzniveau (2seitig) der nichtparametrischen Verteilungsdifferenz (Mann-Whitney U-Test): p = 0.405. Zu den Faktorstufen-Bezeichnungen vgl. Tabelle 10.

Die Abbildung zeigt bei weitgehend homogenem Verteilungsmuster (Überwiegen der Rating-Klassen 2-4 in beiden Stichproben) eine leichte Tendenz der gehörlosen Probanden zu instabileren Partnerschaften im Laufe ihrer Biographie, die vor allem durch eine Überrepräsentation der Kategorie 4 und eine Unterrepräsentation der Kategorien 0 und 1 zustandekommt und teststatistisch nicht signifikant ist. Auch für die hörende Kontrollgruppe zeichnet sich bei Betrachtung der Kategorienverteilung „mit bloßem Auge“ eine im Vergleich zur Durchschnittsbevölkerung mutmaßlich deutliche Tendenz zur Instabilität ab, die ja in der Schizophrenieforschung zumindest für westliche Kulturen relativ gut untersucht und belegt ist (Hell 1982, Saugstad 1989).

Im Zusammenhang mit der psychosexuellen Entwicklung der untersuchten Probanden sei an dieser Stelle auf eine Beobachtung ingewiesen, deren quantitativer Stellenwert innerhalb der untersuchten Stichproben zu gering erscheint, um Rückschlüsse über mögliche Zusammenhänge mit der Gehörlosigkeit oder der Psychose zu erlauben, die aber andererseits zumindest erwähnenswert ist: Vier Patienten der Stichprobe GL-F20 (also nahezu 10%) sind mindestens einmal in ihrem Leben durch exhibitionistische Praktiken in Erscheinung getreten. In dreien dieser Fälle waren diese auf einen abgegrenzten Lebenabschnitt in der späten Adoleszenz vor der psychotischen Ersterkrankung beschränkt und haben sich im weiteren Verlauf des Katamnesezeitraums nicht mehr wiederholt. Im vierten Fall läßt sich ihr Beginn ebenfalls vor den Beginn der Psychose zurückverfolgen, jedoch entwickelte sich im Verlauf der schizophrenen Erkrankung eine deutliche Zunahme der exhibitionistischen Kampagnen. Keine der dokumentierten Exhibitionen war jemals mit Gewaltanwendung gegenüber den Opfern verbunden (obwohl zwei der Probanden bei *anderen* Gelegenheiten durch Tätlichkeiten aufgefallen waren). Alle Probanden gehörten zu jener Mehrheitsgruppe innerhalb der Stichprobe GL-F20, die niemals in ihrem Leben die Erfahrung einer längerfristigen und befriedigenden sexuellen Beziehung zu einem Partner gemacht haben.

Zwei von ihnen gehören hingegen zu den (innerhalb von GL-F20 insgesamt vier) Probanden, die aufgrund von kindlichen Verhaltensauffälligkeiten und/oder „broken-home"-Situationen schon vor der Einschulung hauptsächlich in Institutionen aufgewachsen sind. Mester (1984: 238) weist in seiner Studie zur „Entstehungsgeschichte und Phänomenologie des Exhibitionismus" darauf hin, wie nachdrücklich gerade beim Studium dieses Problems deutlich werde, dass „die Aufgabe, sexuelle Triebkräfte zu integrieren, das Ich schwer belastet" und beschreibt innhalb der von ihm untersuchten Stichprobe von 40 Exhibitionisten auch eine Häufung von „Broken-Home-Konstellationen", von „funktional gestörten Herkunftsfamilien", schließlich von „körperlichen Mängeln (...) mit sozialer Bedeutung" zu denen er auch die bei zwei der von ihm untersuchten Probanden bestehende hochgradige Schwerhörigkeit rechnet (Mester 1984: 243). Erwähnt sei in diesem Zusammenhang schließlich auch eine gehörlose Patient*in* der Lengericher Klinik, die in keine der hier untersuchten Stichproben aufgenommen wurde, da sich die Verdachtsdiagnose einer schizophrenen Psychose nicht ausreichend sichern ließ, bei der sich in zeitlichem Zusammenhang mit der - vermuteten - Psychose ausgeprägte Exhibitionen manifestierten.

3.2.5 Biographische Schwellenphänomene

Im nun folgenden Abschnitt sollen noch einige kasuistische Konstellationen beschrieben werden, die aus ausgesprochen heterogenen Beobachtungen zusammengesetzt sind, welche formal zunächst nur dadurch verbunden werden können, dass sie alle mit spezifischen „Sozialisationsbedingungen" der prälingualen Gehörlosigkeit zusammenhängen. Bei einer deutenden Betrachtung lassen sich diese heterogenen Beobachtungen mit einer gewissen Prägnanz zu einer recht homogenen Hypothese verdichten, welche in unterschiedlichen Lebensphasen durch die Biographie mancher Probanden „hindurchscheint": Vieles spricht dafür, dass die erhebliche, mehrjährige Verzögerung, mit der sich prälingual gehörlose Kinder erst Möglichkeiten zum kommunikativen Austausch mit anderen Menschen verschaffen können, sie beim Aufbau von Objektbeziehungen, mehr noch aber bei der Entwicklung komplexer Ich-Funktionen, beim Aufbau eines stabilen Realitätsbezuges, wie ihn Lempp (1973: 11) als eine elementare Leistung der ersten Lebensjahre beschrieben hat, in spezifischer Weise beeinträchtigt. Mit einer solchen Beeinträchtigung hätten durchaus nicht nur gehörlose Kinder zu kämpfen, die (später) an einer Psychose erkranken. Im Lichte der im Zusammenhang mit der „Surdophrenie"-Hypothese Basiliers (1964) angestellten Überlegungen (vgl. Kapitel 3.2.3) erschiene es zumindest plausibel, dass sich eine solche Beeinträchtigung auch bei Gehörlosen auswirken kann, die nicht an Psychosen erkranken. Immerhin wäre es aber denkbar, dass sie im Verlauf der schizophrenen Erkrankung in analoger Weise „pathoplastische" Auswirkungen zeitigt, wie sie im Zusammenhang mit den Impulskontrollstörungen in Kapitel 3.2.3 bereits diskutiert wurde.

Die biographischen Komplikationen, deren deutende Betrachtung zu dieser Hypothese führt, ereignen sich meist an der Schwelle von Entwicklungen oder Veränderungen, die die gehörlosen Probanden mit dem Erfordernis konfrontieren, sich selbständig in neuen Umgebungen zu orientieren, sich im Angesicht von zunehmenden Autonomieanforderungen zu bewähren, einer Aufgabe, mit der sie, wie sich zeigt, zumeist überfordert sind. Eine Vorstufe der Hypothese geht aus der scheinbar widersprüchlichen, in der untersuchten Stichprobe mit großer Regelmäßigkeit vorfindlichen Beobachtung hervor, dass die gehörlosen Patienten zunächst gar nicht so recht in die Gemeinschaft der Familie, in der sie aufwachsen, integriert sind, dort einige Jahre als sprachlose Sorgenkinder „mitlaufen", dann spätestens mit der Einschulung einen großen Teil ihres Alltags in institutionell geprägter Umgebung verbringen, um dann später aber wieder in den Bereich der Familie zurückzukehren und dort auch weit bis in ihr Erwachsenenleben hinein zu verweilen, ohne eigene Wege zu suchen oder diese gar verfolgen zu können. Der scheinbare Widerspruch liegt darin, dass die Patienten damit in einen Lebensraum zurückkehren, der ihnen kaum im engeren Sinne „vertraut" geworden ist und in dem sie zuvor allem Anschein nach auch nicht sonderlich tief verwurzelt waren. Ganz im Gegenteil gewinnt man aus der biographischen Betrachtung häufig eher den Eindruck, dass die Probanden in der Schulzeit in sozialer Hinsicht erst richtig aufleben, hier erstmals die Erfahrung machen, sich mit anderen austauschen zu können, da sie ja in dieser Lebensphase häufig zum ersten Mal mit der Gebärdensprache intensiver in Berührung kommen, die sie - in der Regel außerhalb des Unterrichts - im informellen Kontakt soweit erlernen, dass ihnen „kommunikative" Aktivitäten im engeren Sinne zugänglich werden. Auf die Möglichkeit, eines Tages zumindest rudimentär auch lautsprachlich kommunizieren zu können, müssen sie in dieser Situation noch einige Jahre warten. Viele von ihnen werden dieses Ziel nie erreichen. Die vorderhand sich anbietende Erklärung für diesen Widerspruch, dass sie deshalb in die Familie zurückkehren und über ihre Grenzen hinaus kaum Kontakte pflegen, weil sie eben keine andere Wahl hätten, vermag allenfalls Teilaspekte dieser regressiven Anziehungskraft zu erklären. Mindestens so großes Gewicht scheint der - empirisch freilich kaum belegbare - Wunsch zu haben, in der Familie etwas zu suchen, was in anderen Lebenszusammenhängen primär kaum erfahrbar ist: primäre Objektbeziehungen. Auch die in der Schule erworbene Sozialkompetenz reicht offenbar nicht aus, um die Schwelle zum Aufbau und zur Pflege neuer Kontakte zu überwinden. Schließlich finden sie im Inneren der Familie zumindest Schutz und angstreduzierende Rückzugsmöglichkeiten. In diesem „Protektorat" aber bleiben sie mit den erlernten Gebärden und der in der Schulzeit in Ansätzen erworbenen „gehörlosen Identität" nach wie vor allein. Möglicherweise hängt es mit dieser neuerlich enttäuschenden Erfahrung zusammen, dass sich der Schoß der Familie auch in der Folgezeit kaum als fördernder Entwicklungsraum gestalten läßt, obwohl es an Bemühungen der Familienmitglieder dazu durchaus nicht mangelt.

Die für alle Beteiligten mitunter kaum erträgliche Spannung im Inneren dieses Protektorats zeigte sich dem Untersucher, als er zum Hausbesuch und Interview eines Probanden (Fall Nr. #52) dort zunächst von dessen Eltern begrüßt wurde. Sie baten darum, dass er sein Fahrzeug doch nicht unmittelbar vor dem Haus parken möge, sondern in einiger Entfernung davon, da ihr Sohn dies sicherlich nicht dulden werde. Er sei zwar zum Interview unter Umständen durchaus zu motivieren, lege aber erfahrungsgemäß großen Wert darauf, dass dabei einige für ihn unverzichtbare Rahmenbedingungen eingehalten würden. Dazu gehöre auch, dass Besucher niemals ihre Autos direkt vor dem Haus parken dürften, es sei denn sie hätten ein amerikanisches Nummernschild. (In der Nähe waren amerikanische Soldaten stationiert, die der Patient als Freunde betrachtete und mit denen er sich, ohne reale Sozialbeziehungen zu unterhalten, gewissermaßen kollektiv vertrauensvoll verbunden fühlte.)

Es zeigte sich, dass das Alltagsleben der gesamten Familie von einer Reihe solcher Vorschriften des inzwischen über 30-jährigen Sohnes bestimmt wurde. Eine andere dieser Vorschriften verlangte, dass die Haustür, wenn er nach Hause komme immer doppelt mit zwei Schlössern abgeschlossen sein müsse, gleichgültig ob jemand zu Hause sei oder nicht. Die Eltern hatten sich zum einen aus Angst vor Zornesausbrüchen ihres Sohnes, zum andern aber auch aus dem Bemühen heraus, ihm Beweise ihres Verständnisses und ihrer Geduld zu erbringen, in ein System von derartigen Reglementierungen einbinden lassen, das ihre eigene persönliche Bewegungsfreiheit erheblich beeinträchtigte und ihnen den unbeschwerten Kontakt mit eigenen Freunden und Bekannten auch in ihren eigenen vier Wänden nahezu unmöglich machte.

Als der Proband nach Hause kam, vergewisserte er sich zunächst, ob alles seine Ordnung habe, begrüßte dann den Untersucher mit den Gebärden **Du falsch**, setzte sich in relativ kurzem Abstand vor ihn, wandte ihm jedoch den Rücken zu. Im weiteren Verlauf des Besuchs war es schließlich möglich, ihn zu einem Interview zu motivieren, dessen Videoaufzeichnung er sich jedoch verbat. Auch an den neuropsychologischen Untersuchungen hatte er keinerlei Interesse. Mit einigem Stolz lud er den Untersucher zu einer Besichtigung seiner Räume im Obergeschoß ein, die aus einem luxuriös ausgestatteten Badezimmer und einem großen Wohnraum bestanden und beide immer vollständig abgedunkelt waren. Das Wohnzimmer wurde zum großen Teil von einer gewaltigen Modelleisenbahnanlage eingenommen, die der Proband selber gebaut hatte und deren Konstruktion zweifellos beträchtliches Planungsgeschick voraussetzte. Die Anlage war liebevoll und überdetailliert mit idyllischen Landschaften aber auch mit städtischen „Regionen", maßstabsgetreuen Straßenzügen, Kirchen, Geschäftshochhäusern und Industrieanlagen ausgestattet. Auffällig war, dass es von vielen der besonders imponierenden Bauwerke jeweils Zweitexemplare gab, die zum Teil in die Anlage mit eingebaut waren, zum Teil aber in einer Art „Depot" beiseite standen. Die Anlage repräsentierte nach dem Eindruck des Besuchers zweifellos eine Welt, in der sich ihr Erbauer „zu Hause" fühlte, möglicherweise sogar die einzige Welt, in der diese Gewißheit für ihn erfahrbar war.

Die Gehörlosigkeit des Probanden war in seinem zweiten Lebensjahr gesichert und als kongenital bestehend eingeschätzt worden. Er war mit sechs Jahren in die Lernbehindertenklasse einer Gehörlosenschule eingeschult worden, die er als Internatsschüler besuchte, in der er vor allem sein handwerkliches Geschick schulte und die wesentlichen Lernanforderungen bewältigte. Im Sozialkontakt unter den Mitschülern wird er als zugleich sehr anhänglich und sehr reizbar geschildert. Ein markanter biographischer Knick fällt zeitlich mit dem sich ankündigenden Schulabschluß zusammen. Für die Zeit danach empfehlen die Lehrer eine Weiterbildung in einem Berufsförderungswerk für Hörbehinderte. In dieser Übergangszeit manifestieren sich Verhaltensweisen, die auf seine Umgebung befremdlich wirken und die in einer von seinem Vater verfaßten biographischen Skizze (des Patienten) folgendermaßen paraphrasiert werden: <<Seltsame Anwandlungen ... spricht mit jemand, der gar nicht da ist>>. In dieser Phase konvertiert der Patient von der katholischen zur evangelischen Kirche, da er sich von der Institution des „Fegefeuers" im katholischen Bekenntnis bedroht fühlt. Im Berufsförderungswerk manifestieren sich nach zunächst vielversprechendem Start zunehmende Verhaltensschwierigkeiten mit aggressiven und destruktiven Zügen, die schließlich im Gesamteindruck einer Überforderung zu seiner Entlassung führen. Von dort aus kehrt der Patient ins Elternhaus zurück, wo sich die Eltern alle Mühe geben, ihn mit spärlicher institutioneller Unterstützung in verschiedene beschützte Werkstätten in der Umgebung zu integrieren. In dieser Phase beginnt der Patient mit dem Ausbau der Modelleisenbahn, zugleich entwickelt sich das von außen betrachtet ausgesprochen fordernd und tyrannisch konstellierte System von Vorschriften, mit denen er die Bewegungsfreiheit der Eltern immer weiter einbindet. Als Ergebnis einer ambulanten kinder- und jugendpsychiatrischen Untersuchung wird eine Therapie mit Haloperidol empfohlen, Diagnose, Dosierung und Anwendungsdauer des Medikaments sind jedoch nicht dokumentiert.

12 Jahre nach dem Schulabschluß wird er in einer psychiatrischen Spezialabteilung für Gehörlose aufgenommen, wo eine Psychose aus dem schizophrenen Formenkreis diagnostiziert wird. Die hier initiierte Behandlung mit Perphenazin führt zunächst zu einem für die Angehörigen spürbaren Rückgang des für sie als „Mißtrauen" spürbaren Verhaltensaspekts. Diese Veränderung erweist sich aber als ausgesprochen instabil. Die Eltern bemühen sich um einen dauerhaften Platz in einer Übergangseinrichtung für Gehörlose. Ein mehrwöchiges Probewohnen in einer solchen Einrichtung verläuft ohne größere Komplikationen zur Zufriedenheit des Patienten, mündet aber in den Wunsch, dennoch nach Hause zurückzukehren, den ihm die Eltern nicht abschlagen wollen. Das Angebot der Einrichtung, zu gegebener Zeit einen neuerlichen Versuch zu unternehmen, wird von den Eltern dankbar angenommen und vom Patienten nicht grundsätzlich ausgeschlagen. Zum Zeitpunkt des Interviews stand ein solcher Versuch unmittelbar bevor. Im Anschluß an das Interview unternahm der Untersucher gemeinsam mit den Probanden und seinen Eltern einen Ausflug in eine nahegelegene Stadt, wo der Proband einige gehörlose Bekannte treffen wollte. Bei dieser Gelegenheit zeigte sich, dass der Proband sich im Kreis seiner Bekannten ausgesprochen gelöst bewegen konnte und den Kontakt sichtlich genoss. Dennoch wirkten seine gebärdlichen Kommunikationsmöglichkeiten deutlich dadurch eingeschränkt, dass er eine große Zahl von „Privatgebärden" benutzte, deren Bedeutung den anderen nur eingeschränkt zugänglich war.

Bei acht Patienten der kasuistischen Stichprobe fällt der Wechsel von der Schule zur Berufsausbildung oder von der Ausbildung ins Berufsleben zeitlich mit einem markierten biographischen „Knick" oder auch mit dem Beginn der psychotischen Erkrankung zusammen. In den meisten dieser Fälle führt dieser „Knick" zu einer Rückkehr ins Elternhaus und hier wiederum häufig zu einem emotional relativ hoch gespannten, von den Patienten ebenso verzweifelt wie auch fordernd betriebenen „Ringen um Identität".

Im Fall des kasuistisch bereits beschriebenen Patienten (Fall Nr.#35), der seine Ehefrau im Rahmen von psychotischen Entgleisungen angegriffen und verletzt hatte, werden aber auch einige hier von den Eltern ausgehende Tendenzen deutlich, ihren inzwischen erwachsenen Sohn auf eine angesichts der Vorgeschichte nicht ungefährlich anmutende Weise ins familiäre Protektorat „heimzuholen". Der Patient war nach dem zweiten Delikt zunächst in einer Maßregelvollzugsklinik behandelt und von hier aus mit der Genehmigung der Strafvollstreckungskammer unter einigen Auflagen in eine Spezialabteilung für psychisch kranke Gehörlose verlegt worden. Hier waren die Therapeuten bemüht, im Kontakt mit den Eltern die Notwendigkeit einer weiteren Förderung der Autonomie des Patienten zu unterstreichen und hatten - auch wegen einiger Sicherheitsbedenken angesichts der eindeutigen Beziehungsdelikte in der Vorgeschichte - den elterlichen Vorschlag abgelehnt, den Patienten doch recht bald zu ihnen zu entlassen. Darauf antwortete der (Adoptiv-)Vater in einem geharnischten Schreiben an die Klinik: <<Als ich vor xx Jahren J. (Name des Patienten) vom Vormundschaftsgericht zugesprochen bekam, war ich mir durchaus der Pflichten bewußt! Deshalb bin ich sehr verärgert, wenn Sie uns vorschreiben wollen, wie wir mit J. sprechen. Seine sehr guten Leistungen bisher dürften uns doch für unsere Erziehungsfragen, die ganz allein ich bestimmt habe, Recht geben. Ich muß in Gehörlosenkreisen lange suchen, um etwas gleichwä(e)rtiges zu finden. xx Jahre war J. verheiratet und brauchte nur unseren Rat. Jetzt braucht er jede erdenkliche Hilfe, gerade mit xx Jahren. Sie können sicher sein, dass ich J. noch einmal menschlich und beruflich aufbaue>>.

Insgesamt entwickelt sich bei denjenigen Patienten, die überhaupt einen Kontakt zu ihrer Herkunftsfamilie aufrechterhalten, dieser im Erkrankungsverlauf über weite Strecken mit einer ungewöhnlich hohen Kontaktdichte. Diese Entwicklung

ist in der Schizophrenieforschung als relativ typisch beschrieben und vor allem im Hinblick auf ihre verlaufsbestimmenden Auswirkungen untersucht worden (Leff & Vaughn 1985). Es sind vor allem zwei mit der Sozialisation Gehörloser recht spezifisch assoziierte Faktoren, die diese Entwicklung zusätzlich begünstigen, ihre Auswirkungen möglicherweise potenzieren:

- Gehörlose müssen höhere Schwellen überwinden, um Kontakte *außerhalb* des familiären Protektorats aufzunehmen und sie zu pflegen. Hierfür stehen ihnen mangels einer lautsprachlichen Minimalkompetenz nur die zeitlich begrenzten und räumlich häufig nur über größere Distanzen erreichbaren Möglichkeiten der Gehörlosenkultur zur Verfügung. Lebensgeschichtlich betrachtet bietet die Schulzeit für viele von ihnen die erste (und für einen großen Teil der untersuchten Patienten auch die einzige) Gelegenheit, sich in einem kommunikativ zugänglichen Umfeld zu bewegen und in seinem Rahmen Sozialkompetenz und Identität zu entwickeln.
- *Innerhalb* der Familie sind ihre kommunikativen Möglichkeiten von je her begrenzt, da ihre Angehörigen manuelle Kommunikationsformen allenfalls rudimentär beherrschen (vgl. auch Kammerer 1988: 121ff). Diese Situation begünstigt eher die Ausbildung „privatsprachlicher" Kommunikationspraktiken, sie fördert zudem die Tendenz, Beziehungen eher „agierend" als im engeren Sinne „kommunizierend" zu gestalten und auch derart zu erleben. Dialogische Umgangsformen, die es erlauben Näheverhältnisse differenziert zu regulieren, sind unter derartigen Rahmenbedingungen nur mit Einschränkungzu erwerben, stattdessen werden tiefgreifende und eher symbioseähnlich ausgerichtete Harmoniebedürfnisse, die mit dem Erleben „in einem Boot zu sitzen" zusammenhängen, eher gefördert.

Kapitelzusammenfassung

- Die kasuistische Betrachtung einzelner Verläufe führt zu der Hypothese, dass bei gehörlosen schizophrenen Patienten zwischen dem Beginn der psychiatrischen *Erkrankung* und dem Beginn der psychiatrischen *Behandlung* längere Zeiträume verstreichen. Dabei sind nicht nur diagnostische Unsicherheiten und Zweifelsfälle zu überwinden. Auch besondere Schwierigkeiten im Zusammenhang mit der Aufgabe, dem gehörlosen Patienten die Ziele und Inhalte der psychiatrischen Therapie verständlich zu machen, können zur Verlängerung der unbehandelten Latenzzeit beitragen.
- Operationalisiert man diese Latenzzeit als die Anzahl der zwischen Erkankungsbeginn und stationärer Erstaufnahme verstrichenen Jahre, so liegt sie in der Kernstichprobe (in rechtsschiefen Verteilungen) im Mittel zwischen zwei und fünf Jahren.
- Im Vergleich zur Kontrollgruppe hörender schizophrener Patienten fanden sich bei der retrospektiven Verlaufsrecherche der Kernstichprobe hochsignifikant häufiger Akte oder Androhungen von selbst- oder fremdaggressiver Gewalt.

- Nur wenige Probanden der Kernstichprobe sind im Laufe ihres Lebens längerfristige Partnerschaften eingegangen. Der Versuch, die biographische Bedeutung bestehender oder früherer Partnerschaften im Vergleich zur externen Kontrollgruppe hörender schizophrener Patienten zu operationalisieren, zeigt eine diskrete und nichtsignifikante Tendenz der gehörlosen Patienten zu niedrigerer Partnerschaftsstabilität.
- Einige Patienten zeigten eine mehr qualitativ als quantitativ „besonders" anmutende Affinität zu ihrer Herkunftsfamilie, in die sie im Anschluß an die Schulentlassung und den Verlust einer „angepaßten" Kommunikationsumgebung zurückgekehrt waren. Sie traten hier einerseits fordernd, andererseits aber auch tief verunsichert auf und beschränkten sich auf - von außen betrachtet - erstarrt wirkende, passiv-regressive Interaktionsformen.

3.3 Zum halluzinatorischen Erleben

Wie hier im einleitenden Kapitel bereits in Grundzügen dargestellt wurde, hat die Untersuchung halluzinatorischer Phänomene bei Patienten mit sensorischen Defiziten und insbesondere mit Gehörsstörungen in der psychiatrischen Forschung seit der Veröffentlichung der Kasuistiken von Köppe (1867) und Cramer (1896) besonderes Interesse hervorgerufen. Sie wurden gleichsam als Naturexperiment betrachtet, von dem man sich insbesondere eine Erhellung der Fragen nach dem Innenverhältnis zwischen Halluzination und sinnlicher Wahrnehmung erhoffte: Sind Halluzinationen Wahrnehmungen oder bilden sie - wie C. Schneider (1925: 74) formuliert hat - „völlig neue gegenständliche Erlebnisklassen"? Die Kompexität dieser Problematik läßt es angeraten erscheinen, der Darstellung der im Rahmen der Studie gesammelten Beobachtungen und Ergebnisse noch einmal einige Überlegungen zu ihrem theoretischen voranzuschicken:

3.3.1 Die Bedeutung des sensorischen Erfahrungsfundaments

Im Mittelpunkt des besonderen Interesses an halluzinatorischen Phänomenen bei Patienten mit sensorischem Defizit steht in aller Regel die Frage nach dem halluzinatorischen Erleben in derjenigen Modalität, in der aufgrund des sensorischen Defizits physiologische Wahrnehmung nicht oder nicht mehr möglich ist. Im Hinblick auf sekundär erworbene sensorische Defizite gilt es inzwischen als klinisch und empirisch gut belegt, dass diese das Auftreten von Halluzinationen, ganz besonders aber von paranoiden Syndromen begünstigen. Spätertaubte Patienten etwa beschreiben häufig und auch mit besonderer Prägnanz akustische Halluzinationen, die pathophysiologisch recht plausibel als Deprivationserscheinung gedeutet werden können (Fuchs 1993). Derartige Deprivationshalluzinosen bilden wie z.B. die Musikhalluzinose (Berrios 1990) oder das Charles-Bonnet-Syndrom (Podoll et al. 1989) nosologisch relativ abgeschlossene Einheiten, die mit anderen Psychosen und insbesondere mit den Schizophrenien psychopathologisch eher wenig verbindet.

Bei primären sensorischen Defiziten, also bei Patienten, die nie ein Erfahrungsfundament in der Verarbeitung sensorischer Stimuli einer bestimmten Modalität sammeln konnten, kommt den halluzinatorischen Erscheinungen ein anderer Stellenwert zu, da Deprivationstheorien als besondere Erklärungsmodelle weitgehend ausscheiden, hier stattdessen Fragen grundsätzlicherer Natur stellen:

Wie kann eine seit ihrer Geburt gehörlose junge Frau - wie eine schizophrene Patientin aus der Stichprobe GL-F20 (Fall Nr.#27) - darüber berichten, die Stimme ihrer Cousinen zu hören, die ihren Namen rufen? Weder die Stimmen ihrer Cousinen noch ihren eigenen Namen hat sie jemals zuvor gehört und „erkennt" dennoch beides halluzinatorisch wieder. Auf Nachfage stellt sich heraus, dass die Patientin im „wirklichen" Leben gar keine Cousinen hat. Die gleiche Patientin berichtete bei anderer Gelegenheit darüber, von Stimmen, die sie nicht zu identifizieren vermochte, beschimpft worden zu sein. Auch die Erfahrung, mit Worten beschimpft zu werden, die sie ausschließlich „hört" ohne sie von den Lippen eines Sprechers abzulesen, hatte sie noch niemals gemacht. Gleichwohl vermochte sie das „Gehörte" aber als Beschimpfung zu deuten.

Eine im dritten Lebensjahr meningitisch ertaubte Patientin (Fall Nr.#31) berichtet im Interview, in den zurückliegenden akut psychotischen Erkrankungsphasen - und nur in diesen - ebenfalls Stimmen gehört zu haben, die wiederholt ihren Namen riefen, ihr außer dem Namen aber sonst nichts mitzuteilen vermochten. Die Stimmen seien unangenehm laut gewesen.

Ein anderer, ebenfalls kongenital gehörloser Patient (Fall Nr.#39) berichtete, er höre Radiostimmen, die ihm sagten, was zu tun sei.

Ein mit 10 Monaten meningitisch ertaubter Patient (Fall Nr.#11) klagte kurz nach der Aufnahme im Krankenhaus darüber <<jemand unterhalte sich und sage, er sei schmutzig und faul>>.

Eine weitere Patientin aus der Stichprobe GL-F20 (Fall Nr.#5) verleugnete als Folge des halluzinatorischen Erlebens ihre - wahrscheinlich hereditäre - Gehörlosigkeit. Sie höre nämlich - so insistierte sie - auf dem rechten Ohr ganz gut, vor allem das, was die Nachbarn über sie reden würden. Im Aufnahmegespräch in der Klinik verbat sie sich, mit Gebärdensprache angesprochen zu werden, machte aber selber durchaus regen Gebrauch davon.

Betrachtet man die Halluzination einmal - der Anregung C. Schneiders folgend - als eine „neue gegenständliche Erlebnisklasse", so wirft das Beispiel der akustischen Halluzinationen primär Gehörloser die Frage auf, ob in dieser Klasse sinnliches Erleben auch ohne jedes sensorische Erfahrungs-"Fundament" möglich ist. Allein diese *Möglichkeit* impliziert noch lange nicht, dass derartige Erfahrungs-"Fundamente" für das Problem der Halluzination keine besondere Bedeutung hätten. Auch hierfür läßt sich aus dem Beispiel einer gehörlosen Patientin zumindest kasuistische Evidenz gewinnen, bei der die Erfahrung als Lerngeschichte sinnlicher Wahrnehmung möglicherweise sogar zu einer Art „Kontamination" sinnlicher Modalitäten führt:

Die Patientin (Fall Nr.#28) hatte während einer zurückliegenden schizophrenen Episode darüber berichtet, dass ihre Mutter <<durch ihr eigenes rechtes Auge mit

ihr gesprochen>> habe. Im Interview auf diese Symptomatik angesprochen erklärte die Patientin, dass sie manchmal immer noch damit zu kämpfen habe und präzisierte: **Ja, meine Mutter beschimpft mich. Ich sehe ihr Gesicht. Ihre Augen sprechen. Die Augen plappern richtig. Das ist wahr. Manchmal (redet sie) gut und manchmal schlecht (über mich).** Da die Gebärde für „plappern" pantomimisch auf das Öffnen und Schließen der Lippen Bezug nimmt, *kann* man das Erleben der Patientin im Lichte ihrer eigenen Erklärung eher als eine optische Halluzination deuten, obwohl in der Schilderung ausdrücklich von **Sprechen** und **Schimpfen** die Rede ist. Die Patientin „liest" das Öffnen und Schließen der Augen der halluzinierten Mutter so wie sie sonst die Lippen lautsprechender Gesprächspartner „liest".

Erstmals kasuistisch von Remvig (1969c: 116) beschrieben wurde eine Form optischer Halluzinationen, bei der die gehörlosen Patienten andere Personen halluzinieren, die gebärdensprachlich mit ihnen kommunizieren. Im Fall des von Remvig beschriebenen Patienten entwickelte sich daraus sogar ein dialogischer Austausch zwischen ihm und dem halluzinierten Partner. In der hier untersuchten kasuistischen Stichprobe kam dieses Phänomen sechsmal (bei fünf verschiedenen Patienten; vgl. Tab. 3.6) vor.

Im Fall (Nr.#45) eines Patienten der Stichprobe GL-F20 findet sich im Krankenblatt der Klinik eine anschauliche Beschreibung darüber, wie er in der Zeit der stationären Behandlung von einem halluzinierten (Gebärden-) Gesprächspartner vom Mittagessen abgehalten wird. Er sei <<nicht in der Lage geregelt zu essen. Sein „Gesprächspartner" beeinträchtigt ihn so sehr, dass er sein Essen kalt werden läßt. In einer „Gesprächspause" ißt er sehr schnell große Mengen>>. Der gleiche Patient gebärdete auch zu Beginn des Interviews vom Interviewer abgewendet in die Richtung einer Ecke des Zimmers: **Sei still, nicht plaudern, still, ich überlege Haus, plaudern von früher, ich plaudern, nein ganz bestimmt nicht.** Dann wendete er sich dem Untersucher zu und erklärte sich zum Interview bereit, ohne in dessen weiterem Verlauf noch weiteren Kontakt mit der Zimmerecke zu unterhalten. Auf die Frage, ob er dort jemanden wahrnehme, wollte er keine Auskunft geben.

3.3.2 Das Problem des „adäquaten" auslösenden Reizes

In systematischen Darstellungen der Psychopathologie werden Halluzinationen häufig als Wahrnehmungs-Analoga ohne adäquaten auslösenden Reiz beschrieben, dessen Nichtvorhandensein als eine Besonderheit zunächst nur von einem außenstehenden Beobachter bemerkt wird, nicht aber vom Halluzinierenden selber. Gleichwohl werden Hallluzinationen von den Kranken häufig als *andersartig* im Vergleich zu den regulären, reizinduzierten Wahrnehmungen erlebt, die sie aus gesunden Tagen kennen, und die die halluzinatorischen Erlebnisse ja auch in der Krankheit weiterhin begleiten. Die Patienten tun sich schwer damit, diese Erlebnisse zu beschreiben. Sie sind dabei auf Umschreibungen, bisweilen metaphorische Analogiebildungen angewiesen, die den Eindruck reflektieren, dass Halluzinationen einerseits in vielerlei Hinsicht *ähnlich wie* reizinduzierte

Wahrnehmungen, andererseits aber auch von diesen unterscheidbar erlebt werden, auch wenn die Kranken auf das Unterscheidungskriterium „nicht reizinduziert“ gar nicht zurückgreifen können und ihnen die Orientierungsmöglichkeiten kritischer Realitätsprüfung versagt bleiben, da das halluzinatorisch Wahrgenommene für sie fraglos Realitätscharakter hat.

Das Kriterium der Abwesenheit *adäquater* auslösender Reize impliziert nicht unbedingt, dass perzeptive Prozesse die Manifestation von Halluzinationen nicht mit beinflussen könnten. So haben etwa Margo et al. (1981) gezeigt, dass sich das Auftreten akustischer Halluzinationen schizophrener Patienten mit der systematischen Veränderung der akustischen Umgebungsreize ebenfalls systematisch verändern läßt.[40] Weiter noch in der Gewichtung von Reizen für das Zustandekommen von Halluzinationen gehen die sogenannten „input theories of hallucinations“, über die Frith (1992: 68) referiert: „In their most concrete form, input theories of hallucinations state that a hallucination occurs when an external stimulus is misperceived.“

Damit wird ein auf Esquirol, den Inaugurator des psychiatrischen Halluzinationsbegriffs zurückgehender terminologischer Differenzierungsversuch weitgehend aufgehoben, den auch Jaspers aufgriff, als er vorschlug, Halluzinationen von Illusionen zu unterscheiden und die letztgenannten in folgender Weise definierte: „Illusionen nennt man alle aus realen Wahrnehmungen durch Umbildung entstandenen Wahrnehmungen, in denen sich äußere Sinnesreize mit reproduzierten Elementen so zu einer Einheit verbinden, dass die direkten von den reproduzierten nicht unterscheidbar sind“ (Jaspers 1953: 55). Halluzinationen waren dagegen für Jaspers „leibhaftige Trugwahrnehmungen, die nicht aus realen Wahrnehmungen durch Umbildung, sondern völlig neu entstanden sind, und die neben und gleichzeitig mit realen Wahrnehmungen auftreten“ (Jaspers 1953: 57).

Frith (1992: 71ff.) selber favorisiert ein zu den „input theories“ in verschiedener Hinsicht komplementäres Modell, welches halluzinatorische Erlebnisse mit primär „inneren“ - leider im Rahmen des Modells nicht sehr weit konkretisierten, zum Teil der Informationsverarbeitung dienenden, zum Teil als eine Art Zwischenergebnis der Antizipation planvollen Handelns anfallenden - Ereignissen in Zusammenhang bringt. Im Hinblick auf die Manifestation akustischer Halluzinationen konkretisiert er diese Ereignisse als „inner speech“. Akustische Halluzinationen werden im Rahmen des Modells als Manifestation von „inner speech“ gedeutet, welche, da ihre innere Herkunft als solche nicht erkannt wird, irrtümlich der Außenwelt zugeordnet werden. Frith illustriert seine Theorie unter anderem auch am Beispiel akustischer Halluzinationen prälingual gehörloser Schizophrener und begründet deren erstaunliche Häufigkeit damit, dass auch Gehörlose, da sie ja kommunizieren, auch (laut- und/oder gebärden-) sprachgebundene Informationsverarbeitungsprozesse und Antizipationen sprachlichen Handelns vollziehen, mithin auch über „inner speech“ verfügen.

---

[40] Spitzer (1988: 34ff.) gibt eine Übersicht über weitere Versuche, diesem Zusammenhang auch im Hinblick auf andere sensorische Modalitäten experimentell nachzugehen.

3.3.3 Das Problem physiologisch nicht perzipierbarer „Wahrnehmungen"

Halluzinationen werden unter anderem auch deshalb als Analoga von Wahnehmungen modelliert, weil sie sich wie diese innerhalb der Grenzen sensorischer Modalitäten entwickeln, sich als akustische, optische, haptische, olfaktorische, gustatorische oder somatosensorische Halluzinationen qualitativ unterscheidbar präsentieren. Im klinischen Alltag werden die Genauigkeit, mit der solche Differenzierungen möglich sind und die Bedeutung, die ihnen zukommt, wahrscheinlich häufig überschätzt. In psychiatrischen Krankenblättern halluzinierender Patienten findet man regelmäßig einen Vermerk zur sensorischen Modalität, aber nur wesentlich seltener den Versuch einer thematischen oder inhaltlichen Beschreibung. Betrachtet man die Schilderungen der Patienten etwas genauer, so zeigt sich, dass die Zuordnung zu einer Modalität häufig nur sehr grob möglich ist und dass sie immer problematischer wird, je weiter sich der Erlebnischarakter des Halluzinatorischen vom Analogon der *Wahrnehmung* entfernt und sich auf ein Analogon von *Vorstellung* zubewegt, sich damit zugleich psychopathologisch dem Wahnhaften annähert.

So erscheint die zu Beginn seiner vierten schizophrenen Erkrankungsepisode geäußerte Klage eines gehörlosen Patienten (Fall Nr.#51) aus der Stichprobe GL-F20, im Treppenhaus seiner Wohnung und auch in der psychiatrischen Institutsambulanz rieche es nach Drogen, zunächst einmal als olfaktorische Halluzination klassifizierbar. Diese Zuordnung führt aber zu der Frage, ob denn Drogen überhaupt einen charakteristischen, für das menschliche Sensorium perzipierbaren Distanzgeruch haben, der sich in einem Treppenhaus oder einer Ambulanz ausbreiten könnte. Außer für den Verbrennungsgeruch mancher Inhalationsdrogen wird man diese Frage wohl verneinen müssen. Die olfaktorische Halluzination von etwas olfaktorisch nicht perzipierbarem ist mit dem Halluzinationsbegriff, wie eng auch immer man ihn faßt, ohne Weiteres vereinbar. Dennoch erscheint sie strukturell vom Analogon der Wahrnehmung schon ein Stück weiter entfernt als etwa die vom gleichen Patienten in einer vorhergehenden (der zweiten von vier) Erkrankungsepisode geäußerte Klage, an seinem Arbeitsplatz rieche es nach einem unangenehmen Parfüm. Noch wesentlich weiter vom Wahrnehmungsmodell weg und zum Vorstellungsmodell hin - und damit auch zur Sphäre des Paranoiden - führen in der Regel die Leibhalluzinationen, welche zwar theoretisch der somatosensorischen Modalität zugeordnet werden könnten, de facto aber nur selten mit sensorisch perzipierbaren Erscheinungen in Zusammenhang zu bringen sind. So hatte der hier kasuistisch beschriebene Patient auch mit der Angst zu kämpfen, in sein Gehirn könnten Computer eingebaut worden sein. Zuvor hatte er - zu Beginn der dritten Episode - darüber geklagt, zu einem „Biocomputer" umgebaut worden zu sein, künstliche Sensoren in der Nase und keinen natürlichen Herzschlag mehr zu haben. Wichtig ist nun, dass der Patient seine Sorge *auch* an einem für ihn selbst charakteristischen Körpergefühl festmachte, dass also die insgesamt psychopathologisch schon mehr paranoid als halluzinatorisch anmutende Symptomatik immer noch mit einer wahrnehmungs-analogen Erlebniskomponente in Verbindung stand. Der Patient war im Übrigen technisch vielseitig interessiert und versiert und führte bei der Aufnahme im Krankenhaus einen - nach dem Eindruck der behandelnden Ärzte funktionsfähigen - Geigerzähler in seinem Gepäck. Beim Interview im Rahmen der Studie zeigte er sich als interessierter und auskunftsbereiter Gesprächspartner, verbat sich jedoch (als einer von insgesamt zwei Probanden der Stichprobe GL-F20) die Videoaufzeichnung des Interviews.

Spitzer (1988) diskutiert am Beispiel „szenische(r) Halluzinationen, die sich auf mehrere Modalitäten erstrecken und die taktile Modalität einschließen" die Frage, ob der Halluzinationsbegriff hier überhaupt noch anwendbar erscheint. Er faßt die für eine solche Anwendung sprechenden Argumente zusammen:

„Man würde derartige ganzheitlichen Erlebnisse gleichsam begrifflich auseinanderreißen, wenn man nicht die Möglichkeit hat, sie einheitlich durch den Ausdruck „Halluzination" zu bezeichnen. Man müßte dann von optischen und akustischen Halluzinationen sowie zusätzlich bestehenden abnormen Empfindungen im taktilen Bereich sprechen und könnte die Gesamterscheinung nicht als eine Halluzination auf mehreren Modalitäten bezeichnen bzw. den Patienten nicht beschreiben als einen, der szenisch in mehreren Modalitäten halluziniert. Da das Erleben des Kranken (Beispiele: aus dem Fenster geworfen werden; die Hand des Teufels sehen, ergreifen und drücken; mit jemandem Geschlechtsverkehr haben) in diesen Zuständen offensichtlich einheitlich ist und wir die Modalitäten umgangssprachlich zunächst ohnehin nicht trennen, fällt es uns schwer, diese Einheitlichkeit gleichsam zu durchbrechen, zu zerschneiden, indem wir den Halluzinationsbegriff zur Kennzeichnung von Schmerzen oder taktilen Empfindungen für unzulässig erklären" (Spitzer 1988: 281; Hervorhebungen entfernt).

Eine Patientin (Fall Nr.#3) klagte, sie höre <<eine Lachbombe im Magen>>,[41] während einer späteren Erkrankungsepisode <<den Schrei von Babies, die aus dem Himmel kommen>>. Wiederum während einer späteren Episode beschrieb sie ein <<großes Ohr an meinem Brustkorb, das senkt und dehnt sich merkwürdig>>.

3.3.4 Zur Frage der relativen Repräsentation halluzinatorischer Modalitäten

Das bislang präsentierte kasuistische Material hat in einigen Ansätzen deutlich gemacht, dass das Ausbleiben akustischer Afferenzen bei gehörlosen Patienten auch die Repräsentation der übrigen sinnlichen Modalitäten im halluzinatorischen Erleben beeinflussen kann. Will man das „Naturexperiment" der Schizophrenien Gehörloser, hier insbesondere seine Aufschlüsse zum Problem des halluzinatorischen Erlebens, über die kasuistische Perspektive hinaus empirisch nutzen, so stellt sich insbesondere die Frage nach der *relativen Häufigkeit der halluzinatorischen Modalitäten.* Bevor wir diese Frage aus dem besonderen Blickwinkel der Schizophrenien Gehörloser betrachten erscheint es zweckmäßig, die wesentlichen

---

[41] Die seiner Einschätzung nach keineswegs seltene Tendenz (hörender) Schizophrener, den Ursprung akustischer Halluzinationen im eigenen Körperinneren wahrzunehmen beschreibt auch Eugen Bleuler (1978: 82).

und keineswegs einheitlichen Ergebnisse zu dieser Frage aus Untersuchungen bei hörenden Patienten in Erinnerung zu rufen:

Spitzer (1988: 467ff) hat in einer Übersichtsdarstellung 59 empirische Studien kompiliert, in denen die relativen Häufigkeiten halluzinatorischer Modalitäten in größeren Stichproben verschiedener psychiatrischer Erkrankungen untersucht worden sind. 23 dieser Studien sind ausschließlich oder schwerpunktmäßig der Untersuchung schizophrener Patienten gewidmet. Trotz einiger Divergenzen kristallisiert sich dabei eine recht charakteristische Verteilung heraus:

- Die bei schizophrenen Patienten mit einigem Abstand relativ häufigste halluzinatorische Modalität ist die akustische.
- Die akustische wird in aller Regel etwa doppelt so häufig beschrieben wie die zweithäufigste Modalität, welche meist die optische ist. Deutlich mehr als die Hälfte der untersuchten schizophrenen Patienten haben akustische und weniger als die Hälfte der Patienten haben optische Halluzinationen.
- Die relative Häufigkeit der übrigen Kategorien variiert um größere Beträge, wobei ein großer Teil dieser Varianz damit zusammenhängt, dass die Grenzen dieser Kategorien unterschiedlich operationalisiert werden. Vor allem die Differenzierung zwischen „haptischen", „taktilen" „somatischen" und „Leibhalluzinationen" und deren Beziehung zu den „Coenästhesien" wird unterschiedlich gefaßt. Wenn Coenästhesien als eigenständige Kategorie erfaßt werden, dann bilden sie meist die dritthäufigste Kategorie und werden bei etwa einem Fünftel der untersuchten Patienten beobachtet.[42]Wenn taktile und/oder haptische Halluzinationen als eigenständige Kategorie im Sinne „äußeren Berührtwerdens" operationalisiert werden, dann kommen sie bei bis zu einem Zehntel der untersuchten Patienten vor.
- Auch olfaktorische und gustatorische Halluzinationen kommen jeweils bei bis zu einem Zehntel der untersuchten schizophrenen Patienten vor.

Empirische Daten zur relativen Häufigkeit halluzinatorischer Modalitäten bei gehörlosen Schizophrenen sind bislang nur in eher rudimentärer Form verfügbar. Es gibt nur wenige Untersuchungen, deren Stichprobengrößen über den Umfang kasuistischer Darstellungen hinausgehen. In ihnen sind Angaben über die relative Häufigkeit der halluzinatorischen Modi meist von relativierenden Kommentaren begleitet, die auf die besonderen Probleme der Zuordnung geschilderter Halluzinationen zu einzelnen sinnlichen Modalitäten hinweisen. So schreibt z. B. Altshuler, über die bislang größte untersuchte Stichprobe von 57 gehörlosen schizophrenen Patienten, die zwischen 1966 und 1969 im Rockland State Hospital, der weltweit ersten Spezialabteilung für psychisch kranke Gehörlose, behandelt wurden:

„Of the 57 deaf schizophrenic patients (...) 22 hallucinated - and 17 of these patients described *some sort of auditory phenomena.* To be shure, minute scrutiny might suggest that the words were felt rather than heard, or that vibration rather than sound was involved." (Altshuler 1971: 1522; Hervorhebung von K.S.).

[42] Eine deutliche Ausnahme von dieser Regel findet sich in der Studie von Huber et al. (1979: 81) in der 363 von 502 untersuchten Patienten - in einer mehrere Jahrzehnte umfassenden Katemnesezeit - coenästhetische Symptome zeigten.

Critchley et al. (1981) berichten über ihre wesentlich kleinere, am Wittingham Hospital, der ersten europäischen Spezialabteilung untersuchte Stichprobe mit ähnlich vorsichtigen Formulierungen:

„Ten out of 12 prelingually profoundly deaf schizophrenic patients described experiences which in hearing patients would be regarded as auditory hallucinations. Many of the patients used the sign for talk or talking to describe experiences wich were not clearly auditory or visually communicated (by finger spelling or sign language). Their exact subjective experiences were difficult to determine. Experiences considered to be heard or described as voices were set in a background of haptic hallucinations, passivity phenomena and delusions often of paranoid type. The true nature of these phenomena was often also in doubt. In one instance in which the patient described the voice as 'like a bell', it is possible, that she might have based her experience (whether hallucinatory or delusional) on auditory experiences related to a degree of residual hearing. Visual hallucinations were described by 10 out of 12 patients also. Some of the visual experiences were of a scenic nature, but others included visual communication“ (Critchley et al. 1981: 31).

Evans & Elliott (1981) dokumentieren im tabellarischen Teil ihrer retrospektiven Untersuchung von 13 gehörlosen schizophrenen Patienten, dass bei sieben von ihnen visuelle und bei jeweils drei Patienten optische und somatische Halluzinationen beobachtet worden seien. Die Autoren kommentieren dann in der Diskussion:

„In the current sample, hallucinatory experiences tended to be visual, haptic and somatic. They were auditory only in those patients who at some point in their lives had experienced sound to some degree“ (Evans & Elliott 1981: 790).

Brosch & Kampert (1991) überblicken in ihrem ersten Erfahrungsbericht der Spezialabteilung in Lengerich eine Stichprobe von 82 stationär behandelten psychiatrisch Erkrankten Gehörlosen, von denen 19 mit der Diagnose „Schizophrenie“ entlassen wurden. Ohne sich hierbei ausdrücklich auf schizophrene Patienten zu beziehen äußern sich die Autoren zum Gewicht akustischer Halluzinationen in ihrer Relation zu anderen Modalitäten zusammenfassend:

„Bei der diagnostischen Prüfung auf Halluzinationen oder Wahnwahrnehmungen ist daran zu denken, dass der akustische Kanal bei Gehörlosen quasi durch den optischen ersetzt wird. Ein Gehörloser kann die Frage nach Stimmenhören wahrheitsgemäß verneinen, obwohl er lebhafte Fremdbeeinflussungserlebnisse hat. Es gibt zwar auch eine Reihe gehörloser Patienten, die über als akustische Empfindung wahrgenommenes Stimmenhören berichten und das manchal auch deutlich von gebärdensprachlicher Unterhaltung differenzieren („Sprechen, nicht Plaudern“)[43], in der Regel wird es sich jedoch um optische Halluzinationen handeln, bei denen der Patient jemanden gebärden oder die Lippen bewegen sieht. Anderer-

[43] Das Lexem „plaudern“ wird bisweilen von Gehörlosen als lautsprachliches Synonym für „gebärden“ verwendet. Viele lehnen den Begriff aber auch ab, da er ursprünglich pejorativ geprägt wurde und in der Gehörlosenschule, in der die gebärdliche Kommunikation traditionell verpönt war, das „Plaudern“ als belanglos, unverbindlich, wenig kommunikationstauglich gegenüber dem „Sprechen“ denunzieren sollte.

seits beobachteten wir bei den Patienten der Gehörlosenstation als relativ häufiges paranoides Symptom, dass über Störungen durch laute Geräusche geklagt oder behauptet wurde, Radio hören zu können" (Brosch & Kampert 1991: 162).

In einer Stichprobe aus 17 prälingual gehörlosen schizophrenen Patienten fanden jüngst Du Feu & McKenna (1999) zehn Patienten mit typischen akustischen Halluzinationen (ersten Ranges im Schneiderschen Sinne), neu mit optischen, acht mit somatischen und drei mit olfaktorischen Halluzinationen. Von allen bislang zitierten Autoren vertreten sie am nachdrücklichsten die Hypothese, dass akustische Halluzinationen auch im engeren Sinne keine physiologische Hörerfahrung voraussetzen.

3.3.5 Eigene Ergebnisse [44]

Bei 35 von 48 Probanden der Ausgangs-Stichprobe GL-F20 ließen sich - aus fremdanamnestischen Angaben, klinischen Dokumenten oder der Erinnerung und Schilderung der Probanden selbst - halluzinatorische Symptome in der Vorgeschichte sichern. Aktuell waren nur drei von ihnen davon betroffen. Zwei Probanden hatten während des Interviews optische Halluzinationen und wurden dadurch auch abgelenkt und beeinträchtigt. Eine weitere Probandin berichtete, auch in letzter Zeit regelmäßig **störende** Trugwahrnehmungen zu erleben. Sie fühle sich dadurch aber nicht - wie in den zurückliegenden akuten Erkrankungsphasen - sonderlich beeinträchtigt oder gar bedroht. Eine quantifizierbare Übersicht über die Repräsentation halluzinatorischer Modalitäten in den hier untersuchten Stichproben gehörloser Schizophrener ließ sich aus den Interviewdaten aber nicht gewinnen. Die Erinnerungen der Probanden erschienen zu fragmentarisch, wohl auch zu sehr traumatisiert getönt, um das Vereinzelte vom Regelmäßigen repräsentativ zu differenzieren. Die Frage nach der relativen Häufigkeit der einzelnen Modalitäten des halluzinatorischen Erlebens wurde über den Umweg einer Auswertung der *Krankenblattdaten* untersucht. Dazu wurden alle verfügbaren Unterlagen systematisch daraufhin überprüft, ob und in welcher Art in ihnen halluzinatorische Störungen beschrieben sind. Diese Beschreibungen wurden dann nach einem weiter unten näher zu erläuternden Klassifikationsschema ausgewertet. Diese Auswertung hatte vor allem das Ziel, die Gewichtung der einzelnen sensorischen bzw. pseudosensorischen Modalitäten im halluzinatorischen Erleben der Patienten näher bestimmen zu können. Da die beschriebenen Symptome anhand der Krankenblattdaten auch chronologisch einzelnen psychotischen Episoden zugeordnet werden konnten, war es mithin auch möglich, die relative Gewichtung der einzelnen Modalitäten zumindest annäherungsweise auch im Langsschnitt zu erfassen. Dabei muß wohl auch bedacht werden, dass der Dokumentation psychischer Befunde in Krankenblättern fraglos ein grobes Raster zugrundeliegt und erhebliche Unter-

[44] Mit ähnlicher Methodik erhobene Daten einer größeren Stichprobe von n=67 Patienten, in die neben den Probanden der vorliegenden Studie noch weitere 19 Probanden eingingen, die von Ko-Autoren untersucht wurden waren, wurden bereits an anderer Stelle veröffenlicht (Schonauer et al. 1998a).

sucher-abhängige Varianzquellen in sich birgt. Andererseits erschien eine Auswertung dieses Materials in Ermangelung von kontinuierlich prospektiv und mit stanadardisierten Instrumenten erhobenen Daten zumindest lohnenswert.

Die Krankenblattunterlagen aller Patienten der kasuistischen Stichprobe (die ja die Probanden der Stichprobe GL-F20par mit einschließt, vgl.

Abbildung 5) wurden mit dem Ziel, die relative Häufigkeit halluzinatorischer Modalitäten möglichst ausgewogen und repräsentativ zu bestimmen, in folgender Weise systematisch ausgewertet:

Die grundlegende Beobachtungseinheit der Zählung und mithin auch der Bestimmung relativer Häufigkeiten war nicht der einzelne Patient, sondern die *Manifestation einer halluzinatorischen Modalität innerhalb einer einzelnen Erkrankungsepisode*. Es wurde zunächst für jede einzelne psychotische Episode überprüft, ob in ihrem Rahmen halluzinatorische Symptome dokumentiert sind. Sobald in einer bestimmten psychotischen Episode im Krankenblatt eine halluzinatorische Symptomatik befundet wurde, wurde diese im Hinblick auf ihre Zuordnung zu den einzelnen sensorischen Modalitäten (akustisch, optisch, somatosensorisch, olfaktorisch, gustatorisch) klassifiziert und als halluzinatorische Manifestation dieser Modalität in der jeweiligen Episode „gezählt“. Modalitätsübergreifende Halluzinationen wurden entsprechend mehrfach klassifiziert und gezählt. Die Bezugnahme auf die einzelne psychotische Episode statt auf den einzelnen Patienten hatte das Ziel, das relative Gewicht der einzelnen Modalitäten auch im Krankheitsverlauf angemessen mit zu berücksichtigen. Bei der Bezugnahme auf den einzelnen Patienten hätte bespielsweise eine im gesamten Verlauf einmalige akustische Halluzination das gleiche Gewicht gehabt wie die im Verlauf verschiedener Episoden regelmäßig wiederkehrende Manifestation optischer Halluzinationen. Andererseits wurde die halluzinatorische Manifestation einer bestimmten Modalität innerhalb einer Erkrankungsepisode nur einmal gezählt, auch wenn sie im Krankenblatt für den Episodenzeitraum wiederholt befundet wurde. Dieses Vorgehen erschien deshalb sinnvoll, weil die Schilderung bestimmter Symptome in den Krankenblättern nur selten konkreten Zeitpunkten innerhalb der Episode zugeordnet werden, so dass wiederholte Befundungen hier nicht unbedingt auf die wiederholte Manifestation des beschriebenen Symptoms schließen lassen. Gleichwohl ist es möglich, dass die selteneren Halluzinationsformen durch diesen Weg der Operationalisierung quantitativ artefiziell „aufgewertet“ werden.

Schließlich galt es noch zu berücksichtigen, dass die halluzinatorischen Symptome in den Krankenblättern mit sehr unterschiedlicher Präzision beschrieben sind: Bisweilen werden die halluzinatorischen Symptome im Krankenblatt ohne nähere Begründung oder inhaltliche Konkretisierung einzelnen Modalitäten zugeordnet. In den ausgewerteten Krankenblättern insgesamt recht häufig finden sich aber auch genauere Angaben über die Inhalte der von den Patienten berichteten halluzinatorischen Wahrnehmungen. Deshalb galt es, bei der Auswertung der Krankenblätter eine Systematik anzuwenden, die sowohl die unterschiedlichen Präzisionsniveaus der Schilderung als auch die weiter oben geschilderten Operationalisierungsprobleme bei der Klassifikation halluzinatorischer Symptome berücksichtigt.

In der gesamten kasuistischen Stichprobe (n=48 Probanden) werden in 83 (von 238) psychotischen Epidsoden halluzinatorische Symptome erinnert oder beschrieben. Da innerhalb einzelner Episoden häufig mehrere sinnliche Modalitäten nebeneinander - und bei modalitätsübergreifenden Halluzinationen auch *gleichzeitig* - repräsentiert waren, wurden insgesamt 111 halluzinatorische Manifestationen (pseudo-) sensorischer Wahrnehmung gezählt. Tabelle 11 zeigt die Klassifikationssystematik sowie die Verteilung der absoluten Häufigkeiten der einzelnen Kategorien, Abbildung 14 zeigt die relativen Häufigkeiten der Repräsentation der einzelnen Modalitäten, differenziert nach der in Tabelle 11 aufgeschlüsselten Systematik in dieser Grundgesamtheit als Kreisdiagramm.

Tabelle 11: Systematik halluzinatorischer Modalitäten und absolute kategoriale Häufigkeiten in der kasuistischen Stichprobe. n= Manifestation einer halluzinatorischen Modalität in einer psychotischen Krankheitsepisode.

Kategorie	n
AK1: akustische Halluzinationen, nur als solche klassifiziert, über deren Inhalt aber nichts mitgeteilt wird:	n=14
AK2: akustische Halluzinationen, deren Inhalt näher konkretisiert wird.	
AK2.1: Wahrnehmung von Stimmen.	
AK2.1.1: Stimmen mit Angaben über kommunizierte Inhalte:	n=12
AK2.1.2: Stimmen ohne Angaben über kommunizierte Inhalte:	n=12
AK2.2: akustische Wahrnehmung ohne Stimmen (Geräusche, Akoasmen):	n= 3
Akustische Halluzinationen insgesamt:	➔n=41
OPT1: optische Halluzinationen, nur als solche klassifiziert, über deren Inhalt aber nichts mitgeteilt wird:	n=14
OPT2: optische Halluzinationen, deren Inhalt näher konkretisiert wird.	
OPT2.1: Wahrnehmung optisch kommunizierter Inhalte (durch Lippenlesen und/oder Gebärdensprache):	n= 6
OPT2.2: optische Wahrnehmungen ohne (sprachlichen) Kommunikationscharakter:	n=17
Optische Halluzinationen insgesamt:	➔n=37
LEIB1: Leibhalluzinationen, die nur als solche klassifiziert, aber nicht weiter differenziert werden:	n= 3
LEIB2: Leibhalluzinationen, die beschreibend differenziert werden in:	
LEIB 2.1: **haptische** Halluzinationen (äußeres Berührtwerden ohne „viszeralen" Charakter):	n=11
LEIB 2.2: Coenästhesien:	n=15
Leibhalluzinationen insgesamt:	➔n=29
OLF: **olfaktorische Halluzinationen:**	➔n= 3
GUS: **gustatorische Halluzinationen:**	➔n= 1
Summe:	n=111

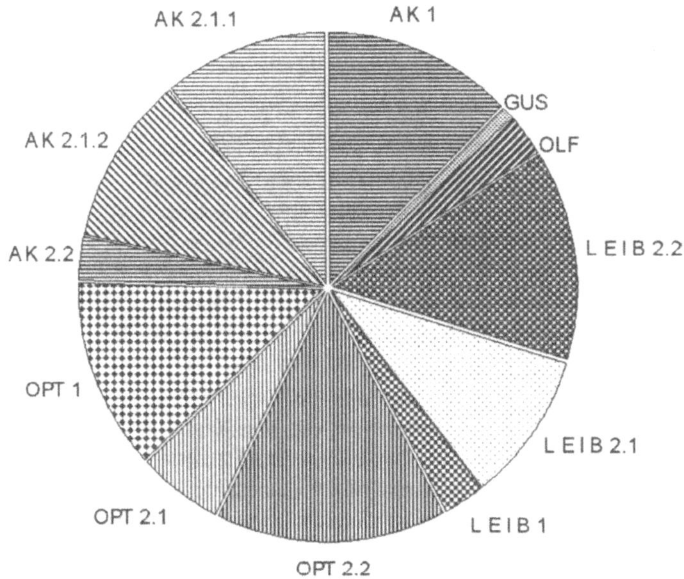

Abbildung 14: Relative Häufigkeiten sensorischer Modalitäten in der Grundgesamtheit von 131 halluzinatorischen Manifestationen in der kasuistischen Stichprobe.

Diese sozusagen im Reflex des klinisch-psychiatrischen Blicks gewonnenen Daten zeichnen ein immer noch grobes, aber im Vergleich zu den bislang verfügbaren Untersuchungen doch schon weiter differenziertes Bild. Sie bestätigen und konkretisieren einige der bereits etablierten Hypothesen:

- Über alle Modalitäten verteilt sind halluzinatorische Symptome bei prälingual gehörlosen Patienten mit schizophrenen Psychosen nicht seltener als bei hörenden Patienten.
- Akustische Halluzinationen kommen bei - auch kongenital - gehörlosen Patienten mit schizophrenen Psychosen, die naturgemäß über kein sensorisches Erfahrungsfundament verfügen können, in der psychopathologisch am „Standardmodell" hörender Patienten beschriebenen und entwickelten Weise regelmäßig vor.
- Die akustische ist zwar die quantitativ „führende", nicht aber - wie bei hörenden Patienten - die mit Abstand häufigste Modalität schizophrener Halluzinationen Gehörloser, sondern sie hält sich mit der optischen als quantitativ ebenfalls prominenter Modalität in etwa die Waage. In der hier untersuchten kasuistischen Stichprobe entfielen 41 von 111 (37%) der klinisch dokumentierten halluzinatorischen Manifestationen auf die akustische und 37 von 111 (33%) auf die optische Modalität.
- Im Hinblick auf die Möglichkeit der kommentierenden oder dialogischen, subjektiven Gerichtetheit oder Bezugnahme auf den Halluzinierenden hat die akus-

tische Modalität bei gehörlosen schizophrenen Patienten keine qualitative Monopolstellung: Gehörlose Patienten berichten regelmäßig, wenn auch nicht unbedingt häufig (in der kasuistischen Stichprobe in 6 gesicherten Fällen; Kategorie OPT2.1 in Tabelle 11 und Abbildung 14) über optisch-halluzinatorische Wahrnehmungen mit ausgesprochenem Mitteilungscharakter. Sie „sehen" entweder andere Personen, die gebärdensprachlich mit ihnen oder anderen kommunizieren oder aber sie „sehen" sprechende Personen, deren Worte sie in „gewohnter" Weise von den Lippen „ablesen". Wenn auch nicht im Sinne eines Monopols, so kommen dialogische, imperative und kommentierende, akustisch als solche explizit wahrgenommene Stimmen bei gehörlosen Patienten aber durchaus vor. Innerhalb des Segments akustischer Halluzinationen wurde in der untersuchten Stichprobe häufiger über Wahrnehmungen auf dem Organisationsniveau von „Stimmen" (Kategorie AK2.1) als über andere, elementarere akustische Erlebnisse (Kategorie AK2.2) berichtet.

- Leibhalluzinationen wurden in der untersuchten Stichprobe relativ häufig beschrieben und dokumentiert. Bemerkenswert erscheint vor allem der relativ hohe Anteil an rein taktilen oder haptischen Halluzinationen im Sinne äußeren Berührtwerdens ohne viszeralen Charakter (Kategorie LEIB2.1).
- Olfaktorische und gustatorische Halluzinationen (Kategorien OLF und GUS) sind in der Untersuchten Stichprobe in einer mit Stichproben hörender Schizophrener vergleichbar niedrigen Frequenz beschrieben.

In der Tabelle 12 sind nun noch einmal die halluzinatorischen Manifestationen derjenigen Patienten aus der kasuistischen Stichprobe extrahiert, bei denen der Hörverlust mit ausreichender Sicherheit als kongenital bzw. postnatal zu klassifizieren war. Dabei handelt es sich um 36 (19+17) von 48[45] Patienten mit insgesamt 77 halluzinatorischen Manifestationen. Die Stichprobengröße gerät durch diese Fraktionierung allerdings unterhalb des Bereiches, in dem statistische Verteilungvergleiche sinnvoll und mithin Hypothesenprüfungen möglich wären. Bemerkenswert erscheint aber immerhin, dass sich die Verteilung der sensorischen Modalitäten innnerhalb dieser beiden Untergruppen kaum voneinander unterscheidet. Es zeichnet sich jedenfalls nicht ab, dass akustische Halluzinationen im allgemeinen oder die Wahrnehmung von Stimmen im besonderen bei gehörlos geborenen späteren Schizophrenen deutlich seltener wären als bei Patienten, die ihr Gehör erst in den ersten Lebensjahren verloren haben, wie es z.B. Evans & Elliot (1981: 790) für die von ihnen untersuchte Stichprobe beschrieben haben. Eine gewisse „Aufwertung" der optischen Modalität ließe sich bei den kongenital gehörlosen Patienten allerdings aus der Tatsache ableiten, dass die halluzinatorische Wahrnehmung optisch kommunizierter Inhalte (durch Lippenlesen oder Gebärdensprache, OPT2.1) ausschließlich für diese Untergruppe dokumentiert ist. Diese Form halluzinatorischen Erlebens, die so etwa wie die Ausdehnung von Halluzinationen erster Ordnung (im Sinne Kurt Schneiders) auf die optische Modalität darstellt,

[45] Bei 12 der 48 Patienten der kasuistischen Stichprobe reichten die verfügbaren Informationen nicht aus, um die Differenzierung zwischen kongenitalem und postnatalem Hörverlust zu vollziehen.

scheint zumindest in unserer Stichprobe auf die Patienten ohne auditiv-sensorisches „Erfahrungsfundament“ beschränkt zu bleiben.

Tabelle 12: Relative Häufigkeiten sensorischer Modalitäten von 42 halluzinatorischen Manifestationen der gesichert kongenital gehörlosen Probanden (n=19) und von 35 halluzinatorischen Manifestationen der postnatal Gehörlosen Probanden (n=19) der kasuistischen Stichprobe.

	19 kongenital gehörlose Probanden		17 postnatal gehörlose Probanden	
AK1: akustische Halluzinationen, inhaltlich nicht konkretisiert	6	(14%)	2	(6%)
AK2: akustische Halluzinationen, Inhalt näher konkretisiert				
AK2.1: Stimmen.				
AK2.1.1: Stimmen mit Angaben über kommunizierte Inhalte:	4	(9%)	5	(14%)
AK2.1.2: Stimmen ohne Angaben über kommunizierte Inhalte:	3	(7%)	4	(11%)
AK2.2: akustische Wahrnehmung ohne Stimmen (Geräusche, Akoasmen):	1*	(2%)	3**	(9%)
Akustische Halluzinationen insgesamt	13*	(31%)	12**	(34%)
OPT1: optische Halluzinationen, inhaltlich nicht konkretisiert	3	(7%)	5	(14%)
OPT2: optische Halluzinationen, Inhalt näher konkretisiert				
OPT2.1: optisch kommunizierte Inhalte (Lippenlesen / Gebärdensprache)	6	(14%)	0	(0%)
OPT2.2: optische Wahrnehmungen ohne (sprachlichen) Kommunikationscharakter	5	(12%)	7	(20%)
Optische Halluzinationen insgesamt	14	(33%)	12	(34%)
LEIB1: Leibhalluzinationen, nicht weiter differenziert	2	(5%)	1	(3%)
LEIB 2.1: haptische Halluzinationen	4	(10%)	4	(11%)
LEIB 2.2: Coenästhesien	5	(12%)	6	(15%)
Leibhalluzinationen insgesamt	11	(26%)	11	(31%)
OLF: olfaktorische Halluzinationen	3	(7%)	0	(0%)
GUS: gustatorische Halluzinationen	1	(2%)	0	(0%)
Summe	42	(100%)	35	(100%)

*: Akoasmen von akustisch halluzinierten Stimmen begleitet, darum nicht als eigene halluzinatorische Manifestation gewertet; ** in 2 der 3 Fälle Akoasmen von akustisch halluzinierten Stimmen begleitet, darum nicht als eigene halluzinatorische Manifestation gewertet.

Kapitelzusammenfassung

Was also lehrt das „Naturexperiment" der schizophrenen Halluzinationen Gehörloser? Sein Beitrag zur Arbeit an der Frage nach dem Innenverhältnis zwischen a) halluzinatorischem Erleben, b) reizinduzierter „physiologischer" Wahrnehmung und c) erlerntem sensorischem Erfahrungsfundament ist nicht eben gering:

Einerseits unterstreicht die Möglichkeit der optisch-halluzinatorischen Wahrnehmung sprachlicher oder sprachanaloger Inhalte das besondere Gewicht eines solchen Erfahrungsfundamentes für die Ausgestaltung halluzinatorischen Erlebens. Prälingual Gehörlose, die mit der Erfahrung aufwachsen, dass Sprache ausschließlich optisch wahrgenommen werden kann, halluzinieren auch regelmäßig im Lichte dieser Erfahrung. Ihr „Sinnesvikariat" beeinflußt und gestaltet nicht nur ihre reizinduzierte sondern auch ihre halluzinatorische Wahrnehmung, eröffnet sozusagen den optischen Kanal auch für Analoga von kommentierenden und dialogisch bezugnehmenden Stimmen, also für Formen üblicherweise akustisch-halluzinatorischen Erlebens, denen K. Schneider (1950: 107) ein „außerordentliches diagnostisches Gewicht für die Diagnose der Schizophrenie" eingeräumt hat. Auch die relativ große Häufigkeit, mit der die Patienten über haptisch/taktile Halluzinationen äußeren Berührtwerdens berichten, könnte man als Konsequenz einer Art von Sinnesvikariat deuten, hat doch die taktile Wahrnehmung von Schallwellen für den Gehörlosen eine für seine Kontaktpflege mit der Umwelt besonders gewichtige Bedeutung.

Andererseits lehrt das „Naturexperiment" aber auch, dass die Bedeutung des sensorischen Erfahrungsfundaments begrenzt und weit vom Rang einer „notwendigen Voraussetzung" halluzinatorischen Erlebens entfernt zu sein scheint. Wie sonst könnten kongenital gehörlose Schizophrene akustisch halluzinieren? Gewiß verfügen manche von ihnen über Hörreste mit der Fähigkeit, einzelne Frequenzbänder schon im Bereich einer relativen Schalldruckanhebung von 80 dB wahrzunehmen, kaum einer von ihnen hat jedoch jemals natürliche Geräusche diskriminativ perzipiert, geschweige denn Sprache akustisch wahrgenommen. Dennoch berichten diese Patienten - ohne über irgendein spezifisches Erfahrungsfundament zu verfügen - nicht unbedingt häufig aber über längere Zeiträume betrachtet doch auch regelmäßig darüber, dass sie Stimmen hören, die ihnen etwas mitteilen. Befragt man die Patienten zu konkreten akustischen Eigenschaften und Begleiterscheinungen des halluzinatorisch Gehörten, wie etwa Klangfarbe, affektiver Ausdruck oder zum genauen Wortlaut, dann erhält man häufig nur sehr rudimentäre, am Erfahrungsmaßstab Hörender gemessen wenig präzise Informationen. Woher aber sollte die Kenntnis über Klangfarben, prosodische Stimmmerkmale und Wortlaute kommen, wenn nicht aus einem Erfahrungsfundament? Man kann eine Stimme nur dann als „blechern", „heiser" oder „fröhlich" beschreiben, wenn man sich diese Qualitäten auf dem Erfahrungsweg erworben hat. Das schließt aber nicht aus, dass halluzinierende Gehörlose Stimmen nicht auch auf die gleiche pseudo-akustische Weise wahrnehmen könnten wie Hörende. Dennoch spricht vieles dafür, dass die *Vorstellungen* Gehörloser darüber, wie „Hören" vor sich gehen oder sich anfühlen mag, wenigstens zum Teil die fehlende *Erfahrung* ersetzen, dass die akustischen Wahrnehmungen Gehörloser in einem gedachten Kontinuum zwischen Wahrnehmung und Vorstellung, welches das Halluzinatorische mit dem Paranoiden verbindet, im Vergleich zu den akustischen Halluzinationen Hörender mehr zum letztgenannten Pol „verschoben" sind. Andererseits erscheinen die Schilderungen der gehörlosen Patienten aber zu authentisch, um sie als reine Vorstellung bar jeder sensorischen Qualität abzutun. Gerade diese Authentizität des sensorischen Erlebnischarakters unterscheidet die akustische Halluzination Gehörloser von der reinen Wahnwahrnehmung. Die letztgenannten sind Wahrnehmungserlebnisse von spezies-spezifisch nicht perzipierbaren Reizen (z.B. Strahlen, metamorphe Leiberlebnisse, Gerüche geruchloser Objekte, den Teufel sehen), die erstgenannten hingegen sind spezies-spezifisch perzipierbar, von dem Individuum, das sie halluzinatorisch wahrnimmt, jedoch niemals auf physiologische, reizinduzierte Weise wahrgenommen worden. Die Tatsache, dass gehörlose Patienten mitunter in überraschend authentischer Weise über ihre halluzinatorischen Höreindrücke zu berichten wissen, führt zurück zu der Frage, ob es sinnvoll erscheint, die Halluzination in ihrer Relation zur reizinduzierten Wahrnehmung als eine „neue Erlebnisklasse" zu konzipieren. Der Beitrag des „Naturexperiments" der Halluzinationen Gehörloser zu dieser Frage geht hauptsächlich in der Beobachtung auf, dass sensorische Erfahrung im „Inneren" dieser Erlebnisklasse prägende und auch gestaltende Bedeutung hat, für ihr Zustandekommen aber offenbar keine unverzichtbare Voraussetzung zu sein scheint.

Zutt hat einmal darauf hingewiesen, dass die akustische Halluzination von „Stimmen" in ihrem Erlebnischarakter in der Schizophrenie eher einem „Angesprochenwerden" als einem „Hören" entspreche, dass sie als Wahrnehmung ohne - vornehmlich passive und dennoch unmerklich gedeutete - Bezugnahme kaum vorstellbar sei. Analog dazu entwickelt er auch für hörende Patienten die Möglichkeit des halluzinatorischen „Angeblicktwerdens": „Anstatt zu sagen, die Halluzinanten hören Stimmen, bringt man die Diskrepanz zwischen dem optischen und akustischen Sinnesgebiet zum Schwinden, indem man sagt, sie werden angesprochen und angeblickt" (Zutt 1957: 352). An anderer Stelle grenzt er ein: „Das Sprechen des Auges ist reine wortlose physiognomische Kommunikation" (Zutt 1957: 353). Diese Eingrenzung wiederum scheint aber im Inneren der halluzinatorischen „Erlebnisklasse" prälingual Gehörloser durchaus auch überschritten werden zu können. Diese Überschreitung wäre lerngeschichtlich erklärbar und hat in zumindest einem der kasuistisch geschilderten Fälle dazu geführt, dass das „Sprechen des Auges" nicht wortlos geblieben ist.

3.4 Zur Pharmakotherapie

Die im folgenden darzustellenden Ergebnisse beruhen im wesentlichen auf einer Auswertung des von Buchkremer, Hornung et al. (1994) entwickelten „Medikamentenfragebogens" (MFB, vgl. auch Kapitel 2.2.3). Dieses Untersuchungsinstrument leitet dazu an, die - insbesondere neuroleptische - Pharmakotherapie schizophrener Patienten außerhalb akuter Erkrankungsphasen zum Untersuchungszeitpunkt und in den letzten zwölf Monaten davor quantitativ auf Ordinal- bis Intervallskalenniveau abzubilden. Erfragt werden alle aktuell *und* innerhalb der letzten 12 Monate über einen mindestens vierwöchigen Zeitraum eingenommenen Neuroleptika und deren Dosierungen. Dosierungen werden nach der Maßgabe von Pietzcker (1985) in Chlopromazin-Äquivalente umgerechnet. Störwirkungen innerhalb der letzten 12 Monate werden über einen Katalog von 24 Items abgefragt. Zusätzlich werden die Probanden gebeten, ihre persönliche Einschätzung zur therapeutischen Wirksamkeit der Medikamente mit der Hilfe von 12 Items einzuschätzen. Die derart gewonnenen Daten werden im Vergleich der Stichproben GL-F20par und HÖ-F20par dargestellt und diskutiert. Die wesentliche Vergleichsfagestellung ist dabei - wie häufig in der vorliegenden Untersuchung - diejenige nach Besonderheiten, die sich auf plausible Weise in einen Zusammenhang mit der Gehörlosigkeit als biopsychosoziale Konstellation setzen lassen. Hypothesen, die für die Annahme derartiger Besonderheiten sprechen, hängen zunächst mit der besonderen Vulnerabilität gehörloser Patienten für motorische und speziell für extrapyramidalmotorische Störwirkungen zusammen, diese wiederum zunächst mit der Tatsache, dass die die Gehörlosigkeit bedingende Noxe häufig auch noch andere zentralnervöse Beeinträchtigungen induzieren kann, namentlich vestibuläre Begleitschädigungen mit Folgen für die Statomotorik. Darüber hinaus ist aber auch zu bedenken, dass Gehörlose in besonderer Weise auf eine präzis und flüssig koordinierte Motorik der Hände und Arme angewiesen sind, die ja häufig sozusagen ihre kompensatorischen Sprechwerkzeuge darstellen. Beim Gebärden wäre ein Gehörloser schon bei einer leichten Tonuserhöhung der Unterarme etwa ebensosehr beeinträchtigt wie ein hörender Patient mit manifesten perioralen Dyskinesien beim Sprechen. Wie eingangs referiert fanden ja Brosch und Kampert (1991) bei Gehörlosen, die neuroleptisch behandelt wurden, eine recht hohe Verordnungsrate zentraler Anticholinergika. Vergleichende Daten hörender und gehörloser Patienten gibt es bislang in dieser Frage ebensowenig wie zu Frage der Prävalenz von Spätdyskinesien.

3.4.1 Neuroleptische Substanzgruppen, Dosierung, Störwirkungen

Tabelle 13 zeigt die Anzahl der in beiden schizophrenen Stichproben in den letzten 12 Monaten vor dem Interview verordneten Neuroleptika und ihre Verteilung auf die vier therapeutischen Hauptgruppen. Die Quersumme liegt in beiden Stichproben nur unwesentlich über der Stichprobengröße, so dass die neuroleptische Behandlung dem Ideal der Monotherapie recht nahe kommt.

Tabelle 13: Neuroleptikaverordnungen in den letzten 12 Monaten vor Meßzeitpunkt

	Phenothiazine	Thioxanthene	Butyrophenone	Atypika
GL-F20par	8	11	15	13
HÖ-F20par	12	16	8	18

24 gehörlose aber nur 17 hörende Patienten wurden zum Untersuchungszeitpunkt mit einem neuroleptischen Depotpräparat behandelt. Die tägliche Gesamtdosis an Chlorpromazinäquivalenten lag in der Stichprobe GL-F20par bei im Mittel 629mg (SD 1332) und in der Stichprobe HÖ-F20par bei 313mg (SD 262). Bei Exklusion eines Ausreißers in der gehörlosen Stichprobe, der täglich 8400mg CPZ-Äquivalente (=210mg Haloperidol) bekam (und bei dem wiederholte vorsichtige Reduktionsversuche zu psychotischen Dekompensationen geführt hatten), verringern sich die Unterschiede allerdings auf Mittelwerte von 419mg CPZ (SD 319) in GL-F20par und 313mg (SD 262) CPZ in HÖ-F20par und sind hier teststatistisch (weder T-Test noch MWU) nicht mehr signifikant.

Alle Probanden wurden mit einer aus 22 Items bestehenden Checkliste zu den im letzten Jahr erlebten und von ihnen auf Neuroleptika attribuierten Nebenwirkungen befragt. Dabei gaben die gehörlosen Probanden im Mittel 5.48 (SD 3.14) und die hörenden 6.43 (SD 3.65) verschiedene Nebenwirkungen an (Mann-Whitney U $p=0.234$). Bei der Einzelanalyse ergab sich nur für ein Item ein signifikanter Unterschied der χ^2-Verteilung ($p=0.02$): 19 gehörlose aber nur 7 hörende Patienten hatten sich während des letzten Jahres vor der Untersuchung von einer ihrer Wahrnehmung nach durch die Neuroleptika-Einnahme erhöhten muskulären Rigidität beeinträchtigt gefühlt. Dieser Befund ist konsistent mit der Tatsache, dass 17 gehörlose aber nur 2 hörende Patienten zum Untersuchungszeitpunkt regelmäßig Biperiden als zentral wirksames Anticholinergikum bekamen (Fisher Exact $p<0.001$). Bei der Gesamtbewertung dieser Zusammenhänge ist aber auch zu berücksichtigen, dass die gehörlosen Patienten häufiger Butyrophenone und zugleich seltener neuroleptische Atypika bekamen als die Probanden der Kontrollgruppe.

Eine mögliche - und hier bereits verschiedentlich erwähnte - Ursache für die relativ häufige Anwendung zentral wirksamer Anticholinergika bei den gehörlosen Patienten könnte schließlich auch darin zu suchen sein, dass diese schon von wesentlich geringeren Ausprägungsgraden extrapyramidalmotorischer Symptome beeinträchtigt werden als hörende Patienten. Bedenkt man, dass Gehörlose bei der manuellen Kommunikation in besonderer Weise auf eine „flüssige“ Motorik und die Möglichkeit zur dynamischen Tonusregulation angewiesen sind, so kann man sich vorstellen, dass schon eine geringgradige muskuläre Rigidität bei Ihnen zu Kommunikationsbehinderungen führen kann, die etwa dem Beeinträchtigungsgrad vergleichbar sind, die ein hörender (und sprechend kommunizierender) Patient im Zusammenhang mit manifesten orofazialen Dyskinesien erlebt. Schließlich ist auch zu bedenken, dass zur gebärdlichen Kommunikation nicht nur flüssige Hände und Arme gebraucht werden, sondern darüber hinaus auch die Gesichtsmimik eine bedeutungstragendes Gewicht hat (vgl. auch Brosch und Kampert 1991: 44).

Vergleicht man Inzidenz und Ausprägung der zum Untersuchungszeitpunkt bestehenden Spätdyskinesien, gemessen mit der abbreviated dyskinesia scale ADS (Simpson et al. 1979), so liegen beide Stichproben mit mittleren Scores von 14.26 (GL-F20par, SD 1.51) und 14.21 (HÖ-F20par SD 2.63) recht nahe am minimal möglichen Pol der Skala von 13 Punkten, der bei Abwesenheit spätdyskinetischer Symptome vergeben wird. Der maximal mögliche Skalenwert liegt bei einem Score von 78. Legt man einen Cutoff Score von 15 an, der erreicht werden muß, wenn mindestens ein Symptom nicht nur „fraglich" sondern zumindest „leicht" ausgeprägt vorliegt, so liegen 15 gehörlose und 8 hörende Patienten darüber. Der nichtparametrische Vergleich der Daten (Mann-Whitney U) weist die höhere Inzidenz an Spätdyskinesien bei den gehörlosen Probanden als teststatistisch signifikant aus ($p=0.024$).

3.4.2 Patientenurteil, Patientenwissen

Wie beurteilen die Patienten die therapeutischen Effekte der neuroleptischen Pharmakotherapie? Einige Items des Medikamentenfragebogens leiten die Probanden dazu an, zu dieser Frage Stellung zu nehmen. Die Tabelle 14 dokumentiert die Ergebnisse dieser Befragung. Die Ergebinsbeurteilung wird durch eine relativ hohe Zahl an „missing values" erschwert, die durch Unentschiedenheit und Verständnisschwierigkeiten bei den gehörlosen Interviewpartnern und eine deutliche Vorliebe für die Antwort **weiß nicht / keine Ahnung** zustandekommt.

Insgesamt schneiden die Neuroleptika (auf die die Fragen ausdrücklich bezogen waren) im Urteil der gehörlosen Patienten deutlich schlechter ab als bei den hörenden Patienten. Einzig die globale Frage nach insgesamt besserer subjektiver Gesundheit als möglicher Therapieeffekt bejahten die gehörlosen Patienten nicht seltener (sogar ein wenig häufiger) als die Probanden der hörenden Kontrollgruppe. Über alle Items hinweg zeigt sich eine ausgesprochen deutliche (in der Tabelle nicht dokumentierte) Tendenz, die gestellten Fragen gar nicht beantworten zu wollen oder zu können. Die gehörlosen Probanden wollten oder konnten sich also weder zu einem „ja" noch zu einem „nein" entscheiden. Dadurch wird die Deutung der Daten zweifellos erschwert. Zugleich läßt sich daraus aber eine Hypothese entwickeln, die auch den Widerspruch erklären helfen könnte, der sich daraus ergibt, dass die gehörlosen Patienten konkrete Fragen nach therapeutisch positiven Wirkungen zum Teil signifikant seltener bejahen, andererseits in der Globalbeurteilung (des letzten Items) nahezu zum gleichen Ergebnis kommen wie die Probanden der Kontrollgruppe. Diese Hypothese führt zur Vermutung, dass sich die gehörlosen Patienten eher scheuen, sich aktiv und konkret mit der neuroleptischen Therapie auseinanderzusetzen. Zwei weitere Items des Medikamentenfragebogens ermöglichen nähere Auschlüsse zu dieser Hypothese.

Ein Item des Medikamentenfragebogen erfragt, ob und auf welche Weise sich die Probanden über Wirkung und Nebenwirkungen der Medikamente informiert haben. Die Informiertheit wird auf Nominalskalenniveau in vier Kategorien abgebildet: (0) „gar nicht informiert", (1) „hauptsächlich durch Lesen des Beipackzettels informiert", (2) „hauptsächlich durch den Arzt informiert" und (3) „hauptsächlich durch andere Quellen informiert". Die Abbildung 15 gibt die sächlich durch andere Quellen informiert“. Die Abbildung 15 gibt die Verteilung der Selbsteinschätzungen der Probanden in den beiden Stichproben wieder:

Tabelle 14: Therapeutische Neuroleptikawirkungen im Patientenurteil. χ^2 Werte und Signifikanzniveaus (Fisher's Exact Test) der Verteilungsdifferenz.

	GL-F20par (n=41)	HÖ-F20par (n=41)		
	positive / erhaltene Antworten / (%)	Positive / erhaltene Antworten / (%)	χ^2	p (Fisher)
Gehen durch Medikamente Krankheitszeichen zurück ?	22/31/(71%)	31/38/(82%)	1.079	0.392
Werden durch Medikamente Rückfälle verhindert?	11/16/(69%)	30/38/(79%)	0.641	0.493
Werden durch Medikamente die Gedanken klarer?	14/30/(47%)	24/39/(62%)	1.516	0.234
Wird durch Medikamente Ihre Stimmung besser?	5/24/(21%)	19/39/(49%)	4.899	0.034
Werden Sie durch Medikamente ruhiger und ausgegelichener?	25/33/(76%)	22/39/(56%)	2.952	0.135
Werden Sie durch Medikamente weniger ängstlich?	9/31/(29%)	22/39/(56%)	5.247	0.030
Verbessern Medikamente Ihre Kontakte zu anderen Menschen?	2/23/(9%)	23/40/(58%)	14.532	0.000
Können Sie durch Medikamente besser schlafen?	17/30/(57%)	30/38/(79%)	3.899	0.066
Fühlen Sie sich durch Medikamente insgesamt gesünder?	18/31/(58%)	22/39/(56%)	0.019	1.

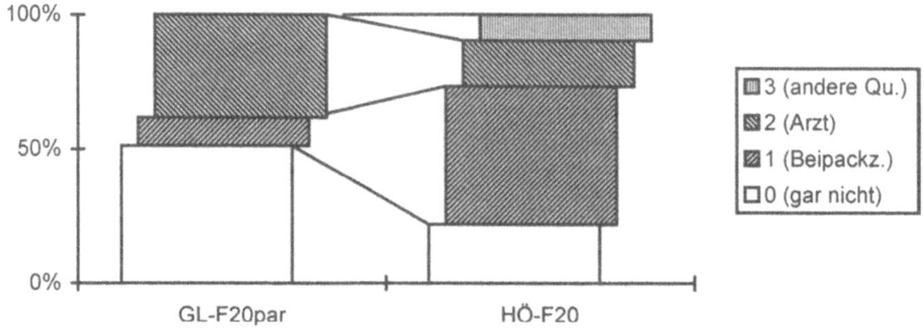

Abbildung 15: Informiertheit und hauptsächliche Informationsquelle (Selbsteinschätzung) über eingenommene Medikamente in den Stichproben GL-F20par und HÖ-F20par.

Darüber hinaus wurden die Probanden mit dem Medikamentenfragebogen auch dazu befragt, ob sie mit den für sie verfügbaren Informationen über die erhaltenen Medika-mente zufrieden seien oder nicht. Abbildung 16 gibt wiederum die Selbsteinschätzung der Probanden der beiden Stichproben wieder.

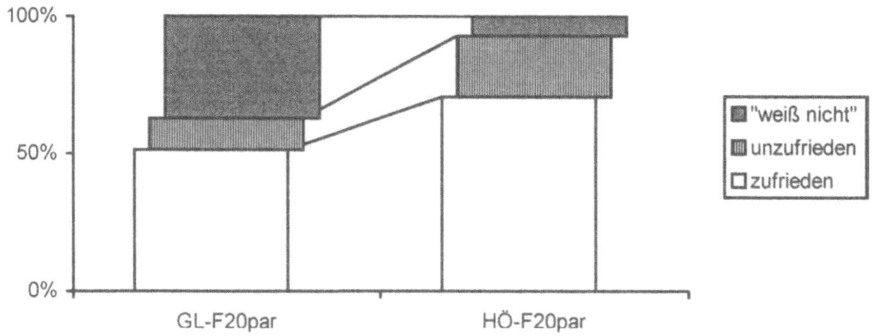

Abbildung 16: Zufriedenheit mit den verfügbaren Informationen über eingenommene Medikamente in den Stichproben GL-F20par und HÖ-F20par.

Bei einer Betrachtung der Daten öffnet sich für den Betrachter geradezu eine „Schere der Indifferenz“: Die gehörlosen Probanden fühlen sich deutlich weniger informiert über die von ihnen eingenommenen Medikamente, sind mit diesem Informationsdefizit aber kaum weniger zufrieden und deutlich seltener unzufrieden als die Probanden der externen Stichprobe. Wiederum zeigt sich (Abbildung 16) eine besondere Prädilektion von nahezu 40% der gehörlosen Probanden für die Indifferenzkategorie „weiß nicht“. Die Zurückhaltung der gehörlosen Probanden gegenüber den Beipackzetteln als Informationsquelle ist mit hoher Wahrscheinlichkeit als Ausdruck von Ressentiments und Verständnisproblemen gegenüber verschrifteter Information zu verstehen, auf die weiter unten im Zusammenhang mit der Schriftsprachekompetenz näher einzugehen sein wird. Auch in der Beantwortung der Frage nach der Informationszufriedenheit manifestiert sich wiederum eine deutliche Tendenz zur Indifferenz, von der vorläufig kaum zu entscheiden ist, inwieweit sie eine Folge kommunikativer Verständnisschwierigkeiten ist oder eine psychopathologisch oder psychodynamisch deutbare Einstellungsveränderung reflektiert. Betrachtet man die bisher im Kapitel 3.4 referierten Ergebnisse in der Gesamtschau, so scheint sich aber der zuletzt genannte Faktor als Erklärungshypothese zu stabilisieren.

Die objektive Informiertheit über die aktuelle Pharmakotherapie wurde im Rahmen des Interviews auf eine betont pragmatische und – wie sich zeigen wird – zwischen den beiden Stichproben ausgesprochen scharf differenzierende Weise operationalisiert: Es wurde erfragt, inwieweit die Probanden den aktuellen Einnahmeplan ihrer Medikamente (auswendig) reproduzieren konnten und bei der Einnahme auf Hilfe oder Kontrolle angewiesen waren. Die Fremdeinschätzung bezog sich nicht nur auf neuroleptische sondern auf alle zum Meßzeitpunkt verordneten Medikamente und folgte einer fünfstufigen Ordinalskala, die in der Tabelle 15 reproduziert ist:

Tabelle 15: Informiertheit über den aktuellen Einnahmeplan der Medikamente zum Meßzeitpunkt (Interview) in der Stichprobe GL-F20 (n=36, ein Proband konnte nicht zum Einnahmeplan befragt werden).

0 ←	Proband weiß nicht korrekt anzugeben, wieviele verschiedene Medikamente er zum Meßzeitpunkt (Interview) bekommt.
1 ←	Proband kennt die Anzahl der aktuell verordneten Medikamente, vermag sie aber nicht (nach Name oder Farbe/Größe) zu differenzieren .
2 ←	Proband kann die aktuell verordneten Medikamente beschreibend differenzieren, kann den aktuellen Einnahmeplan nur unvollständig reproduzieren, verläßt sich bei der Einnahme auf Hilfe/Kontrolle anderer.
3 ←	Proband kann den aktuellen Einnahmeplan im Interview nicht vollständig reproduzieren, nimmt Medikamente aber selbständig ein, benutzt dabei schriftlichen Einnahmeplan als Hilfsmittel.
4 ←	Proband kann den aktuellen Einnahmeplan im Interview ohne Hilfsmittel korrekt reproduzieren.

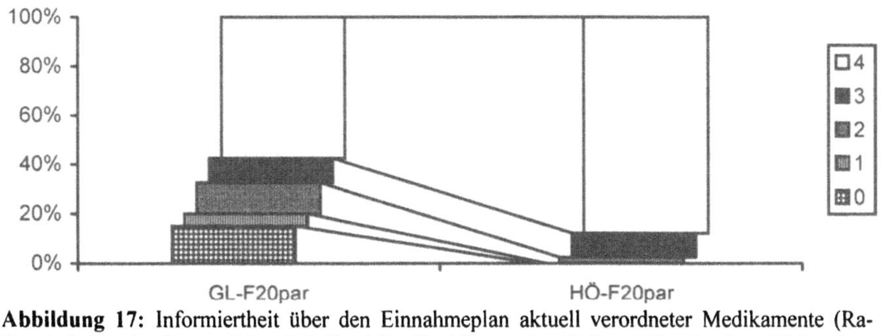

Abbildung 17: Informiertheit über den Einnahmeplan aktuell verordneter Medikamente (Ratingstufenbeschreibung siehe Tabelle 15), Verteilung der Ratingstufen in den Stichproben GL-F20par und HÖ-F20par. Mann-Whitney U Test: p=0.0008.

Hier zeigt sich ein deutliches Gefälle. Zwar sind auch in der Stichprobe GL-F20par etwas mehr als die Hälfte der Patienten dazu in der Lage, ihre Medikamente selbständig einzunehmen. Die andere Hälfte der Stichprobe scheint hierbei jedoch auf Anleitung (oder gar „Überwachung") in einem Ausmaß angewiesen zu sein, das nicht nur im Stichprobenvergleich mit den hörenden Probanden, sondern allein schon bei einer Absolutbetrachtung bemerkenswert erscheint: Beinahe ein Sechstel der gehörlosen (aber: keiner der hörenden) Probanden wußte nicht genau, wieviele verschiedene Medikamente er oder sie zur Zeit des Interviews regelmäßig einnahm (Ratingstufe 0). Ein etwa ebenso großer Anteil konnte zwar die Anzahl der eingenommenen Medikamente korrekt angeben, diese aber nicht vollständig (durch Namensnennung oder auch „private" Identifikatoren wie Farbe, Größe, Geschmack oder selbsterdachte Benennungen) beschreibend identifizieren (Ratingstufen 1 und 2). Wir begegnen hier einem Informationsdefizit, das aufgrund seines Ausmaßes zumindest die - im psychiatrischen Kontext bekanntermaßen besonders gewichtige und brisante – Frage aufbringt, ob Patienten mit derart rudimentärem Wissen über ihre eigene Therapie überhaupt noch als deren selbstverantwortlich handelnde Subjekte betrachtet werden können. Die in diesem Kapitel referierten Ergebnisse begründen hier substantielle Zweifel. Sie lassen Uninformiertheit, Passivität und Indifferenz gegenüber den – mithin möglicherweise in einem besonders wörtlichen Sinne *„verabreichten"* oder *„verordneten"* - Substanzen als vorläufige Determinanten der Einstellung gehörloser Patienten gegenüber ihrer Pharmakotherapie erscheinen. Im folgenden Kapitel soll diese Spur aufgenommen und – wenn auch mit methodisch anderem Hintergund – weiter verfolgt werden. Dabei wird sich – so viel sei hier bereits vorweggenommen – eine Hypothese verdichten, die durchaus ein wenig über den Horizont der Pharmakotherapie hinausreicht und auf ein Spezifikum verweist, das den Verlauf von Schizophrenien Gehörloser auf eine generelle und allgemeine Weise betreffen könnte

3.4.3 Pathischer Aspekt

Das bislang vornehmlich mit quantitativen Methoden im wesentlichen durch die Bestimmung relativer Häufigkeiten ermittelte Bild der Einstellung der gehörlosen Patienten zur psychiatrischen Pharmakotherapie soll nun anhand qualitativer Daten, die im wesentlichen aus kasuistischen Einzelbeobachungen hervorgegangen sind näher illustriert, in einiger Hinsicht vielleicht auch konkretisiert werden. Das folgende Kapitel kommt auf ein besonderes methodisches Anliegen der vorliegenden Untersuchung zurück, nämlich das „pathische" Erleben bestimmter Erkrankungsaspekte im Interview-Kontakt mit dem Probanden auch auf dem Wege einer Aggregation qualitativer Daten abzubilden. In den eher „narrativ" strukturierten Phasen des Interviews zeigte sich, dass sich einige der Probanden im Laufe ihrer Erkrankung durchaus persönliche Meinungen über die von ihnen eingenommenen Medikamente gebildet hatten, in denen sich Einstellungsaspekte widerspiegeln, die allein in der Konfrontation mit den Items eines Fragebogens allzu leicht verloren gingen. Bevor diese in kondensierter Form dargestellt werden, soll einleitend zunächst noch einmal die schwierige und auch leidvolle Lerngeschichte eines einzelnen Patienten im Umgang mit seiner Erkrankung *und* mit den Medikamenten, die ihm zur Behandlung dieser Erkrankung „verordnet" wurden, in kasuistisch etwas ausführlicherer Form dargestellt werden:

Herr J. (Fall Nr.#11), der im ersten Lebensjahr an den Folgen einer Meningitis ertaubt ist, klagt im Alter von 25 Jahren erstmals über <<etwas, das er aus der Erde hört>>. Er ist irritiert, entwickelt Vergiftungsängste und verliert rapide an Gewicht, da er kaum noch Nahrung zu sich nimmt. Er fällt seiner Umgebung durch ausgedehntes, bisweilen stundenlanges Duschen auf und wird einige Monate später erstmals in einer psychiatrischen Klinik aufgenommen. Die dortige medikamentöse Behandlung ist nach Art und Umfang nicht dokumentiert. Die Angehörigen erinnern sich später nur noch daran, dass sie im Anschluß an die Entlassung aus der stationären Behandlung noch für etwa vier Wochen fortgesetzt wurde.

In der Folgezeit entwickelt er eine fortschreitende Rückzugstendenz. Insbesondere die Kontakte zu seinen gehörlosen Freunden und Bekannten in der Stadt, in der er wohnt, werden von ihm weitgehend abgebrochen. Seine Mutter hat sich von ihrem Arbeitsplatz beurlauben lassen, um ihren Sohn zu Hause <<zu pflegen>>. Dort schließt er sich wiederholt für längere Auszeiten im Bad ein. Er verliert nach dreimaliger Abmahnung seine Arbeitsstelle, bekommt aber auch kein Arbeitslosengeld, da er sich weigert, behördliche Papiere zu unterschreiben, mithin auch keine rechtsgültigen Anträge auf Lohnersatzleistungen stellen kann. Die Familienangehörigen fürchten sich vor ihm, spätestens seit einer nicht unerheblichen körperlichen Attacke auf den Vater. Sporadisch - und mehr auf Druck der Angehörigen als aus eigenem Hilfsbedürfnis - hat er Kontakte zu einem niedergelassenen Nervenarzt, aus denen sich jedoch keine kontinuierliche Therapie aufbauen läßt. Er randaliert bisweilen in der Wohnung, klagt beim Besuch einer Mitarbeiterin des sozialpsychiatrischen Dienstes und eines Gebärdendolmetschers über Schwäche und Krämpfe am Herzen, vergiftetes Essen und den Gestank des Autos seines Vaters.

Fünf Jahre nach dem Beginn der Symptomatik wird er erneut gerichtlich in die gleiche psychiatrische Regionalversorgungsklinik aufgenommen wie beim ersten stationären Aufenthalt, nach kurzer Frist von hier aus in einer psychiatrische Spezialabteilung für Gehörlose verlegt. Sprunghaft und ausschweifend klagt er über <<Körperempfindungsstörungen>> und darüber, mit AIDS-Viren vergiftet worden zu sein, <<**jemand unterhalte sich (über ihn) und sage, er sei schmutzig und faul**>>. Der Versuch eine neuroleptische Therapie aufzubauen scheitert zunächst an den perstistierenden und immer weiter kommunikationsbestimmend ausgestalteten Vergiftungsängsten, die ihn Therapieversuche als Vergiftungsversuche erleben lassen. Schließlich erlebt Herr J. aber auch, dass andere Patienten von diesen Medikamenten durchaus profitieren können, und auch er stimmt der Behandlung mit einem Depot-Neuroleptikum zu. Die Produktivsymptomatik bildet sich rasch zurück, eine langanhaltende postremissive Erschöpfungssymptomatik trägt jedoch einiges zur Aufrechterhaltung seiner Vergiftungshypothese bei. Schließlich bessert sich aber auch das Allgemeinbefinden, und Herr J. kann nach insgesamt zwölfmonatiger stationärer Behandlungszeit entlassen werden.

Nach der Entlassung pflegt er zunächst ambulante Kontakte zu einer Tagesklinik vor Ort. 18 Monate nach der Entlassung setzt er die Medikamente ab und dekompensiert in kurzer Frist erneut. Die Behandlung der nächsten Episode erstreckt sich mit ähnlichem Verlauf über einen Zeitraum von sechs Monaten. Herr J. wird nicht nach Hause sondern in eine Rehabiliationseinrichtung für Gehörlose verlegt, wo jedoch keine spezifischen Erfahrungen in der Therapie von psychisch Kranken bestehen und wo die Medikamente auf sein Drängen hin recht bald wieder abgesetzt werden, was zu erneuter Dekompensation führt, die wiederum eine erneute sechsmonatige stationäre Therapie unmittelbar nach sich zieht, aus der der Patient wiederum nach Hause entlassen wird. In den folgenden zwölf Monaten durchläuft der Patient den gesamten „Drehtürprozeß" noch zwei weitere Male. In einer dieser beiden Dekompensationsphasen kommt es sogar zu einer schweren katatonen Krise, die eine intensivmedizinische Behandlung und hochdosierte neuroleptisch-intravenöse Therapie erforderlich machen. Jedes Mal macht er die Erfahrung, dass Neuroleptika ihn von einem beträchtlichen Teil der äußeren Bedrohung befreien, dass er aber nach dem Überstehen der akuten Phase ausgesprochen erschöpft ist, sich als passiv und initiativearm, auch motorisch eingebunden erlebt, schließlich auch erheblich an Gewicht zunimmt.

Obwohl im Rahmen der stationären Aufenthalte durchaus auch Besserungen der postremissiven Erschöpfung erreicht werden, so bleibt die Hypothese des Patienten, dass auch die Medikamente ihn auf ihre eigene Art „vergiften" im Lichte dieser Erfahrung durchaus verständlich und plausibel. Auch die insgesamt sechste stationären Episode mündet in eine solche Situation. Diesmal gelingt es jedoch, den Patienten zu einer kontinuierlichen Behandlung zu motivieren. Er kommt einmal im Monat aus seinem 250 km entfernten Wohnort in die ambulante Sprechstunde der psychiatrischen Spezialabteilung für Gehörlose und besucht im Wechsel mit diesen Besuchen ebenfalls einmal monatlich einen Nervenarzt am Wohnort, der sich in den Kontakten aufgrund der Kommunikationsprobleme weitgehend darauf beschränken muß, das Depot-Neuroleptikum zu applizieren. Auch in dieser Behandlungsphase steht er der neuroleptischen Behandlung mindestens ambivalent gegenüber. Psychosenahe Symptome machen mehrmals die zusätzliche Einnahme oraler Medikamente neben dem Depotpräparat erforderlich. Er hat nach wie vor mit phasenweise erheblichen Nebenwirkungen zu kämpfen - darunter auch orale Spätdyskinesien - macht jedoch auch die Erfahrung, dass sich diese anders als durch Medikationsunterbrechung bekämpfen lassen und dass er am Leben in seiner Umgebung wieder mehr Anteil nehmen kann. Beide Erfahrungen verankern sich mit einer gewissen Kontinuität in seinem Alltag. Zum Zeitpunkt des Interviews ist er seit 25 Monaten rezidivfrei, wird aber von den Therapeuten der Spezialabteilung nach wie vor als deutlich rezidivgefährdet erlebt. Beim Interview fällt auf, wie lobend er sich über die Effekte der Pharmakotherapie äußert und dass er die Frage nach aktuell störenden Nebenwirkungen - ausgesprochen unrealistisch - verneint.

Verläufe wie der hier beschriebene sind dem klinisch Erfahrenen durchaus auch aus der Behandlung hörender Patientn mit schizophrenen Psychosen bekannt, mithin keineswegs spezifisch für gehörlose Patienten. Man gewinnt allerdings beim Studium der Verläufe der kasuistischen Stichpobe (GL-F20) den Eindruck, dass diese in ihrer Gesamtheit in etwa das Bild allgemeinpsychiatrischer Versorgungsprobleme in der Arbeit mit hörenden Patienten im Zeitalter der „Drehtürpsychiatrie„ von vor etwa 20 Jahren wiedergeben. Anders als damals hängen die geschilderten Probleme gewiß nicht damit zusammen, dass sich die stationäre Behandlung nur auf die akute Erkrankungsphase beschränken würde. Eine wichtige Parallele zur damaligen Situation ist vielmehr darin zu sehen, dass für gehörlose Patienten keine komplementären dezentralen Versorgungsangebote verfügbar sind, so dass sie im Hiatus zwischen der spezifischen aber notwendigerweise gemeindefernen stationären Vollversorgung und der relativen Ratlosigkeit vor Ort einem höheren Rezidivrisiko ausgesetzt sind, wie es im Zeitalter der gemeindefernen Regelbehandlung noch gewissermaßen an der Tagesordnung war.

Die geschilderte Kasuistik weist aber noch auf ein anderes Problem hin, das sich kaum durch institutionelle Strukturerwägungen allein erklären läßt: Offensichtlich ist es auch im Rahmen der stationären Behandlung einer Spezialabteilung nur sehr begrenzt möglich, den Patienten in der verfügbaren Zeit zum Regisseur oder Aktionär seiner Pharmakotherapie zu machen, insbesondere wenn man bedenkt, dass außer den kommunikativen dabei noch eine ganze Reihe von anderen Hindernissen überwunden werden müssen. Die Patienten sind nicht nur in der akuten sondern auch in der postremissiven Phase häufig kaum dazu in der Lage, etwa die dafür nötigen Informationen aufzunehmen und in ihren Erfahrungshorizont zu integrieren. Dabei sind sie nicht nur von der aktuellen Erkrankung sondern auch von einem signifikant niedrigeren Bildungsniveau beeinträchtigt (vgl. Kapitel 3.1). Die Wahrscheinlichkeit, dass sie die Pharmakotherapie als oktroyiert, die mit ihr verbundenen Nebenwirkungen gar als eine - womöglich intendierte - Freiheitsberaubung erleben, erscheint ungleich höher.

Im Gespräch mit manchen Probanden zeigte sich, dass sie mitunter kaum dazu in der Lage sind, den Einbruch der Psychose in ihr Leben als „Krankheit" zu deuten, da die für sie vorstellbaren Krankheitskonzepte weitgehend auf körperliche Erkrankungen und Symptome beschränkt bleiben. Diese Beschränkung wiederum hatte häufig erhebliche Auswirkungen auf die Wahrnehmung der neuroleptischen Therapie:

So antwortete ein Proband (Fall Nr.#40) auf die Frage, ob ihm das Depotneuroleptikum, das er regelmäßig bekomme, denn helfe: **Die Krankenschwester hilft mir. Ich bin krank und bekomme die Spritze. Gut, immer besser**. (Frage: Was ist besser?) **Krank, zum Beispiel Zahnschmerzen, ich schlafe dann ruhiger, Aufregung, Schlafen, weniger krank, Fieber, später dann, eine Woche oder zwei Wochen ist die Krankheit vorbei**.

(Fall Nr.#10): **Ich nehme die Tabletten mit Wasser ein, gehe noch eine Stunde spazieren, dann lege ich mich schlafen. Dann stehe ich auf, gehe arbeiten, nehme auf der Arbeit auch Tabletten. Beim Arbeiten fühle ich mich fit, nehme weiter Tabletten. Und so weiter**.

Ein von den Probanden als solcher wahrgenommener antipsychotischer Effekt läßt sich häufig nur unter dem übergeneralisierten Konzept von Gesundheit als einer Art von „Fitness" erahnen. Mitunter wird er aber auch anschaulicher beschrieben:

(Fall Nr.#21) (Frage: Sind Medikamente nötig?): **Früher war ich krank, Durcheinander wie Träume, starke Angst. Durcheinander jetzt weg, besser, Kopf-Träume weg, ja. Das Denken ist jetzt fest, ich bin (auch) körperlich fest und ausgeglichen, der Schlaf ist ruhiger. (...). Früher habe ich viel Dunkel und Durcheinander gesehen, das hat mich aufgewühlt, jetzt mit Dr. Sch. (behandelnder Arzt) geht es besser**.

(Fall Nr.#25): **Zum Thema „krank": Ich fühle mich gut, ich kann etwas von außen aufnehmen, dass es nicht so leer ist. Ich nehme Tabletten und der Kopf ist schwer, das „schwer" ist heute „schwer und gut". Es geht aus dem Kopf heraus. Ich bekomme eine Spritze alle drei Wochen, jetzt ja alle drei Wochen Spritze, schwer jetzt nein (nicht mehr?) sondern gut. Ich kann jetzt lachen, fröhlich, etwas von außen aufnehmen, fühlen. Früher war ich krank und habe viel Streit erlebt, viele Kämpfe, das war schlecht, jetzt stufenweise besser. (...). Ich nehme Tabletten und der schlechte Kopf wird besser. Tabletten helfen ruhig, entspannt, aufwärts gut überlegen, schreiben, schauen, arbeiten ist leichter**.

(Fall Nr.#54): **Früher als ich angefangen habe Tabletten zu nehmen, war Durcheinander im Kopf so irgendwie ich weiß auch nicht wie lange Zeit. Dann langsam Kopf befreit Durcheinander, weniger langsam (...) viel Zeit, lange**.

Insgesamt werden die therapeutischen Effekte mit einer gewissen Idealisierungstendenz beschrieben, die vom atmosphärischen Eindruck her durchaus mit einer Orientierung an sozialer Erwünschtheit gegenüber dem Interviewer zusammenhängen könnte. Auffällig ist auch, wie selten sich die Probanden trotz expliziter Nachfrage zu den als unangenehm erlebten Störwirkungen anschaulich äußern wollten.

Ein Proband (Fall Nr.#50) antwortete auf die Frage (Helfen die Tabletten, sich gesund zu fühlen?): Gesund? Die Gefühle werden abgeschafft. Früher bin ich auch dick davon geworden, jetzt habe ich aber wieder abgenommen**.

Eine Probandin (Fall Nr.#47) äußerte sich rückblickend zu ihren unangenehmen Erfahrungen mit inzwischen überwundenen dyskinetischen Störwirkungen: **Ich war steif und müde, konnte nicht laufen. In Gesellschaft ging es gut, aber wenn ich allein war, bewegte sich der Mund und die Zunge oft nervös**.

Ein Proband (Fall Nr.#7) schließlich konnte seine Erfahrungen nach einem für ihn langen und beschwerlichen Krankheits- und Therapieverlauf auf eine eindrucksvoll authentisch von ihm übermittelte (lautsprachliche) Formel bringen:

„Wenn ich Tabletten nehme werd ich müde, wenn ich keine nehme werd ich krank".

Kapitelzusammenfassung

Im parallelisierten Stichprobenvergleich wurden die untersuchten gehörlosen schizophrenen Patienten (GL-F20par) zum Meßzeitpunkt (und in den 12 vorausgehenden Monaten) neuroleptisch mit diskret höheren (CPZ-) Dosierungen behandelt, klagten subjektiv insgesamt seltener über unerwünschte Neuroleptikawirkungen, jedoch häufiger über motorische Störwirkungen als die hörenden Probanden (HÖ-F20par). Konsistent zum letztgenannten Befund waren bei den gehörlosen Patienten häufiger Spätdyskinesien objektivierbar und wurden häufiger zentrale Anticholinergika als kontinuierliche Begleitmedikation verwendet. Die gehörlosen Patienten fühlen sich subjektiv weniger gut über die bei ihnen angewendeten Medikamente informiert, verfügen auch objektiv über sehr viel weniger Informationen, erleben und deklarieren dies aber ausdrücklich nicht als Defizit.

Versucht man einmal ein erstes Fazit der erhobenen quantitativen und qualitativen Daten zur psychiatrischen Pharmakotherapie gehörloser Probanden mit schizophrenen Psychosen, so deutet sich an, dass diese Patienten (und wahrscheinlich auch die beteiligten Therapeuten) Wegstrecken zurückgelegt haben, die um einiges beschwerlicher anmuten als die sicher auch nicht immer geradlinigen Wege, die psychotische Patienten ohne zusätzliche Sinnesbehinderungen im Zeitalter der avancierten mehrdimensionalen psychiatrischen Therapie absolvieren.

Die gehörlosen Patienten wollen häufig von den verordneten - und auch als „verordnet" erlebten - Medikamenten „nichts wissen", scheuen sich davor, sich aktiv damit auseinanderzusetzen. Sie erscheinen im Vergleich zu den untersuchten hörenden Patienten sowohl unaufgeklärter als auch unkritischer. Weder auf Nachfragen noch spontan klagen sie durchaus nicht ungewöhnlich häufig über Störwirkungen, im direkten Gespächskontakt gewinnt man aber auch den Eindruck, dass viele von ihnen es bevorzugen, diese Störwirkungen zu ignorieren oder zu verdrängen statt darüber zu reflektieren. Ihre Erstkontakte mit den bei ihnen tendenziell höher dosierten Neuroleptika entwickeln sich häufig in einer Situation, in der ihnen mangels kommunikativer Möglichkeiten niemand erklären kann, wie diese Substanzen wirken, dass ihre Einnahme nahezu unvermeidlich zumindest für einige Zeit auch mit unangenehmen Begleiterscheinungen verbunden ist, die erhoffte therapeutische Wirkung sich aber häufig erst nach einiger Zeit einstellt.

Schließlich erscheint es nach wie vor möglich, wenn auch mit den hier erhobenen Daten nicht bewiesen, dass die neuroleptischen Medikamente vor allem in der Phase der Akutbehandlung die aktiven gebärdlichen Kommunikationsmöglichkeiten der Patienten in spezifischer Weise zusätzlich einschränken. Auch in den psychiatrischen Spezialeinrichtungen, in denen die kommunikative Ausgangssituation wesentlich günstiger ist, erfordert die Aufklärungsarbeit über die Erkrankung und ihre Therapie von allen Beteiligten mehr Zeit und Geduld, schließlich geraten deren Früchte nach der Entlassung häufig schnell in Vergessenheit.

Dennoch machen viele dieser Patienten auf ihrer Wegstrecke durchaus die Erfahrung, dass ihnen die Medikamente in der Bilanz helfen können. Diese Hilfe erleben und schildern sie bisweilen als Erleichterung, Aktivierung, Unterstützung oder auch als im Vergleich zur Erkrankung kleineres Übel in einer Weise die mitunter idealisiert wirkt und beinahe ein Spiegelbild der in der akuten Erkrankungsphase als roher Eingriff der als „Verordnung“ erlebten Bedrohung sein könnte. Diese Konstellation erscheint ausgesprochen ungünstig für den Erwerb von differenziertem Erfahrungswissen, der für den eigenverantwortlichen Umgang mit diesen Medikamenten sicher eine wichtige Voraussetzung wäre. Betrachtet man die schon prämorbid vergleichsweise ungünstige Situation vieler gehörloser Patienten, so erscheint der Erwerb solchen Wissen als ein ausgesprochen hoch gestecktes und womöglich wenig realistisches Ziel.

3.5 „Outcome“-Daten

Der abschließende Teil des hier vorgelegten Versuchs, schizophrene Verläufe prälingual gehörloser Patienten zu rekonstruieren, ist der Endstrecke dieser Verläufe gewidmet. Er will die Lebenssituation der Patienten nach einer mittleren Erkrankungszeit von über 10 Jahren anhand qualitativer und quantitativer Daten charakterisieren. *Innerhalb* der Ausgangsstichprobe GL-F20 läßt sich die „Outcome“-Situation zunächst anhand einiger grober Daten charakterisieren:

Obwohl genau die Hälfte (24 von 48) der Probanden eine Berufsausbildung abgeschlossen haben, sind nur sieben von ihnen zum Zeitpunkt des Interviews noch auf dem freien Arbeitsmarkt tätig, zwei weitere arbeiten als Hausfrau oder Hausmann. Jeweils sieben Patientinnen und Patienten sind berentet oder arbeitslos gemeldet. Die sozioökonomisch größte Fraktion bilden 21 regelmäßig und mit tariflicher Bezahlung auf beschützten Arbeitsplätzen tätige Patientinnen und Patienten. Alle bis auf einen Patienten sind zum Untersuchungszeitpunkt in ambulanter Behandlung bei ihrem Hausarzt oder Hausfacharzt, einer Ambulanz oder Beratungsstelle. Etwas weniger als die Hälfte (22 von 48) der Stichprobe sind bei der Umsetzung persönlicher Basisbedürfnisse (v.a. Ernährung und Hygiene) auf keinerlei Unterstützung angewiesen. 19 Probanden leben in einer autonomen Wohnform (allein, mit Partner oder in – unbetreuter - Wohngemeinschaft), sieben gemeinsam mit einem Lebenspartner oder einer Partnerin.. Nur vier der Probanden bewältigen zum Untersuchungszeitpunkt ihren Alltag ohne öffentliche Einkommensersatzleistungen *und* außerhalb der Protektorate von Institutionen oder Herkunftsfamilien, obwohl wesentlich mehr von ihnen zu früheren Zeitpunkten bereits im bürgerlichen Sinne „autonome" Lebensformen erreicht hatten.

Die im Tenor dieser Basisdaten sich bereits abzeichnende Tendenz zu ökonomischer Verknappung, Autonomieverlust und sozialer Vereinzelung ist im Grunde jedem, der sich mit dem Langzeitverlauf schizophrener Psychosen beschäftigt, als ein Phänomen vertraut, mit dem nach mehrjähriger Krankheit ein fester Anteil katamnestisch verfolgter Patienten zu leben und zu kämpfen hat. Die Größe dieses Anteils schwankt je nach Stichprobe zwischen etwa einem und zwei Dritteln. Die Frage, ob das kollektive Ausmaß dieser Beeinträchtigungen mit den Grundgesamtheiten von Stichproben zusammenhängt oder gar als Effekt bestimmter, für einzelne Grundgesamtheiten spezifischer unabhängiger Variablen interpretiert werden kann, führt bekanntermaßen zu einigen methodischen Problemen, die hier bereits im Methodenteil (Kapitel 2) diskutiert wurden und auf die weiter unten im Diskussionsteil (Kapitel 4) zurückzukommen sein wird. In der vorliegenden Arbeit werden diese methodischen Probleme im wesentlichen mit Hilfe der Bildung von Kontrollgruppen angegangen, über deren Prinzipien ebenfalls im Methodenteil bereits berichtet wurde. Die im jetzigen Kapitel zu präsentierenden Daten beziehen sich daher nicht auf die (48 Probanden umfassende) Ausgangsstichprobe (die im Kapitel 3.6 noch einmal näher betrachtet werden soll) sondern auf die vergleichende Betrachtung der (jeweils 41 Probanden umfassenden) Stichproben GL-F20par, HÖ-F20par und GL-F1/4 (deren Aufbau im Kapitel 2.1 beschrieben wurde).

Auf dem Gebiet der „Gehörlosenpsychiatrie", das sich – wie im Einleitungsteil (Kapitel 1) gezeigt wurde – als klinisches Forschungsgebiet durchaus institutionell etabliert hat und hier auf eine inzwischen beträchtliche Tradition zurückblicken kann, haben Kontrollgruppendesigns bislang keine herausragende Rolle gespielt, obwohl sie sich für die Arbeit an der Frage nach den möglicherweise spezifischen Auswirkungen der Gehörlosigkeit auf Erkrankungen, von denen auch hörende Patienten betroffen sind, geradezu aufdrängen würden.[46] Die vorliegende Untersuchung ist – jedenfalls nach der Kenntnis des Autors – die erste, die dieser Frage durch den Vergleich zweier parallelisierter Stichproben gehörloser und hörender Patienten mit einer ausgewählten psychiatrischen Erkrankung (hier: schizophrene Psychosen) nachgeht. Diese Vergleichsperspektive wird durch eine weitere gehör-

[46] Möglicherweise ist dies ein (unerwünschter) Nebeneffekt der – aus klinischer Sicht sicher sinnvollen – Gründung von Spezialabteilungen für gehörlose Patienten. Diese führt auch dazu, dass die in diesen Abteilungen Tätigen in der Regel kaum noch Kontakt zu hörenden Patienten haben, so dass die Untersuchung von hörenden Kontrollgruppen durch besondere Probleme bei der „Rekrutierung" erschwert werden dürfte.

lose psychiatrische (aber nicht schizophrene) Kontollgruppe ergänzt. Damit eröffnen sich empirische Zugänge nicht nur zur Frage des Einflusses der Gehörlosigkeit auf den Verlauf von Schizoprenien sondern auch auf die Frage des Einflusses von Schizophrenien (im Unterschied zu anderen psychiatrischen Erkrankungen) auf die Biographie und den Alltag Gehörloser. Das Fehlen einer psychiatrisch gesunden Kontrollgruppe ist aber zweifellos, vor allem im Hinblick auf die Frage nach dem Einfluß der Schizophrenie auf die Biographien Gehörloser, ein methodisches Desiderat der vorliegenden Untersuchung.

Die nun folgenden Stichprobenvergleiche werden thematisch an drei besonderen Schwerpunkten entwickelt und in entsprechenden Unterkapiteln behandelt. Sie beschreiben zwei Aspekte, die in der psychiatrischen Verlaufsforschung von jeher elementar sind, nämlich

1. Art und Umfang der zum Untersuchungszeitpunkt bestehenden Krankheitssymptome und
2. die soziale Situation mit all ihren Chancen, Verlusten und Ressourcen zum Untersuchungszeitpunkt.

Darüber hinaus wird noch ein dritter Aspekt ausführlicher zu behandeln sein, der bekanntermaßen für Alltag und Lebensqualität gerhörloser Menschen besondere Bedeutung hat, nämlich die

3. kommunikative Kompetenz in Laut- und Gebärdensprache zum Untersuchungszeitpunkt.

Der erste Aspekt wird von allem im Vergleich der Stichproben GL-F20par und HÖ-F20PAR zu erschließen sein, die beiden anderen Aspekte größtenteils durch den Vergleich aller drei Stichproben. Inwiefern die dem dritten Aspekt zugeordneten Befunde sich als „Outcome“-Effekte von Schizophrenien deuten lassen oder unabhängig von ihnen bestehen wird dabei häufiger Gegenstand einer differenzierenden Diskussion sein müssen als dies im Fall der ersten beiden Aspekte zu erwarten ist.

Bevor nun der „Outcome“-Vergleich aufgenommen wird, erscheint es wichtig noch einmal kurz in Erinnerung zu rufen, dass die beiden schizophrenen Stichproben (GL-F20par und HÖ-F20par) im Hinblick auf Geschlecht, Alter und Erkrankungsdauer paarweise parallelisiert sind (vgl. Tabelle 2). Im Hinblick auf ihre Biographieverläufe vor Beginn der Psychose ließen sich durchaus eine Reihe von Unterschieden zwischen ihnen beschreiben, so zum Beispiel im Hinblick auf die erreichten Schulabschlüsse (Kapitel 3.1.2) und die Schichtzugehörigkeit der Herkunftsfamilien (Kapitel 3.1.3). Diese Unterschiede jedoch, so ließ sich durch den Abgleich mit verschiedenen externen Stichproben jeweils zeigen, folgten dabei meist einer der Grundgesamtheit prälingual Gehörloser zuzuordnenden Tendenz (wie etwa der Tendenz zu unqualifizierten Schulabschlüssen). Die retrospektive Globaleinschätzung der prämorbid psychosozialen Integration mit Hilfe der Global Assessment Scale ließ jedoch die prämorbide Sitation der beiden Stichproben insgesamt als durchaus vergleichbar erscheinen (Kapitel 3.1.5). In Kapitel 3.2 hingegen zeigten sich im Gegensatz zur prämorbiden Situation z. T. erhebliche Unterschiede im Hinblick auf die krankheitsbedingten Beeinträchtigungen im Verlauf der in beiden Stichproben im Mittel seit mehr als elf Jahren bestehenden schizophrenen Psychose. Mithin gibt es auf den ersten Blick zumindest eine Reihe von Gründen für die Annahme, dass die im folgenden darzustellenden Outcome-Unterschiede z.T. als Effekt unterschiedlicher Krankheitsverläufe zu deuten sind. Eine differenzierte Bearbeitung dieser Frage soll jedoch dem Diskussionsteil (Kapitel 4) vorbehalten bleiben.

3.5.1 Psychopathologische und psychopathometrische Befunde

Bei Erkrankungen, deren Schwere- und Beeiträchtigungsgrade man zu bestimmten Zeitpunkten nicht durch einzelne Parameter - seien sie nun biologisch wie „Körpertemperatur“, „Enzymaktivität“ oder psychologisch wie „Merkfähigkeit“ oder „affektive Gestimmtheit“ - bestimmen kann, haben sich in der Verlaufsforschung komplexe Ratingverfahren etabliert, die es ermöglichen, einzelne Symptom- oder Störungsbereiche zu differenzieren, aber auch dimensional zusammenzufassen. Diese psychopathometrischen Instrumente eignen sich vor allem für Stichprobenvergleichewie die hier angestrebten. Die in der vorliegenden Studie verwendeten Verfahren GAS (Global Assessment Scale, Endicott, Spitzer et al. 1976), BPRS (Brief Psychiatric Rating Scale, Overall & Gorham 1962) und SANS (Scale for the Assessment of Negative Symptoms, Andreasen 1982) wurden hier im Kapitel 2 (Tabelle 3 und Tabelle 4) bereits ausführlicher vorgestellt. Tabelle 16 und Tabelle 17 dokumentieren die dimensionalen Mittelwerte der beiden letztgenannten Instrumente zum Untersuchungszeitpunkt in den beiden schizophrenen Parallelstichproben. Beide Skalen sind derart gepolt, dass hohe Mittelwerte hohen „Krankheitswerten“ entsprechen.

Tabelle 16: Brief Psychiatric Rating Scale, arithmetische Mittelwerte und Standardabweichugen der fünf Hauptdimensionen und des Gesamtscores.

BPRS			
	GL-F20par (n=41) Mean (SD)	HÖ-F20par (n=41) Mean (SD)	Signifikanzniveau T-Test / M-W-U*
Aktivierung	6.17 (3.84)	5.31 (2.84)	0.25 / 0.57
Angst/Depression	10.26 (5.10)	10.14 (3.83)	0.90 / 0.79
Anergie	**10.73 (4.11)**	**7.87 (4.06)**	**0.002 / 0.001**
Hostilität	7.34 (4.58)	5.68 (3.28)	0.064 / 0.057
Denkstörung	8.90 (5.36)	6.53 (2.35)	0.012 / 0.124
Gesamtscore	**43.41 (16.53)**	**35.56 (8.88)**	**0.009 / 0.042**

*M-W-U = Mann-Whitney-U-Test. Mittelwertunterschiede werden hier nur dann als signifikant betrachtet (und durch Fettdruck hervorgehoben), wenn sie sowohl im parametrischen als auch im nichtparametrischen Vergleich Fehlerwahrscheinlichkeiten unter 5% haben.

Tabelle 17: Scale for the Assessment of Negative Symptoms, arithmetische Mittelwerte und Standardabweichugen der fünf Hauptdimensionen und des Globalsummenscores.

SANS			
	GL-F20par (n=41) Mean (SD)	HÖ-F20par (n=41) Mean (SD)	Signifikanzniveau T-Test/M-W-U*
Affektverflachung	14.24 (7.93)	11.56 (8.74)	0.15 / 0.11
Alogie	**10.85 (5.92)**	**3.82 (3.94)**	**<0.001 / <0.001**
Apathie/Abulie	6.46 (4.78)	5.56 (4.64)	0.39 / 0.42
Anhedonie/Asozialität	**14.56 (6.90)**	**9.07 (5.77)**	**<0.001 / <0.001**
Aufmerksamkeit	**5.19 (4.40)**	**2.51 (3.16)**	**0.002 / 0.003**
Globalsummenscore	**12.78 (4.92)**	**7.19 (4.94)**	**<0.001 / <0.001**

*M-W-U = Mann-Whitney-U-Test. Mittelwertunterschiede werden hier nur dann als signifikant betrachtet (und durch Fettdruck hervorgehoben), wenn sie sowohl im parametrischen als auch im nichtparametrischen Vergleich Fehlerwahrscheinlichkeiten unter 5% haben.

Die gehörlose Stichprobe zeigt in sämtlichen Dimensionen beider Skalen höhere Mittelwerte, ist also tendenziell als „kränker“ einzuschätzen. Signifikante Verteilungsdifferenzen zeigen sich bei beiden Skalen in den Global- bzw. Gesamtscores, schließlich auch in einzelnen Dimensionen (die in der Tabelle jeweils durch Fettdruck hervorgehoben sind). Zunächst einmal wird deutlich, dass die SANS beide Stichproben deutlicher voneinander trennt, dass also in der gehörlosen Stichprobe vor allem die mit diesem Instrument erfaßten sogenannten „Negativsymptome“ wesentlich ausgeprägter erscheinen.

Betrachtet man diejenigen Dimensionen, die beide Stichproben signifikant voneinander trennen, so zeichnen sich Defizite vor allem in denjenigen Bereichen ab, in denen nach außen gerichtete Aktivität, bzw. die Bedingungen ihrer Möglichkeit eingeschätzt werden.

Die nähere Betrachtung einiger (in der Tabelle nicht aufgeführter) Einzel-Items der beiden Skalen ermöglicht es, diese Hypothese noch ein wenig zu konkretisieren: Das einzige Einzelitem der BPRS, in dem die gehörlosen Probanden signifikant „gesünder" als ihre hörende Kontrollgruppe eingeschätzt wurden, ist das Item 5 „Schuldgefühle" (GL-F20par 1.58 SD 0.99, HÖ-F20par 2.14 SD 1.35, T-Test p= 0.036, M-W-U p= 0.038), mit welchem nach außen gerichtete Selbstvorwürfe für subjektiv eigenes Fehlverhalten eingeschätzt werden. Den gehörlosen Patienten mangelt es offensichtlich vergleichsweise an der für soziale und zwischenmenschliche Selbstbezugnahme nötigen Art von Energie und Interesse. Die Alogie-Dimension der SANS, die beide Stichproben mit Abstand am deutlichsten voneinander trennt, kommt diesem Bereich kognitiver und sozialer Kompetenz am nächsten. Diese Dimension führt von allen Subskalen zur deutlichsten Trennung der beiden Stichproben. Betrachtet man die von den einzelnen Items abgedeckten inhaltlichen Bereiche,[47]so entsteht der Eindruck, dass diese im Kernbereich der zur Kommunikation angesiedelten kognitiven und sozialen Fähigkeiten mit der bei psychopathometrischen Instrumenten möglichen Präzision einen besonderen Vulnerabilitätsbereich gehörloser Patienten in der „Auseinandersetzung" mit schizophrenen Psychosen demarkieren könnten.

Komplementär zur mangelnden „Außenaktivierung", nämlich als Ausdruck einer mehr nach innen, auf die Sorge um die eigene Person gerichteten Orientierung läßt sich möglicherweise ein Item deuten, bei dem die gehörlosen Probanden „gesünder" als die Kontrollgruppe eingeschätzt wurden. Sie tendierten weniger zur Vernachlässigung von persönlicher Hygiene und Körperpflege, jedenfalls nach den Rating-Kriterien von SANS Item 14, welches zur Dimension „Abulie/Apathie" gehört. (GL-F20par 0.71 SD 0.84, HÖ-F20par 1.29 SD 1.38 T-Test p=0.024 M-W-U p = 0.1).

In einigen Items bilden sich durchaus auch *gehörlosenspezifische Stärken* ab, jedoch offensichtlich zu vereinzelt, um bei der dimensionalen psychopathometrischen Einschätzung ins Gewicht zu fallen. Beim SANS Item 03 „Verarmung an Ausdrucksgesten", welches dort zur Dimension „Affektarmut" gehört, schneiden die gehörlosen Probanden signifikant besser ab (GL-F20par 0.63 SD 1.26 HÖ-F20par 1.46 SD 1.56 T-Test p= 0.01 M-W-U p=0.003) als die Probanden der Kontrollgruppe, was man durchaus als eine Art Rudiment der besonderen Stärken Gehörloser im gestischen Ausdruck deuten kann. Schon beim Item SANS 04 „mangelnder Blickkontakt„ scheint dieser Sozialisationsvorteil aber bereits zu „verwischen", da die gehörlosen Probanden hier zwar tendenziell besser eingeschätzt werden, die Verteilungsdifferenz jedoch nicht mehr signifikant ist (GL-F20par 0.66 SD 1.31 HÖ-F20par 1.07 SD 1.46 T-Test p=0.18 M-W-U p=0.11). Dabei ist zu bedenken, dass Gehörlose beim Umgang mit anderen im Grunde auf ständigen Blickkontakt angewiesen sind, um einem kommunikativen Kontakt folgen zu können, und zwar gleichgültig, ob sie gebärdlich oder lautsprachlich zu kommunizieren versuchen.

Eine Anleitung zu dem Versuch, das psychosoziale Funktionsniveau eines Probanden über alle Bereiche des Alltaglebens hinweg annähernd auf Rationalskalenniveau einzuschätzen, gibt die in Kapitel 2.2.2 etwas ausführlicher beschriebene *Global Assessment Scale* von Endicott, Spitzer et al. (1976). Sie war in Kapitel 3.1.5 (Abbildung 9) bereits zur Einschätzung der (im Hinblick auf die Psychose) prämorbiden Beeinträchtigung der schizophrenen Probanden der Parallel-Stichproben verwendet worden. Unter den in der psychiatrischen Forschung verwendeten Fremdbeurteilungsinstrumenten vermittelt sie - wie ihr Name als Programm verrät - am ehesten einen Globaleindruck über das Ausmaß der Beeinträchtigung bzw. des „Zurechtkommens". Abbildung 18 gibt die Verteilung der

[47] Vgl. Items 9-12 in Tabelle 4.

GAS-Werte bezogen auf den Untersuchungszeitpunkt in den Stichproben GL-F20par und HÖ-F20par als Boxplots wieder. Die *Global Assessment Scale* (GAS, Endicott, Spitzer et al. 1976) ist im Grunde nur mit Einschränkung als psychopathometrisches Instrument zu bezeichnen, da sie nicht auf bestimmten psychopathologisch definierten Symptomen aufbaut, sondern die allgemeine psychosoziale Integration eines Probanden, sein „Zurechtkommen im Alltag“ anhand sehr pragmatisch formulierter Kategorien auf einer Skala zwischen 0 und 100 Punkten einstuft (vgl. Kapitel 2.2.2). Sie ist mithin einerseits ein recht grobes und undifferenziertes Instrument, erlaubt aber andererseits die Integration sehr vieler Bereiche in die Urteilsbildung.

Abbildung 18 zeigt zwei zueinander homogene und (im Gegensatz zu den prämorbiden Werten der Abbildung 9) signifikant differierende Verteilungen zuungunsten der gehörlosen Probanden, die mit niedrigeren Werten eingeschätzt wurden und mit ihrem Median von 52 noch knapp über der von den Autoren des Skala als Cutoff definierten 50 Punkte werden liegen, unterhalb dessen gilt: „... serious symptomatology or impairment in functioning that most clinicians would think obviously requires treatment or attention“ (Endicott, Spitzer et al. 1976: 768).

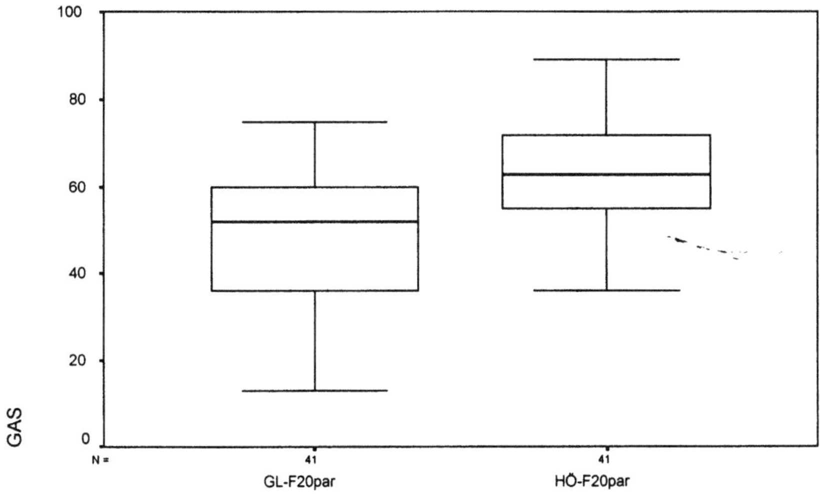

Abbildung 18: Scores der Global Assessment Scale zum Meßzeitpunkt (Boxplots). T-Test und Mann-Whitney U-Test: p<0.001.

Im Verein mit Abbildung 9 macht die Abbildung 18 (bzw. die beiden zugrundeliegenden Daten) deutlich, dass man die psychosozialen Einbußen der gehörlosen im Vergleich zu den hörenden Probanden tatsächlich zu einem substantiellen Teil dem Krankheitsprozeß wird zurechnen müssen, dass es sich bei diesen differentiellen Einbußen m.a.W. tatsächlich um „echte“ Prozeß-Effekte handeln muß, da sie ja vor dem Erkrankungsbeginn noch nicht bestanden haben.

Die psychopathometrischen Daten, die - zusammengefaßt - bei den gehörlosen Probanden homogen deutlich ausgeprägtere Beeinträchtigungsgrade mit besonderen Schwerpunkten im Bereich der sprachlichen Verständigung und der sozialen Kontaktnahme und -pflege, schließlich im Hinblick auf die Dichotomisierung psychosenaher Symptome in produktiv-aktivierende und negativ-passivierende eher eine Affinität zum letztgenannten Pol erkennbar werden lassen, wurden den Ratinganweisungen gemäß in der Regel unmittelbar auf den Untersuchungszeitpunkt, bei einigen Items zusätzlich auf einen diesem vorausgehenden Zeitraum von maximal einer Woche bezogen. Wesentlich längere Zeiträume und auch die subjektive Selbsteinschätzung der Probanden wurden hingegen bei der Erhebung einiger psychopathologisch relevanter Items des von Buchkremer, Hornung et al. (1994) entwickelten „Anamnesebogens für schizophrene Psychosen" (ABSP) berücksichtigt.

Zeitraumbezogen auf das letzte Jahr vor dem Untersuchungszeitpunkt wurden mit dem ABSP eine Reihe von psychopathologisch relevanten und vergleichsweise globalen Fremdeinschätzungsitems erhoben. Zwei von ihnen sollen hier zur Ergänzung der psychopathometrischen Befunde Erwähnung finden: Zum einen die „Befriedigung vitaler Bedürfnisse insbesondere von Ernährung und Hygiene" durch die Probanden selbst, bzw. das Ausmaß der zur Befriedigung dieser Bedürfnisse erforderlichen Hilfe, zum anderen die „Lebensfülle" der Probanden. Als Informationsquelle für die fünfstufig[48] ordinalskalierten Einschätzungen dienten hier nicht nur die Probanden selbst, sondern auch alle fremdanamnestisch verfügbaren Angaben zu ihrer Lebens- und Alltagssituation. Abbildung 19 und Abbildung 20 präsentieren die Einschätzungsresultate in den Parallelstichproben GL-F20par und HÖ-F20par. Bei der Befriedigung elementarer Vitalbedürfnisse, in der basalen „Sorge um sich" sind die gehörlosen Probanden eher etwas weniger auf Unterstützung angewiesen als die hörenden, was konkordant mit ihrer „gesünderen" Einschätzung des SANS-Items 14 („persönliche Hygiene") ist. Dieser Unterschied ist hier jedoch teststatistisch nicht signifikant. Beim groben Fremdrating der erlebten „Lebensfülle" schneiden die gehörlosen Probanden hingegen wieder signifikant schlechter ab. Mehr als neunzig Prozent der gehörlosen Stichprobe werden hier den untersten beiden Kategorien zugerechnet.

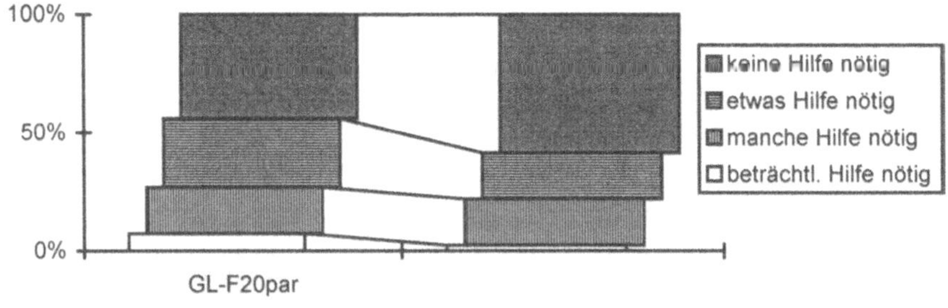

Abbildung 19: Erforderliche Hilfe bei der Befriedigung vitaler Bedürfnisse in den letzten 12 Monaten vor Meßzeitpunkt, insbesondere Ernährung und Hygiene betreffend (Fremdeinschätzung). Signifikanzniveau der nichtparametrischen Verteilungsdifferenz (Mann Whitney U-Test) p=0.222.

[48] Die Kategorien der jeweils größten Beeinträchtigung wurden in beiden Stichproben bei beiden Items nicht „vergeben", so dass beide Abbildungen nur jeweils vier Kategorien enthalten.

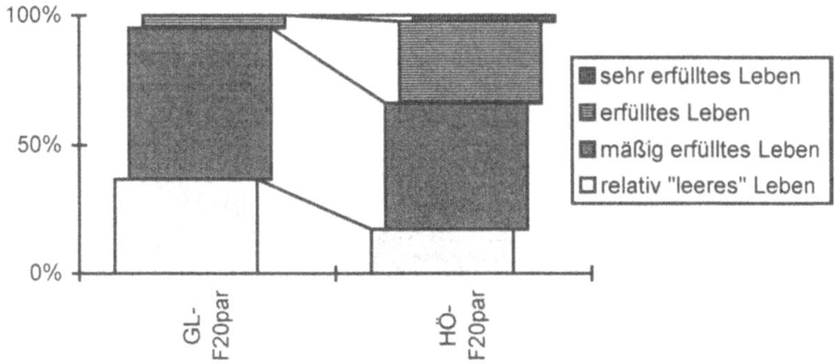

Abbildung 20: „Lebensfülle" in den letzten 12 Monaten vor Meßzeitpunkt (Fremdeinschätzung). Signifikanzniveau der nichtparametrischen Verteilungsdifferenz (Mann Whitney U-Test) p=0.001.

3.5.2 Soziale Situation

Im vorangehenden Abschnitt sind wir verschiedentlich der Hypothese begegnet, die Situation der gehörlosen psychosekranken Probanden zum Untersuchungszeitpunkt sei nicht unwesentlich durch Schwerpunktdefizite im sozialen Bereich geprägt. DiesZe Hypothese ist dort vor allem anläßlich der Betrachtung psychopathometrischer Daten, sozusagen im Reflex gerastert wertender Fremdbeurteilung entstanden. Die Diskussion dieser Hypothese soll hier auf dem Wege einer systematischeren Betrachtung der eher „objektiven" Lebensverhältnisse der Probanden weiter verfolgt und konkretisiert werden.[49] Dabei sollen zunächst wieder gehörlose mit hörenden Psychosekranken verglichen werden, in einem zweiten Schritt aber auch vergleichende Betrachtungen zwischen allen drei Stichproben (GL-F20par, HÖ-F20par und GL-F1/4) angestellt werden.

[49] Einige thematisch dem hier Behandelten nahestehende Überlegungen, die auf der Auswertung einer Vorstufe des jetzigen Kontrollgruppendesigns basieren, wurden bereits an anderer Stelle veröffentlicht (Schonauer et al. 1998c).

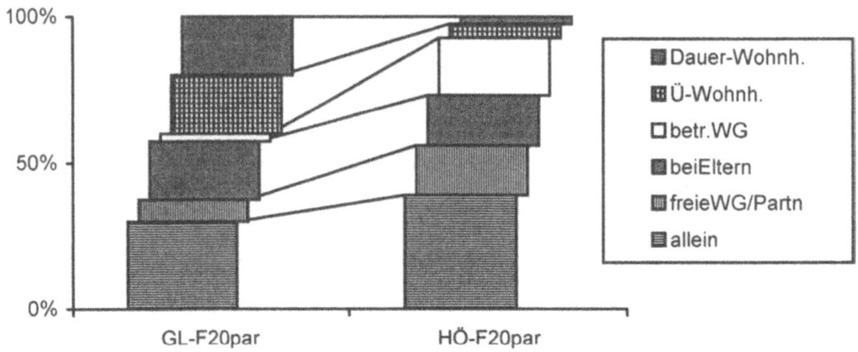

Abbildung 21: Wohnsituation zum Untersuchungszeitpunkt.

Abbildung 21 vergleicht die Wohnsituation der schizophrenen Parallelstichproben in gestapelten Säulendiagrammen. Aufgrund der relativ großen Zahl an Kategorien erscheint die Abbildung auf den ersten Blick ein wenig verwirrend. Die Deutung wird vereinfacht, wenn man sich an der Kategorie „(wohnt) bei (den) Eltern“ orientiert, die in beiden Stichproben nahezu gleich häufig vorkommt. Alle Kategorien in den Säulen unterhalb umfassen autonome (allein, in freier Wohngemeinschaft oder mit Lebenspartner/in), diejenigen oberhalb hingegen institutionell geprägte (betreute Wohngemeinschaft oder Wohnheim) Wohnformen. Die Wohnung im familiären Protektorat fügt sich auch inhaltlich mit einer gewissen Plausibilität in die Intermediärposition zwischen die anderen beiden Kategoriengruppen ein. Die Abbildung verdeutlicht mithin im Lichte dieser kategorialen Gruppierung eine gewisse Unterrepäsentation autonomer Wohnformen in der gehörlosen Stichprobe, da die unteren Säulenanteile jeweils größer und die oberen Säulenanteile – bis auf die Kategorie „betr(eute) W(ohn)G(emeinschaft) – jeweils kleiner sind als in der hörenden Stichprobe. Eine teststatistische Deutung dieser Hypothese mit einem nichtparametrischen Verfahren erscheint aber kaum opportun, da die Variable kein Ordinalskalenniveau erreicht und die Zellenbesetzungen für eine χ^2-Prüfung zu klein sind.

Abbildung 22 reproduziert die kategoriale Zuordnung der beiden Stichproben zum sozialen Schichtenmodell von Kleining und Moore (1968). 38 von 41 gehörlosen aber nur 25 von 41 hörenden Probanden gehören nach dieser Operationalisierungsanweisung[50] zur Unterschicht. Im Verein mit

Abbildung 7, in der die Schichtzugehörigkeiten der Herkunftsfamilien verglichen wurden, demonstriert sie für beide Stichproben einen beträchtlichen intergenerationellen social-drift Effekt. Natürlich ist es kaum möglich, diesen mit vergleichbarer Evidenz wie die oben dargestellten GAS-"Einbußen“ der gehörlosen Stichprobe als echten Prozess-Effekt, mithin als Krankheitsfolge zu deuten. Viel-

[50] Die im wesentlichen am zuletzt ausgeübten Beruf und dem mit ihm erzielten Einkommen orientiert ist.

mehr spricht wie bei den meisten der hier präsentierten Daten zur Sozialsituation sogar viel dafür, dass die Gehörlosigkeit selbst, neben und zusätzlich zu den sozial potentiell benachteiligenden Bedingungen der schizophrenen Psychose eigene, gleichgerichtete Effekte entwickelt, die von den erstgenannten kaum zu differenzieren sind (im Zusammenhang mit den Daten zum sozialen Netzwerk, die weiter unten dargestellt werden, wird dies eher möglich sein). Denkt man an die eingeschränkten Möglichkeiten der Schulbildung und bei der Berufswahl, die hier im Einleitungskapitel im Zusammenhang dargestellt worden sind, dann werden die besonderen Erschwernisse Gehörloser auf der Suche nach sozialer Sicherheit plastisch vorstellbar. Im übrigen sei noch einmal in Erinnerung gerufen, dass die prämorbiden Sozialdaten der beiden Stichproben tendenziell in diejenigen Richtungen abzuweichen schienen, die sich auch in ihren Grundgesamtheiten beobachten lassen (Kapitel 3.1.2-3.1.4).

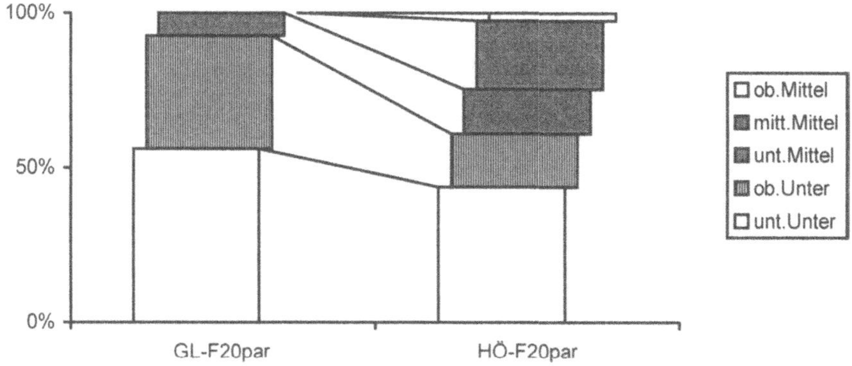

Abbildung 22: Soziale Schichtzugehörigkeit nach dem Modell von Kleining & Moore zum Untersuchungszeitpunkt. Signifikanzniveau der nicht parametrischen Verteilungsdifferenz (Mann Whitney U-Test) p=0.023.

Tabelle 18 dokumentiert absolute und relative Häufigkeiten verschiedener Kategorien der aktuell hauptsächlichen beruflichen Stellung[51]. in den gleichen Stichproben. Sie zeigt, dass beinahe die Hälfte der gehörlosen Probanden ihre soziale Absicherung (neben den hier nicht berücksichtigten Sozialhilfeleistungen) durch beschützte Erwerbs- und Zuverdienstarbeit, meist in beschützenden Werkstätten erarbeitet, während ein gleich großer Anteil der hörenden Probanden von Einkommensersatzleistungen (Arbeitslosenhilfe oder Rente) lebt, die jeweils den Erwerb eines spezifischen Leistungsanspruchs im zurückliegenden Arbeitsleben

[51] Dabei wurde für jeden Probanden diejenige Kategorie kodiert, die aktuell (außer Sozialhilfeleistungen, s.u.) den Hauptbeitrag zu seiner sozialen Absicherung ermöglichte. Einkommensersatzleistungen wurden nur insoweit berücksichtigt, als sie aus Sozialversicherungsquellen stammten. Mit anderen Worten: Sozialhilfeleistungen, die für viele Probanden eine wichtige, für manche die hauptsächliche Einkommens(-ersatz)quelle darstellten, sind hier nicht berücksichtigt.

voraussetzen. Der Anteil an Probanden, die durch Tätigkeiten auf dem freien Arbeitsmarkt oder durch eheliche Wirtschaftsgemeinschaft abgesichert sind, liegt in beiden Stichproben knapp unter einem Viertel. Betrachtet man die wöchentlichen Arbeitszeiten aller Probanden, die einer regelmäßigen Arbeit nachgehen, gleichgültig, wie und ob diese entlohnt wird oder nicht, so kommen die gehörlosen Probanden auf eine mittlere Wochenarbeitszeit von 22.7 (SD 15.3) die hörenden Probanden auf 21.2 (SD 15.4) Stunden.

Tabelle 18: Aktuell hauptsächliche (=soziale Absicherung bestimmende) berufliche Stellung.

	Freier Arbeitsmarkt	Hausfrau /-mann	Beschützter Arbeitsmarkt*	Arbeitstherapie (ohne Lohn)	Rente	Arbeitslos (Gemeldet)
GL-F20par (n=41)	7	2	18	3	5	6
HÖ-F20par (n=41)	7	1	8	4	11	3

* mit tariflicher Bezahlung

Der Umfang derjenigen Aktivitäten, die im engeren oder weiteren Sinne die Befriedigung sexueller Bedürfnisse verfolgen, wurde für alle Probanden für die letzten 12 Monaten vor dem Interview auf einer vierstufigen Ordinalskala eingeschätzt, deren kategoriale Verteilung die Abbildung 23 wiedergibt. Die gehörlosen Probanden erscheinen im Spiegel dieses Instruments tendenziell (teststatistisch nicht signifikant) weniger aktiv.

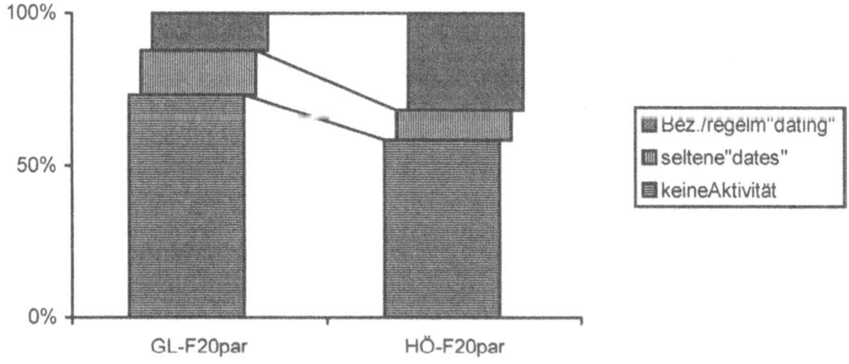

Abbildung 23: Sexuelle Aktivität in den letzten 12 Monaten vor Untersuchungszeitpunkt. Signifikanzniveau der nicht parametrischen Verteilungsdifferenz (Mann Whitney U-Test) p=0.086.

Insgesamt bestätigen die bislang präsentierten, sozialempirisch erhobenen Daten den psychopathometrisch erhobenen und im vorangehenden Kapitel dargestellten Befund, dass gehörlose Patienten mit schizophrenen Psychosen nach mehrjähriger Erkrankung in psychischer und sozialer Hinsicht auf eine Weise beeinträchtigt sind, die qualitativ durchaus dem Muster hörender Patienten entspricht, quantitativ jedoch deutlich ausgeprägter erscheint. Wenden wir uns nun einer Vergleichsperspektive zu, die die empirische Darstellung und Einschätzung des Alltagslebens unserer speziellen Patientengruppe vervollständigen und mithin unseren Versuch einer Abschätzung der krankheitsbedingten Folgen um einen weiteren Schritt validieren kann. Im folgenden werden nun erstmals auch Daten psychisch Kranker (aber nicht psychotischer) Gehörloser der Kontrollgruppe GL-F1/4 (vgl. Kapitel 2.1) vergleichend dargestellt.

Tabelle 19 zeigt einen Vergleich der mit der „Social Interview Schedule" (Faltermaier et al. 1985) erhobenen Daten zum „Social Support Index" (Surtees 1980). Mit diesem Rating Verfahren lassen sich die Quellen sozialer Unterstützung im Alltagsleben von Probanden nach Art und Umfang einschätzen. Das Instrument misst nicht nur, welche Chancen für verschiedene Formen von Sozialkontakten sich den Probanden bieten, sondern auch, in welchem Umfang sie diese nutzen. Es ist negativ gepolt, so dass hohe Werte niedrigen sozialen Netzwerkdichten, bzw. „Lücken" im sozialen Netzwerk entsprechen. Ein Proband, der in allen untersuchten Dimensionen sozial maximal aktiv wäre, bekäme in diesen Bereichen jeweils den Skalenwert 0. Sieben wichtige Bereiche, in denen sich Sozialkontakte entwickeln können, werden voneinander unterschieden und auch unterschiedlich gewichtet. Der Gesamtindex wird durch Addition der Dimensionswerte gebildet. (Zum ordinalen Skalierungsprinzip, der Gewichtung der Dimensionen und zu den Ratingkriterien vgl. Kapitel 2, Tabelle 6).

Tabelle 19: Social Support Index (Surtees 1980) zum Meßzeitpunkt in drei Stichproben., arithmetische Mittelwerte und Standardabweichugen der sieben Dimensionen und des Gesamtindex.

Dimension	GL-F20par (n=41)	HÖ-F20par (n=41)	GL-F1/4 (n=41)	Signifikanz
	Mean (SD)	Mean (SD)	Mean (SD)	(Scheffé-Test)
Vertraute	2.80 (1.06)	1.26 (1.11)	2.02 (1.27)	*/**/***
Nachbarn	0.92 (0.26)	0.71 (0.46)	0.83 (0.38)	*
Bekannte	0.72 (0.45)	0.29 (0.46)	0.17 (0.38)	*/**
Verwandte	1.52 (1.06)	1.19 (1.14)	1.29 (0.96)	
Vereine	0.62 (0.49)	0.58 (0.50)	0.41 (0.49)	
Wohnen	1.97 (0.89)	1.97 (1.03)	1.70 (1.34)	
Arbeit	1.42 (0.59)	1.04 (0.86)	1.87 (1.92)	***
Gesamtindex	10.00 (2.27)	7.07 (2.92)	8.31 (3.60)	*/**

Post-Hoc-Mittelwertvergleich (Scheffé): *: GL-F20par vs. HÖ-F20par $p<0.05$/ **: GL-F20par vs. GL-F1/4 $p<0.05$,***: HÖ-F20par vs. GL-F1/4 $p<0.05$.

Aus der Übersichtsperspektive manifestiert sich das Muster der doppelten Beeinträchtigung der Kernstichprobe, deren Probanden sozusagen zwei soziale Desintegrationsfaktoren „auf sich vereinigen", recht deutlich: Die gehörlosen schizophrenen Probanden haben nur in einer der sieben Dimensionen nicht den höchsten Mittelwert aller drei Stichproben, mithin in sechs Dimensionen und nahezu zwangsläufig auch im kumulativen Gesamtindex die größten „Lücken" im sozialen Netzwerk, und zwar im Vergleich zu beiden Kontrollgruppen. Ihr Gesamtindex von im Mittel 10 (von maximal 17 möglichen) Punkten erlaubt auch ohne den Stichprobenvergleich zumindest eine grobe Abschätzung der Netzwerklücken, da das Instrument ja so entwickelt wurde, dass ein sozial in jeder Hinsicht maximal aktiver Proband mit 0 Punkten geratet würde. Hervorhebenswert erscheint, dass die gehörlose Kontrollgruppe im Gesamtindex über der hörenden schizophrenen Kontrollgruppe liegt, also im Mittel größere „Netzwerklücken" aufweist, wenngleich dieser Unterschied im teststatistischen post-hoc-Vergleich nicht signifikant ist. Sie erleben also noch weniger soziale Unterstützung als die hörenden schizophrenen Patienten, für die ja soziale Desintegration als krankheitstypische Spätkomplikation gesichert ist. Dabei ist daran zu erinnern, dass die gehörlose Kontrollgruppe ja auch aus psychiatrischen Patienten mit psychoreaktiven- und/oder Suchterkrankungen gebildet wurde. Wir haben es hier also nicht mit einer gehörlosen „Normstichprobe", sondern in sozialer Hinsicht durchaus auch mit einer Risikogruppe zu tun. In dieser Konstellation bleibt es nach wie vor schwierig, mögliche Anteile der Schizophrenie und der Gehörlosigkeit als Varianzquellen unserer Outcome-Befunde zu differenzieren..

Ein Item des Interviews erbat die subjektive Einschätzung des Probanden selbst zur Frage, ob sie in ihrem eigenen Erleben infolge der schizophrene Psychose an Kontakt zum lokalen Gehörlosenverein eingebüßt haben. Von den 48 gehörlosen schizophrenen Probanden der Ausgangsstichprobe GL-F20 sahen 13 keinen Zusammenhang zwischen ihrer Erkrankung und ihrer Anbindung an den lokalen Gehörlosenverein, 33 gaben an, infolge der Erkrankung deutlich weniger, drei Probanden aber auch deutlich mehr Kontakte zum Verein zu haben als vor dem Beginn der Erkrankung.

3.5.3 Kommunikative Kompetenz

Wer gesprochene Sprache nie gehört hat, hatte keine Möglichkeit, sie „spontan", und das heißt: allein durch Exposition und Nachahmung auf dem ontogenetisch gebahnten Weg des menschlichen Erstspracherwerbs zu erlernen. Er muß mühsamere Wege gehen, wird aber auch auf diesen häufig nur eine sehr rudimentäre lautsprachliche Kompetenz erwerben. Prälinguale Gehörlosigkeit verhindert in der Regel spontanen Lautspracherwerb. Diese für den außenstehenden Betrachter gar nicht unbedingt selbstverständliche, empirisch aber mehr als gut belegte Folgeerscheinung des frühen Hörverlustes hat entwicklungspsychologisch mindestens so viel Gewicht wie die Ursache selber. Das Gewicht wiegt sozusagen doppelt, weil Sprache nicht nur Kommunikation und Kontakt ermöglicht, sondern auch für die Entwicklung kognitiver, insbesondere konzeptueller Strukturen benötigtes „Baumaterial" bereitstellt. Nach wie vor umstritten ist nun die Frage, ob sich das „Gewicht" der primären Lausprachbarriere Gehörloser notwendig oder gar ausschließlich als „Bürde" auswirken muß oder ob es nicht auch als Triebkraft für genuine Entwicklungspotentiale wirksam werden kann, die aus der Möglichkeit erwachsen, Gebärdensprachen in analoger zu der oben für die Lautsprache beschriebenen Weise „spontan" zu erwerben und ihr „Baumaterial" entsprechend zu nutzen. Die Antworten auf diese Frage hängen nicht nur von empirisch gesichertem Wissen ab, sondern auch von den kulturellen Voreinstellungen und Wertungen desjenigen, der sie diskutiert. Schließlich hängen sie nicht nur von solchen Voreinstellungen ab, sondern bringen ihrerseits zusätzliche, kritischer Vernunft nur schwer zugängliche Wertungen und Voreinstellungen in die Diskussion hinein. Auch wenn sich Anworten auf diese Frage keineswegs zwingend aus empirischem Wissen ableiten lassen, so bleibt es dennoch wünschenswert, das empirische Wissen in ihrem Umfeld zu vermehren.

Die empirische Einschätzung der laut- und gebärdensprachlichen Kompetenz der hier untersuchten Probanden nahm bei der Durchführung der semistrukturierten Interviews, mithin bei der Erhebung der hier präsentierten Daten besonders breiten Raum ein. Sie werden hier im Zusammenhang mit den eher klinischen „Outcome"-Daten präsentiert, weil sie den Ist-Zustand zum Untersuchungszeitpunkt der Interviews reflektieren. Ob sie ähnlich wie die psychopathologischen Befunde auch als Folgeerscheinungen des mehrjährigen Krankheitsverlaufs zu deuten sind, läßt sich allein aus der Kenntnis der erhobenen Daten kaum plausibel entscheiden. Die erheblichen Defizite, die die untersuchten prälingual gehörlosen schizophrenen Patienten im Vergleich mit allen anderen Stichproben gehörloser Probanden zeigen, legen jedoch den Verdacht ausgesprochen nahe, dass es sich dabei zumindest zu einem erheblichen Anteil um morbogene Verluste kommunikativer Kompetenzen handelt, mithin auch um Prozesseffekte der schizophrenen Verläufe.

Die Messung sprachlicher „Kompetenz" ist ein testtheoretisch ausgesprochen komplexes Problem, das in der Regel konkrete Hypothesen über die Art der möglicherweise zu erwartenden Störungen voraussetzt. Breiter gefächerte Untersuchungsverfahren zur Erfassung von zumindest sprachgebundenen kognitiven Teilleistungen sind zwar Bestandteil vieler der am Kontstrukt „Intelligenz" orientierten Batterien, diese ermöglichen aber eher orientierende Leistungseinschätzungen im Zentralbereich der Populationsverteilung ohne die Spuren klinischer Syndrome aufnehmen zu können. Einen Patienten, der nach einem Hirninfarkt dysgrammatisch spricht, wird man mit anderen Instrumenten untersuchen als einen Jugendlichen mit einer vermuteten Lese-/Rechtschreibschwäche oder einen älteren Patienten mit einer degenerativen ZNS-Erkrankung und beginnenden Wortfindungsstörungen. Standardisierte Instrumente, die auf die sprachlichen Entwicklungsdeterminanten und möglicherweise sogar auf spezifische Teilleistungssschwächen und -stärken Gehörloser zugeschnitten wären, sind bislang kaum verfügbar, was zum großen Teil als Folge der theoretischen Komplexität des Problems erklärlich, andererseits angesichts des von allen Beteiligten eingeräumten Bedarfs aber dennoch erstaunlich ist. Die Mundbilderkennung beispielsweise, eine als rezeptives „Tor" zur Lautsprache für den Gehörlosen bedeutsame Teilleistung, wird in allen Gehörlosenschulen als elementarer Bestandteil der Lautsprachanbildung gelehrt, ihre kognitiven Teilprozesse sind experimentell recht gut untersucht (Dodd & Campbell 1987), und dennoch gibt es bislang kein im deutschen Sprachraum verfügbares Instrument, mit dem sie sich quantitativ abbilden ließe. Der in der vorliegenden Untersuchung eingeschlagene Weg einer Bestimmung korrekt identifizierter Phoneme nach der visuellen Präsentation von Einzelwörtern (vgl. Abbildung 2) kann kaum als endgültige Einlösung des Desiderats betrachtet werden, verdeutlicht aber immerhin, dass das Problem testpragmatisch mit begrenztem Aufwand angegangen werden kann. Schon eher verständlich - zumindest historisch angesichts der Tatsache betrachtet, dass es sich dabei im deutschen Sprachraum traditionell um eine „facultas non grata" handelt - erscheint die Tatsache, dass es bis vor wenigen Jahren kaum Versuche gab, gebärdensprachliche Kompetenz meßbar zu machen. Schließlich muß im thematischen Gesamtzusammenhang der vorliegenden Untersuchung noch bedacht werden, dass die schizophrene Psychose ihrerseits zu ausgesprochen vielfältigen, sich in verschiedenen Erkrankungsphasen ausgesprochen heterogen auswirkenden Beeinträchtigungen der Sprache und des Sprechens führt (Piro 1967, Schonauer & Buchkremer 1986, Kraus & Mundt 1991, Schmidt-Knaebel 1992, Frommer 1993; zum linguistischen Aspekt der Schizophrenien Gehörloser in akuten Erkrankungsphasen vgl. auch Thacker 1994).

Eingedenk der geschilderten methodischen Schwierigkeiten beschränkt sich die vorliegende Untersuchung auf den Versuch, vordringlich laut-, schrift- und gebärdensprachliche *Basisfertigkeiten* der untersuchten Probanden vergleichend zu erfassen. Kausale oder pathogenetische Rückschlüsse auf den Zusammenhang zwischen den nicht unerheblichen Defiziten der gehörlosen schizophrenen Probanden und ihrer psychotischen Erkrankung werden dabei nicht unbedingt angestrebt. Die Daten sollen vielmehr in Ermangelung vergleichbarer Voruntersuchungen in der Literatur eine erste Orientierung über die kommunikative Kompetenz prälingual gehörloser Patienten mit schizophrenen Psychosen außerhalb akuter Erkrankungsphasen ermöglichen.

Aktive Lautsprachkompetenz

Die aktuelle aktive Lautsprachkompetenz wurde zunächst nach einem für die vorliegende Untersuchung formulierten ordinalskalierten Schema eingeschätzt, das auch von Achtergarde (1995) bei der Untersuchung ein Stichprobe gehörloser Patienten einer psychosomatischen Kurklinik verwendet wurde. Dabei wurde die phonetische Verständlichkeit der lautsprachlichen Äußerungen der Probanden als wesentliches, in der Alltagkommunikation pragmatisch häufig begrenzendes Kriterium herangezogen und nach den in der Tabelle 20 wiedergebenen Kriterien bewertet.

Abbildung 24 gibt die Einschätzungen der Stichproben GL-F20par und GL-F1/5 auf gestapelten Säulendiagrammen wieder. Sie zeigt teststatistisch signifikantere Schwächen bei den schizophrenen Probaden, die konsistent in den niedrigen Kompetenzstufen über- und in den höheren Kompetenzstufen unterrepräsentiert sind.

Tabelle 20: Fremdeinschätzungskriterien der aktiven Lautsprachkompetenz

0 ← Keinerlei lautsprachliche Mitteilungskompetenz, kann ohne Gebärdengebrauch nicht kommunizieren

1 ← Lautsprachliche Äußerungen sind für geübte Kommunikationpartner teilweise verständlich.

2 ← Lautsprachliche Äußerungen sind für geübte Kommunikationspartner gut verständlich.

3 ←- Lautsprachliche Äußerungen sind auch für ungeübte Kommunikationspartner teilweise verständlich.

4 ← Lautsprachliche Äußerungen sind auch für ungeübte Kommunikationspartner gut verständlich.

5 ← Bis auf (leichte) Dysarthrie phonetisch völlig unauffällig

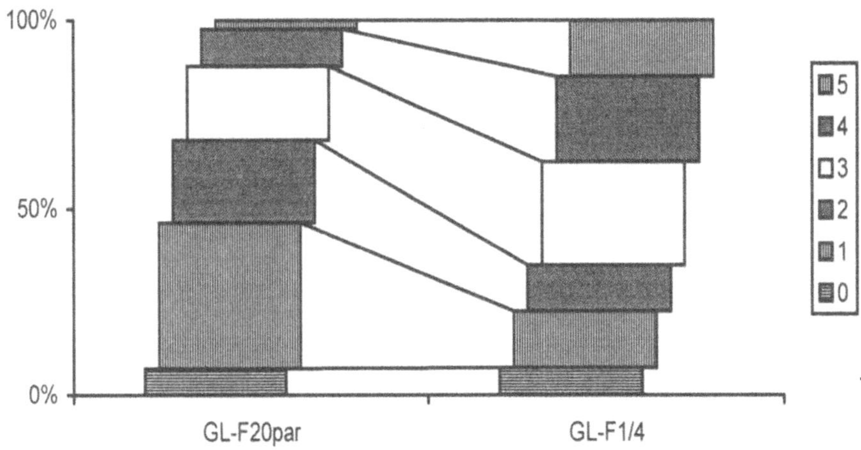

Passive Lautsprachkompetenz

Die passive lautsprachliche Kompetenz wurde mit Hilfe eines eigens für die vorliegende Untersuchung entwickelten Tests der Mundbilderkennung operationalisiert, der hier im Kapitel 2.2.4 (Abbildung 2) bereits ausführlicher vorgestellt wurde. Dabei wurde im wesentlichen die Anzahl der korrekt abgelesenen Phoneme nach der Video-Präsentation der Mundbilder von 15 alltagssprachlichen Substantiva (mit insgesamt 64 Phonemen) unter zwei verschiedenen Versuchsbedingungen ermittelt. Die Probanden wurden nach der Präsentation eines jeden Mundbildes zunächst gefragt, welches Wort sie glaubten, gesehen zu haben (=„spontan“ Bedingung, LRspont). In einem zweiten Durchgang wurde dann jeweils noch einmal das gleiche Mundbild gemeinsam mit einer Liste von 5 Wörtern präsentiert, unter denen die Probanden das gesehene Wort auswählen sollten (=„multiple choice“ Bedingung, LRMC). Die Tabelle 21 präsentiert die in den drei Stichproben jeweils korrekt abgelesenen Phoneme unter beiden Versuchsbedingungen.

Tabelle 21: Anzahl korrekt erkannter Phoneme bei der Videopräsentation von 15 Einzelwörtern in zwei Versuchsbedingungen (passive Lautsprachkompetenz).

	Spontan	Multiple Choice
	Mean (SD)	Mean (SD)
GL-F20par (n=41)	26.6 (11.8)	53.8 (8.8)
HÖ-F20par (n=41)	26.4 (9.7)	53.3 (5.1)
GL-F1/4 (n=41)	33.5 (8.4)	57.9 (4.6)

Post-Hoc-Mittelwertvergleich (Scheffé): GL-F1/4 vs. GL-F20par $p<0.05$, GL-F1/4 vs. HÖ-F20par $p<0.05$/ (in beiden Versuchbedingungen).

Sie zeigt, dass alle drei Probandengruppen in etwa in gleichem Maße von den zusätzlichen Hilfen der multiple-choice-Bedingung profitiert haben. Die Probanden der Kontrollgruppe GL-1/4 schneiden in beiden Versuchsbedingungen am besten ab und unterscheiden sich im post-hoc Vergleich (Scheffé-Test) signifikant von den beiden schizophrenen Gruppen, unter denen wiederum die gehörlose Gruppe GL-F20par in beiden Versuchbedingungen ein wenig (weniger als im Mittel 1 Phonem) besser abschneidet. Dieser Befund ist bemerkenswert, wenn man bedenkt, dass die Probanden der Stichprobe GL-F20par (wie auch die der Stichprobe GL-F1/4) ja gewissermaßen unter der Bedingung aufgewachsen sind, bei der lautsprachlichen Kommunikation auf die Mundbilderkennung elementar angewiesen zu sein. Dennoch schneiden sie bei dem Versuch, diese Kompetenz experimentell abzubilden, kaum besser ab als die hörenden schizophrenen Probanden, die ja mangels besonderer Notwendigkeit über keinerlei spezifische Lernerfahrung verfügen können.

Myslobodsky et al. (1992) haben gezeigt, dass auch hörende schizophrene Patienten bei Mundbild-Deutungsaufgaben tendenziell schlechter abschneiden als (ebenfalls ungeübte) hörende nichtpsychotische Probanden und haben diesen Befund im Zusammenhang mit den experimentell recht gut gesicherten Störungen der Aufmerksamkeitsfokussierung und anderer Grundfunktionen der Informationsverarbeitung bei schizophrenen Probanden diskutiert. Allerdings waren die von diesen Autoren gefundenen Unterschiede – zu ihrem eigenen Erstaunen - nur recht gering. Nun sprechen die hier präsentierten Daten dafür, dass gehörlose Patienten, wenn sie sozialisationsbedingt zu „besseren“ Lippenlesern werden, von dieser erworbenen Teilleistungsstärke möglicherweise auch mehr einbüßen, wenn sie im Rahmen einer schizophrenen Psychose Beeinträchtigungen der kognitiven Verarbeitungskapazität erfahren. Diese Hypothese würde die „Konvergenz“ der beiden schizophrenen Stichproben und die „erhaltene“ Teilleistungsstärke bei den nichtpsychotischen, gleichwohl aber psychiatrisch erkrankten Probanden der Stichprobe GL-F1/4 konsistent erklären. Sie ist auch konkordant mit den von Schonauer et al. (1998b) erhobenen Befunden an insgesamt vier Stichproben psychiatrischer Patienten mit und ohne Schizophrenie sowie mit und ohne prälinguale Gehörlosigkeit.

Passive Schriftsprachkompetenz

Wenden wir uns nun zwei weiteren Stichprobenvergleichen zu, deren Paradigmen die Schriftsprachkompetenz der gleichen Probandengruppen diesmal nicht - wie beim Mundbildparadigma - aus der Sicht der Gehörlosenkultur sondern aus der pragmatischen Perspektive des Schriftsprachgebrauchs Hörender operational zu erfassen versuchen. Beide Vergleiche betreffen die Leistungen der Probanden bei sogenannten „lexikalischen Entscheidungsaufgaben", bei denen die Testaufgaben im wesentlichen darin bestehen, sogenannte „Kunstwörter", die aus „legalen", das heißt, nach den Wortbildungsregeln des Deutschen prinzipiell möglichen Buchstabenkombinationen bestehen, im Wortschatz aber nicht realisiert sind, von „echten", das heißt, im Wortschatz des Deutschen enthaltenen Wörtern zu unterscheiden.

Der erste Stichprobenvergleich basiert auf einer Anwendung des von Merz, Lehrl et al. (1975) entwickelten Mehrfachwahl-Wortschatz- Tests MWT-B, der hier im Kapitel 2.2.4 (vgl. Tabelle 5) bereits vorgestellt wurde. Bei diesem Test wird in jedem von insgesamt 37 Items ein „echtes", also lexikalisch realisiertes Wort als „Zielform" gemeinsam mit vier ähnlich klingenden Kunstwörtern präsentiert und muß vom Probanden gewissermaßen „herausgefischt" werden. Für jede zutreffend identifizierte Zielform erhält der Proband einen Rohwertpunkt. Die Lösung dieser Aufgabe impliziert nicht, dass der Proband auch die Bedeutung der Zielform kennt oder gar zu definieren vermag, vielmehr kann er auf seinen gesamten passiven Wortschatz zurückgreifen und durchaus auch „Zufallstreffer" landen.[52] Das Konstruktionsprinzip des MWT-B beruht darauf, dass die Zielformen von Item zu Item immer „entlegener" werden, schließlich auch immer weiter spezialisierten Fachterminologien entnommen sind, so dass ein Proband, dem sie zum großen Teil bekannt sind, diese Kenntnis nur einem umfassenden Allgemeinwissen entnehmen kann, bzw. auf umfassende Leseerfahrungen und Informationsbemühungen in einem breiten Spektrum von Themenbereichen zurückblicken können muß. Die Rohwertpunktzahl des MWT-B korreliert ausgesprochen hoch mit wesentlich aufwendigeren, am Konstrukt „Intelligenz" orientierten Testverfahren, weshalb er von den Autoren auch als „Intelligenzkurztest" vorgeschlagen wurde und als solcher weite Verbreitung gefunden hat. Als solcher soll er hier explizit nicht verwendet werden, da er die besonderen Sozialisationsaspekte im Inneren der Gehörlosenkultur vollkommen ausblendet. Gerade dieser Umstand, der ihn zur Einschätzung der „Intelligenz" Gehörloser ungeeignet erscheinen läßt, macht ihn aber als Operationalisierungsverfahren für das Ausmaß ihrer Kenntnisse und Erfahrungen in der schriftsprachlichen Kultur der „Hörenden" interessant. Die Abbildung 25 gibt die in den Stichproben GL-F20par, GL-F1/4 und HÖ-F20par ermittelten Rohwerte als Boxplots wieder.

[52] Aufgrund dieser Konstellation wird der MWT-B auch von manchen Autoren als ein Verfahren zur Messung der „prämorbiden Intelligenz" bei Demenzkranken verwendet, die häufig ihr aktives Wissen über die Bedeutung der Zielformen krankheitsbedingt eingebüßt haben, dennoch aber mitunter erstaunlich gut dazu in der Lage sind, diese zu identifizieren.

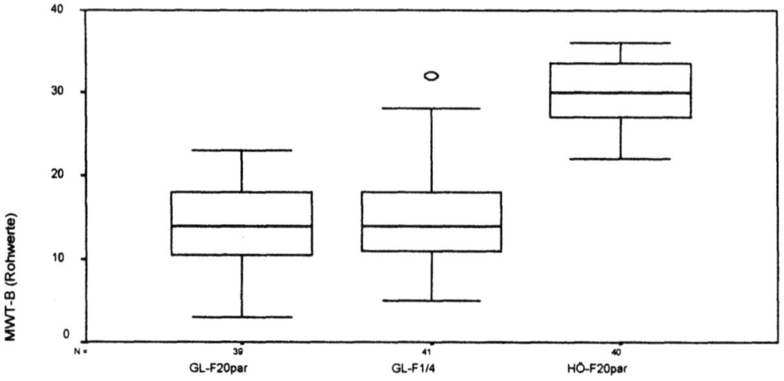

Abbildung 25: Boxplots der Rohwerte im Mehrfachwahl-Wortschatz-Test (MWT-B) nach Merz, Lehrl et al. (1975). Post-Hoc Vegleich (Scheffé): HÖ-F20par vs GL-F1/4 und HÖ-F20par vs GL-F20par $p< 0.05$.

Sie zeigt drei recht symmetrische Verteilungen. Im paarweisen Vergleich unterscheiden sich die hörenden Probanden signifikant von beiden gehörlosen Stichproben, die ihrerseits eine homogene Untergruppe bilden. Im Vergleich der arithmetischen Mittelwerte (die Balken in der Mitte der Boxplots bilden die *Mediane* ab) liegt GL-F20par mit 14.08 (SD 4.84) fast einen Rohwertpunkt unter GL-F1/4 mit 14.90 (SD 5.20), was aber an der verteilungstheoretischen Homogenität der beiden Stichproben natürlich nichts ändert. Im Gegensatz zum Mundbildparadigma unterscheiden sich die beiden gehörlosen Stichproben untereinander kaum, aber jede von ihnen von der hörenden deutlich. Da mit den MWT-B-Daten hier gewissermaßen die schriftsprachliche Kompetenz aus der „Perspektive" der „hörenden Kultur" operationalisiert werden sollte, überrascht dieser letztgenannte Befund wenig. Gehörlose Menschen behalten häufig größere Distanz zu Schriftsprache, auch wenn sie sie erlernt haben, sie nutzen schriftliche Medien seltener zur Kontaktgestaltung mit der Lebenswelt, unterliegen mithin niedrigeren Graden an „schriftsprachlicher Enkulturation". Natürlich wäre es unangemessen, von diesem Befund auf „niederigere Intelligenz" zu schließen, wie es die – bei hörenden Probanden durchaus übliche und unter Umständen auch sinnvolle – Anwendung des MWT-B als „Intelligenzkurztest" nahelegen würde. Für den Argumentationsrahmen der vorliegenden Untersuchung bleibt es wichtig festzuhalten, dass die substantiellen Defizite der Schriftsprachkompetenz, auf die die vorliegenden Daten hinweisen, beide gehörlosen Stichproben im gleichen Maße betreffen, dass sich mithin keine Hinweise für eine Assoziation dieser Defizite mit der schizophrenen Psychose ergeben.

Der zweite Stichprobenvergleich, dem eine Aufgabe vom Typ des „lexikalischen Entscheidens" zu Grunde liegt, fußt auf einer Modifikation dieses Paradigmas, das in die experimentalpsychologische Forschung von de Groot (1983), sowie von Balota & Lorch (1986) eingeführt und im deutschen Sprachraum namentlich im Zusammenhang mit kognitionstheoretischen Modellen zur Schizophrenie von Spitzer et al.([53]) adaptiert wurde. Dabei werden dem Probanden neben den „Kunstwörtern“ ausschließlich vertraute, sozusagen alltagssprachlich lexikalisierte „echte“ Wörter, in einer tachistoskopischen Anordnung so lange präsentiert, bis er die durch einen Knopfdruck anzuzeigende Entscheidung trifft, ob es sich bei dem präsentierten um ein „echtes“ oder um ein Kunstwort handelt. Die Entscheidungs*zeit* des Probanden geht als abhängige Variable in die Versuchanordnung ein. Die lexikalische „Seltenheit“ bzw. „Entlegenheit“ - die ja im MWT-B als unabhängige Variable fungierte - wird hier auf einem konstant niedrigen Niveau gehalten. Als unabhängige Variablen wurden zunächst bestimmte Wortarten oder auch die Dichotomisierung in abstrakte und konkrete Begriffe in verschiedenen Versuchsplänen verankert. Die von de Groot eingeführte zusätzliche Modifikation der Versuchsanordnung bestand darin, dem Probanden *vor* dem eigentlich zur Entscheidung anstehenden Wort bzw. Kunstwort für einen fixierten Zeitraum von wenigen Dezisekunden ein vorausgehendes Wort zu präsentieren. Der Proband wurde weiterhin instruiert, seine lexikalische Entscheidung ausschließlich im Hinblick auf das zweite Wort zu treffen. Im Mittelpunkt des Interesses dieser Anordnung steht nun die Frage, ob und wie das zuerst präsentierte Wort, die lexikalische Entscheidung des Probanden über die nachfolgende „eigentliche“ Zielform beeiflussen kann. Zu den im Zusammenhang mit der experimentellen Arbeit an dieser Frage recht gut replizierten Ergebnissen gehört nun die Beobachtung, dass das vorausgehende Wort (auch „prime“-Wort genannt) die lexikalische Entscheidung des Probanden dann beschleunigen kann, wenn es mit der Zielform (auch „target“-Wort genannt) semantisch verwandt ist. Dieses Phänomen wird in der psycholinguistischen Forschung als „semantic priming“, zu deutsch etwa „semantische Voraktivierung“ (Spitzer 1993: 150) bezeichnet und als eine Art Bahnungseffekt gedeutet. Es tritt auch dann auf, wenn das vorausgehende prime-Wort nur für einen Bruchteil (z.B. 200 msec) derjenigen Zeitspanne präsentiert wird, die für lexikalische Entscheidungen im Mittel erforderlich sind (zwischen 500 und 2000 msec). Im Hinblick auf das experimentelle Paradigma ist die semantische Voraktivierung als eine Art positiver Ablenkungseffekt deutbar, nämlich als Einfluß eines für die Lösung der Testaufgabe (die lexikalische Beurteilung des „target“-Worts) im Grunde irrelevanten Stimulus. Manschreck, Maher et al. (1988) konnten zeigen, dass dieser Effekt bei Patienten mit schizophrenen Psychosen und hier insbesondere bei solchen mit ausgeprägten Störungen im kognitiven Bereich quantitativ deutlicher ausgeprägt ist als bei psychiatrisch gesunden Kontrollprobanden. Spitzer, Weisker et al. (1993) haben diese Beobachtung im deutschen Sprachraum repliziert.

Mit dieser Anordnung, die in Kapitel 2.2.4 schematisch skizziert ist (Abbildung 3), wurden auch die Probanden der Stichproben GL-F20par, GL-F1/4 und HÖ-F20par untersucht. Jedem Probanden wurden jeweils 24 „echte“ Wörter und 11 Kunstwörter zur lexikalischen Entscheidung auf dem Bildschirm eines Notebook-Computers (der sowohl die Item-Präsentation als auch die Entscheidungszeitmessung steuerte) präsentiert. Jedem Item ging zunächst für 700 msec ein Fixierkreuz in der Bildschirmmitte und dann ein für die Dauer von 200 msec präsentiertes

[53] Spitzer (1993a,b); Spitzer, Braun et al. (1993); Spitzer, Weisker et al. (1993), Spitzer (1994).

Wort voraus. Das anschließend zur Entscheidung anstehende Wort oder Kunstwort wurde so lange präsentiert, bis der Proband seine Entscheidung per Knopfdruck auf der Computer-Tastatur (eine grün markierte „Ja“-Taste und eine rot markierte „Nein“-Taste) getroffen hatte. Bei der Hälfte der „echten“ Wörter (12 Items) bestand eine eindeutige semantische Beziehung zwischen dem vorausgehenden und dem zur Entscheidung anstehenden Wort (Versuchsbedingung „primed“, vgl. Abbildung 3, unterste Zeile), bei der anderen Hälfte der Wörter war dies nicht der Fall (Versuchsbedingung „unprimed“, Abbildung 3, mittlere Zeile). Auch den 11 Kunstwörtern gingen für jeweils 200 msec „echte“ Wörter voraus, die zu ihnen naturgemäß in keiner semantischen Beziehung standen (Versuchsbedingung „nonword“, Abbildung 3, oberste Zeile). Die Items wurden den Probanden in einer im Hinblick auf die Versuchsbedingungen randomisierten, jedoch insgesamt fixierten Reihenfolge präsentiert. In die Reaktions- bzw. Entscheidungszeitmessung gingen nur die korrekten Entscheidungen der Probanden ein. Die Zeiten der korrekten Entscheidungen wurde für jede Versuchsbedingung und für jeden Probanden arithmetisch gemittelt. Vor dem eigentlichen Meßversuch wurde mit jedem Probanden ein Probedurchgang (mit anderen Items) durchgeführt, der zunächst überprüfen sollte, ob die Probanden die Versuchsinstruktion verstanden hatten, darüber hinaus aber auch Positions-Lerneffekte im Meßversuch verhindern sollte. Da vier Probanden der Stichprobe GL-F20par im Probeversuch erkennen ließen, dass sie mit der Versuchsanordnung überfordert waren und ein weiterer die Durchführung jeglicher Testuntersuchungen ablehnte, reduzierte sich die Probandenzahl in dieser Stichprobe hier auf n=36.

Tabelle 22 und Abbildung 26 geben die derart bestimmten mittleren Entscheidungszeiten getrennt nach Stichproben und Versuchsbedingungen wieder. Sie zeigen im Vergleich zu beiden Kontrollgruppen deutlich längere Entscheidungszeiten in allen drei Versuchsbedingungen bei den gehörlosen schizophrenen Probanden. Das Phänomen der semantischen Voraktivierung zeigt sich in allen drei Stichproben, da die Reaktionszeiten der Versuchsbedingung „primed“ durchgängig kürzer sind als die der Versuchsbedingung „unprimed“. Dabei zeigen die beiden schizophrenen Stichproben die größere Reaktionszeitverkürzungen (GL-F20par 195 msec, HÖ-F20par 69 msec) als die nichtschizophrenen gehörlosen Probanden (GL-F1/4 47 msec). Dieser Befund ist zunächst mit der Hypothese einer besonderen Suszeptibilität schizophrener Patienten für semantische Voraktivierungsphänomene gut vereinbar. Andererseits ist der Anteil der Reaktionszeitverkürzung am Gesamtbetrag der Reaktionszeiten in allen drei Stichproben weitgehend gleich, so dass es problematisch wäre, hier von „stärkerer“ semantischer Voraktivierung zu sprechen. Bemerkenswert erscheinen vor allem die deutlich längeren Reaktionszeiten der gehörlosen schizophrenen Probanden, die für ihre Entscheidungen im Mittel mehr als doppelt so lange gebraucht haben, wie die Probanden der Kontrollgruppen. Bemerkenswert ist zudem, dass es bei gehörlosen Probanden überhaupt semantische Voraktivierungsphänomene zu geben scheint (die hier wiederum bei schizophrenen Probanden tendenziell stärker ausgeprägt sind), weil ja keineswegs selbstverständlich ist, dass die zentralnervösen Repräsentationen, die diesem Phänomen zugrundeliegen, in ihrem Fall analog ausgeprägt sind. Nebenbefundlich sei noch darauf hingewiesen, dass alle gehörlosen Probanden länger gebraucht haben (als die hörenden Probanden), um die Nichtwörter als solche zu erkennen (nämlich etwa 500msec länger als in der „primed"-Bedingung). Dies könnte mit einer größeren lexikalischen „Unsicherheit" der gehörlosen Probanden zusammenhängen, die sich ja aus den MWT-B Daten mit großer Deutlichkeit ergeben hat. Diese Frage ist jedoch für die hier zu erörternden Zusammenhänge wenig relevant.

Tabelle 22: Lexikalische Entscheidungszeiten des Experiments zur „semantischen Voraktivierung"

	„unprimed"	„primed"	„nonword"
	mean (SD)	mean (SD)	mean (SD)
GL-F20par (n=36)	3183 (2731) msec	2988 (2655) msec	3606 (3905) msec
GL-F1/4 (n=41)	1355 (1040) msec	1308 (991) msec	1855 (2374) msec
HÖ-F20par (n=41)	1441 (804) msec	1372 (790) msec	1675 (1301) msec

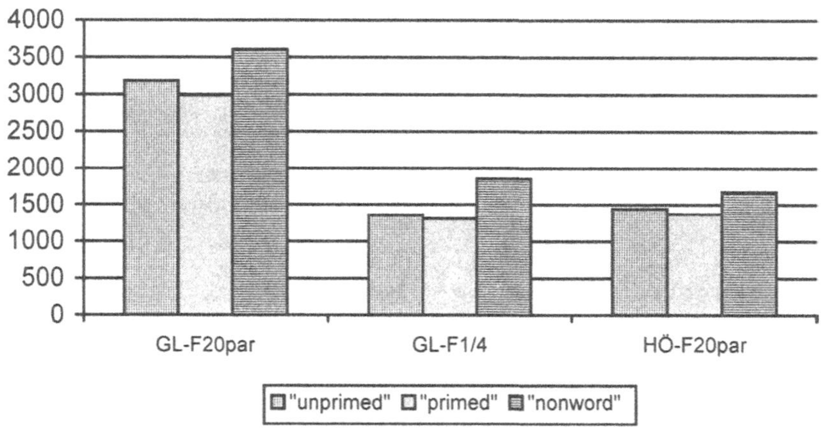

Abbildung 26: Semantische Voraktivierung: Säulendiagramme der mittleren lexikalischen Entscheidungszeiten (arithmetische Mittelwerte) in den Versuchbedingungen „unprimed" (jeweils links) „primed" (jeweils mittig) und „nonword" (jeweils rechts) in den Stichproben GL-F20par, GL-F1/4 und HÖ-F20par.

Wir haben im aktuellen Kapitel ein Reihe von Befunden zusammengetragen, die erkennbar werden lassen, dass gehörlose schizophrene Probanden im Hinblick auf ihre *laut-* und *schriftsprachliche* Kompetenz mit erheblichen Einbußen zu kämpfen haben. Obwohl diese Befunde aus insgesamt ausgesprochen heterogenen Ratingprozeduren, experimentellen Paradigmen und Stichprobenvergleichen hervorgegangen sind, folgen sie mit durchgängiger Konsistenz einem Muster, das sich vorläufig in etwa folgendermaßen zusammenfassen läßt:

- Betrachtet man ihre Lautsprachkompetenz aus der Perspektive der Gehörlosenkultur, so sind die typischen Defizite deutlicher ausgeprägt als bei anderen Gehörlosen, während die typischen und sozialisationsspezifisch erwartbaren Teilleistungsstärken nahezu fehlen. Die Probanden der Stichprobe GL-F20par sind für lautsprachliche Kommunikationspartner phonetisch schlechter zu verstehen. Ihre Fähigkeit zur Mundbilderkennung (dem einzigen Zugang Gehörloser zum Lautsprachverständnis) hingegen unterscheidet sich nicht von derjenigen hörender (und entsprechend ungeübter) Patienten mit schizophrenen Psychosen (HÖ-F20par) ist aber deutlich schlechter als bei gehörlosen Patienten mit Neurosen und/oder Alkoholkrankheiten (GL-F1/4).
- Betrachtet man ihre Schriftsprachkompetenz aus der Perspektive der „Hörenden", so zeigen die gehörlosen schizophrenen Patienten der Stichprobe GL-F20par im Vergleich mit hörenden schizophrenen Patienten einerseits die gleichen Defizite wie nichtpsychotische Gehörlose, diese gleichwohl ausgeprägter, andererseits läßt sich zumindest in einem Teil dieser Stichprobe ein Phänomen replizieren, dass in der Literatur als relativ spezifisch für die kognitive Beeinträchtigung durch schizophrene Psychosen beschrieben worden ist.

Gebärdensprachkompetenz

Diese wurde selbstverständlich nur für gehörlose Probanden erhoben. Die *aktive Gebärdensprachkompetenz* wurde orientiert an einigen von Poizner et al. (1990: 142ff) vorgeschlagenen Kriterien (Tabelle 23, Abbildung 27), Art und Umfang des Spontangebrauchs des *Fingeralphabets* während der Interviews der Probanden mit selbst formulierten Rating-Kriterien (Tabelle 24, Abbildung 28), ebenfalls auf Ordinalskalenniveau eingeschätzt.

Tabelle 23: Fremdeinschätzungskriterien der aktiven Gebärdensprachkompetenz

1 ←	Rudimentärer Gebrauch vereinzelter Gebärden, kein besonderes Geschick bei nonverbaler Kommunikation
2 ←	Sozialkompetenz wird durch durch nonverbale Kommunikation effektiv angehoben, es werden aber kaum lexikalisierte Gebärdensprachliche Elemente verwendet, keine Idiome, weitgehend agrammatisch.
3 ←	Grammatische Konstruktionen werden effektiv eingesetzt, jedoch in Propositionen, die nicht mehr als 3 Einzelgebärden umfassen, Idiome allenfalls vereinzelt
4 ←	Flüssig, grammatisch komplex (auch mehr als 3 Einzelgebärden), Idiome mindestens sporadisch, noch Schwierigkeiten mit Abstrakta
5 ←	Keine kommunikativen Schranken, kann gebärdlich allles ausdrücken, was er/sie zu „sagen" hat, auch abstrakte Inhalte
6 ←	Idiome, grammatische Vielfalt, längere und flüssige Sequenzen, auch rhetorisch elaboriert

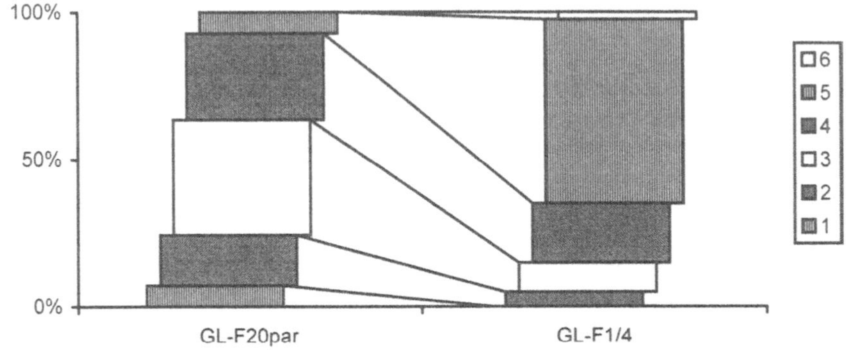

Abbildung 27: Rating der aktiven Gebärdensprachkompetenz. Signifikanzniveau der nichtparametrischen Verteilungsdifferenz (Mann-Whitney U-Test) p<0. 001

Beim Rating der aktiven Gebärdensprachkompetenz sind alle Kategorien zwischen den Stichproben vollkommen konsistent und teststatistisch signifikant im Sinne einer erheblichen Einschränkung der Gebärdenkompetenz der schizophrenen Probanden verteilt.

Das Fingeralphabet ist in der Gehörlosenkultur verbreitet, von seinem Wesen her aber schriftsprachlich orientiert. Es ordnet jedem Buchstaben des schriftsprachlichen Alphabets eine eindeutige Handform zu und ermöglicht es, solche Wörter und Begriffe, die gebärdensprachlich nicht lexikalisiert sind - vor allem Eigennamen - gewissermaßen gebärdlich zu „transkribieren". Die Informationsübermittlung mit dem Fingeralphabet ist wesentlich langsamer als mit lexikalisierten Gebärden. Geübte „Fingerer" können aber durchaus ein Tempo, das in etwa dem der Handschrift entspricht, erreichen. Man kann ein älteres, beidhändiges und national verbreitetes von einem neueren, dem internationalen Fingeralphabet angepaßten einhändigen System unterscheiden. Tabelle 24 gibt die Ratingkriterien der Einschätzung, Abbildung 28 ihre Verteilung in den beiden Stichproben GL-F20par und GL-F1/4 wieder. Auch hier sind die Kategorien niedriger Kompetenz in der schizophrenen Stichprobe über- und die jenigen hoher Kompetenz relativ unterrepräsentiert, wenngleich das nonparametrische Signifikanzkriterium knapp verfehlt wird.

Tabelle 24: Fremdeinschätzungskriterien der Fingeralphabetkompetenz und –Nutzung.

0 ←	"Keine Ahnung"
1 ←	Beherrscht ausschließlich passiv das alte (beidhändige) System, benutzt es aber nicht spontan.
2 ←	Altes oder neues (einhändiges) System wird sporadisch spontan benutzt, langsam in der Ausführung
3 ←	Beherrscht das neue System zumindest passiv, braucht bei aktivem und passivem Gebrauch Besinnungspausen
4 ←	Aktiver <u>oder</u> passiver Gebrauch recht flüssig möglich
5 ←	Aktiver und passiver Gebrauch flink und präzise
6 ←	„Fingerkünstler", schneller als Handschrifttempo, dennoch verständlich (Videoaufnahme)

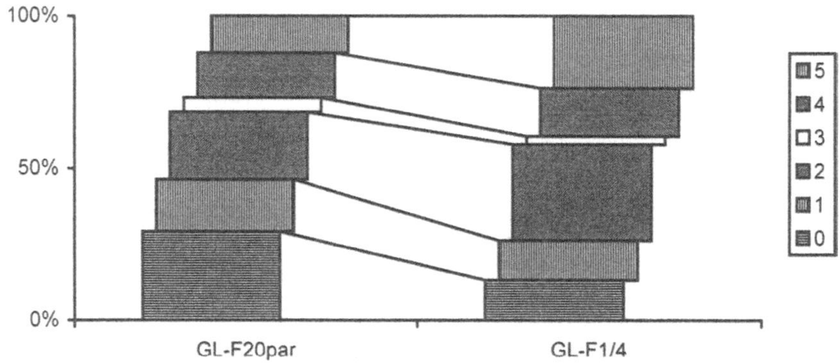

Abbildung 28: Rating des Fingeralphabet-Nutzung. Signifikanzniveau der nichtparametrischen Verteilungsdifferenz (Mann-Whitney U-Test) p=0.065.

Die bisher dargestellten und im Stichprobenvergleich eindeutigen Fremdeinschätzungsdaten zur gebärdlichen Kompetenz bergen ein methodisches Problem, das mit einem schwer einzuschätzenden Risiko systematischer Fehlbeurteilung, namentlich einer *Unterschätzung* der Probanden vebunden ist. Es hängt mit der Gebärdenkompetenz der Untersucher zusammen. Alle Fremdeinschätzungen wurden ja auf der Grundlage des kommunikativen Verhaltens der Probanden in den Interviews, bzw. als Ergebnis einer Auswertung ihrer Videoaufzeichnungen vorgenommen. Diese Interviews mit den gehörlosen Probanden wurden vom Autor und einer weiteren Mitarbeiterin des Projekts „Schizophrenien Gerhörloser" durchgeführt, die ihrerseits nur eingeschränkt gebärdenkompetent sind. Beide sind keine „nativen" Gebärder, sondern haben die Gebärdensprache als Fremdsprache erworben und in ihr einen Kompetenzgrad erreicht, der im Maßstab der hier vorgestellten Skala (Tabelle 23) der Stufe 4 entspricht. Nun ist es ein aus der sozialempirischen Forschung hinreichend bekanntes Phänomen, dass sich interviewte Probanden dem Idiolekt des Interviewers häufig unbewusst anpassen, was in der vorliegende Untersuchung durchaus dazu geführt haben könnte, dass einige der

Probanden - möglicherweise sogar deutlich - „unter ihrem Niveau“ gebärdet haben, schon allein, weil sie befürchten mußten, andernfalls vom Interviewer gar nicht verstanden zu werden.[54] Immerhin wird die Relation der hier vorgestellten Stichprobenvergleiche durch diese Artefaktquelle in etwa gleichem Maße betroffen, da die Autoren beider Studien ihre eigene Gebärdenkompetenz übereinstimmend gleich einschätzen.[55]

Im deutschen Sprachraum wurde in jüngerer Zeit erstmals der Versuch unternommen, Gebärdensprachkompetenz auch mit „objektiven“ und an standardisierten Testgütekriterien orientierten Verfahren einzuschätzen. Ein Ergebnis dieser Bemühungen ist der „Aachener Test zur deutschen Gebärdensprache„ ATG (Fehrmann, Huber, Jäger, Sieprath & Werth 1991), der inzwischen in einer Pilotversion vorliegt. Er besteht aus neun Untertests, deren Durchführung je Proband in der aktuellen Version insgesamt noch mehrere Stunden umfaßt, was den Rahmen der vorliegenden Studie sicher gesprengt und auch die Belastbarkeit der Probanden überfordert hätte. Hier wurde nur ein Untertest (U2) durchgeführt, der den gebärdlichen Wortschatz der Probanden, ihre Fähigkeit zur lexikalisch korrekten Erkennung und Deutung von Gebärdenzeichen quantitativ auf folgende Weise einschätzt:

Dem Probanden werden auf einem Videoschirm Kombinationen von gefilmten Einzelgebärden und Zeichnungen präsentiert, wobei letztere sowohl gegenständliche Begriffe, als auch Tätigkeiten, Eigenschaften, Konkreta und Abstrakta repräsentieren. (Beispiele hierzu gibt die Abbildung 1) Der Proband muß entscheiden, ob Zeichnung und Gebärde inhaltlich übereinstimmen oder nicht. Dabei kann er sich nicht auf ikonische Ähnlichkeiten verlassen, da unter den Stimuli auch zahlreiche semantische Ablenker enthalten sind, die gewisse Ähnlichkeitsbeziehungen zwischen Zeichnung und Gebärde erkennbar werden lassen, den Gebärdenunkundigen damit aber auf eine „falsche Fährte“ führen. So stimmen zum Beispiel eine Zeichnung, die einen Säugling darstellt und die Gebärde **Puppe** inhaltlich nicht überein, obwohl man als gebärdenunkundiger das eine durchaus als pantomimische Paraphrase des anderen deuten könnte. Zugleich enthält die Stimulusreihe auch zahlreiche kinematische Ablenker, bei denen sich die präsentierte Gebärde von der Zielgebärde nur durch ein einzelnes distinktives Merkmal (Handform, Ausführungsstelle, Bewegung, begleitendes Mundbild) unterscheidet, dadurch aber eine ganz andere Bedeutung bekommt. So stimmen die Gebärden **deutsch** und **Polizei** beispielsweise bis auf die Ausführungsstelle überein, in Kombination mit der Zeichnung eines Polizisten ist aber nur eine von beiden „richtig“. Linguistisch betrachtet ähnelt der ATG-U2 in verschiedenerlei Hinsicht dem lexikalischen Entscheidungsparadigma, fordert darüber hinaus gehend von den Probanden aber auch präzisere Kenntnisse über den semantischen Inhalt der präsentierten Gebärdenzeichen. Die Probanden müssen nicht entscheiden, ob es sich bei den präsentierten Gebärden um lexikalisierte Formen der deutschen Gebärdensprache handelt, sondern ob sie inhaltlich mit den synchron präsentierten Zeichnungen (bzw. den in den Zeichnungen repräsentierten Begriffen) übereinstimmen. Auf schrift- oder lautsprachliche Verhältnisse übertragen würde dem in etwa eine Versuchsanordnung entsprechen, bei der man die Zeichnung 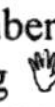 etwa gemeinsam mit den Buchstabenketten (oder den akustischen Wortformen) „HUND“, „RING“, „FINGER“, „ARM“, „RINGER“, „HAND“ und „FUß“ präsentieren würde. Das Beispiel enthält neben den beiden mit der Zeichnung übereinstimmenden Formen „HAND“ und „FINGER“ analog zum ATG-U2 sowohl semantische („RING“, „ARM“ und „FUß“) als auch graphematische (bzw. bei akustischer

[54] Speziell im Hinblick auf gebärdensprachliche Untersuchungen wird dieses Problem ausführlicher von Boyes-Bream (1992: 132) diskutiert.

[55] Achtergarde, persönliche Mitteilung.

Präsentation phonematische Ablenker („HUND“ und „RINGER“). Der Test enthält insgesamt 378 derartiger Kombinationen, für die je nach der Korrektheit der Einschätzung zwischen 0 und 3 Rohwertpunkte vergeben werden. Da einige der schizophrenen Probanden mit der ununterbrochenen Aufmerksamkeitsfokussierung über mehr als 60 Minuten deutlich überfordert waren, wurde die vergleichende Analyse auf die ersten 59 Items beschränkt.

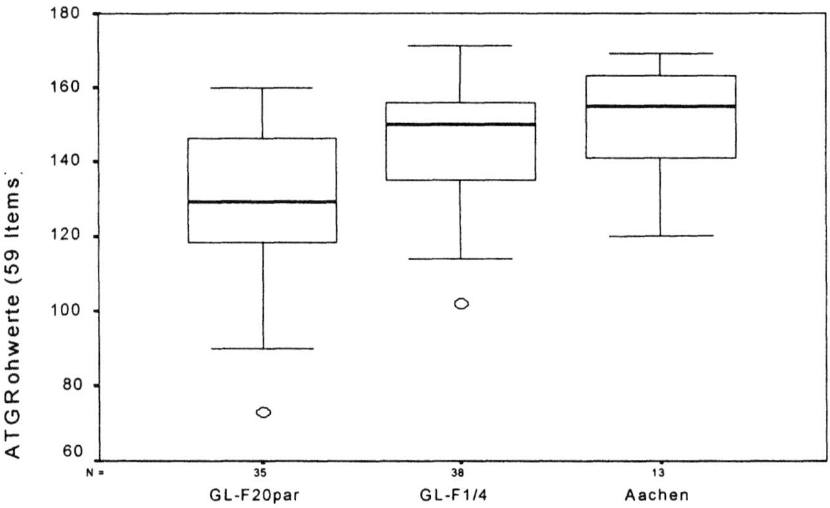

Abbildung 29: Rohwerte im Untertest U2 („Gebärdenzeichen verstehen“, Kurzform) des Aachener Tests zur deutschen Gebärdensprache (Fehrmann etl al. 1991). T-Test und Mann-Whitney-U-Test für Vergleiche zwischen GL-F20par und GL-F1/4: $p<0.001$.

Die Abbildung 29 zeigt nun die Verteilung der U2-Rohwertpunktzahlen in den Stichproben GL-F20par und GL-F1/4 sowie zusätzlich von 13 von den Testautoren des ATG in der Entwicklungsphase des Tests in Aachen – so auch die Stichprobenbezeichnung in der Abbildung - untersuchten gehörlosen und vollkompetenten Sprechern der deutschen Gebärdensprache. Bei dieser externen Kontrollgruppe handelt es sich um unausgelesene Probanden, die die deutsche Gebärdensprache nativ erworben haben und sie in der Selbsteinschätzung als Erstsprache pflegen. Sie ist für die Grundgesamtheit prälingual Gehörloser in der BRD wahrscheinlich nicht repräsentativ, sondern im Hinblick auf ihre Gebärdenkompetenz im Maßstab dieser theoretischen Grundgesamtheit eher als überdurchschnittlich einzustufen. Andererseits wurde die Stichprobe aber durchaus auch nicht aus ausgesucht eloquenten Gebärdern zusammengestellt. (Im Maßstab der Tabelle 23 wären die meisten dieser Probanden in der Kategorie 5 einzustufen.) Sie repräsentieren vielmehr in etwa den Standard derjenigen Gehörlosen, die die Deutsche Gebärdensprache als Muttersprache beherrschen und pflegen. Wie weit die Probanden der Stichprobe GL-F20par von diesem Standard entfernt sind, macht die Abbildung 29 deutlich.

Sie zeigt wiederum erhebliche Defizite der gehörlosen schizophrenen Probanden, und zwar sowohl im Vergleich zur Kontrollgruppe GL-F1/4 als auch zur –

hier der Anschaulichkeit halber so genannten – Aachener „Eichstichprobe". Die Verteilungsdifferenz zwischen GL-F20par und GL-F1/4 ist teststatistisch hochsignifikant, was aber aber auch schon aus den Boxplots deutlich wird, die ja nur sehr kleine Überschneidungsbereiche zwischen den beiden Verteilungen zeigen. Teststatistische Vergleiche mit der Aachener Stichprobe sind wegen der beträchtlichen Umfangsunterschiede problematisch. Der nichtparametrische Vergleich zwischen GL-F1/4 und der Aachener Stichprobe (Mann-Whitney U) führt zu einem p von 0.087. Es ist festzuhalten, dass die Kontrollgruppe GL-F1/4 im Hinblick auf die objektive Einschätzung der Gebärdensprachkompetenz tendenziell unter dem Niveau einer externen Stichprobe psychiatrisch gesunder muttersprachlicher Gebärder und im Mittel signifikant über der Gebärdenkompetenz der schizophren gehörlosen Stichprobe liegt. Vorläufig schwer einschätzbar, zugleich aber interessant, wird die Frage bleiben, ob die aufgrund neuester Daten zu vermutende Beeinträchtigung schizophrener Patienten bei der rezeptiven Verarbeitung schneller Bewegungen (Chen et al. 1999) sich gerade beim Erkennen von Gebärdenzeichen, welches ja eine besondere Meisterschaft in eben diesem Teilleistungsbereich voraussetzt beeinträchtigend bemerkbar macht.

In der Gesamtschau der Stichprobenvergleiche zur Gebärdensprachkompetenz deuten sich erhebliche „Einbrüche" der schizophrenen Probanden der Stichprobe GL-F20 an, deren Ausmaß dasjenige der oben dargestellten laut- und schriftsprachlichen eher noch übersteigt. Dabei ist es wichtig, noch einmal zu betonen, dass mit den objektiveren Testverfahren ausschließlich linguistische Basisfertigkeiten untersucht wurden, die im wesentlichen darin bestehen, lexikalisierte Wort- und Gebärdenformen als solche zu erkennen. Auch die verschiedenen Ratingprozeduren waren im wesentlichen darauf ausgelegt, sprachliche Kompetenzen betont pragmatisch im Hinblick auf die elementare Fähigkeit einzuschätzen, sich im Alltag sprachlich auszudrücken, zu verstehen und verstanden zu werden. Elaborierte Sprachmächtigkeit war im hier dargestellten Untersuchungsgang (vielleicht abgesehen von den schwierigeren Items des MWT-B) keineswegs gefragt. Im Lichte dieser Orientierung sind die erhobenen Befunde um so bemerkenswerter.

In der Literatur zu den Veränderungen der Sprache und des Sprechens bei hörenden Patienten mit schizophrenen Psychosen wird über ein großes Spektrum linguistischer Phänomene berichtet. Diese betreffen zum großen Teil die desintegrativen Auswirkungen der produktiven Akutsymptomatik. Auch einige außerhalb akuter Erkrankungsphasen durchgeführte Untersuchungen haben mit diffiziler Methodik (z.B. Rochester & Martin 1979) einige recht spezifische Defizite hörender Schizophrener bei der Bewältigung sprachlicher Komplexität auf Satz-, Text- oder Diskursebene oder auch im Umgang mit Abstraktion und Konkretion zu Tage gefördert. Eine derart deutliche Beeinträchtigung von Basisfertigkeiten, wie sie etwa aus den Beobachtungen hervorgeht, dass mehr als die Hälfte der Probanden aus GL-F20par das Fingeralphabet nicht beherrscht oder nicht benutzt (Abbildung 28) oder dass die untersuchten gehörlosen schizophrenen Probanden beim Mundbildablesen im Mittel nicht besser abschneiden als hörende schizophrene (aber deutlich schlechter als nichtpsychotisch psychiatrisch erkrankte gehörlose) Probanden (Tabelle 21), wie sie schließlich auch die Ergebnisse des

ATG-U2 reflektieren (Abbildung 29), wird man aber zumindest in der neueren Literatur zur Schizophrenie Hörender schwerlich finden.

Dabei muß man aber auch bedenken, dass die kommunikative Kompetenz in der Grundgesamtheit Gehörloser empirisch zumindest im deutschen Sprachraum bislang kaum untersucht, mit großer Wahrscheinlichkeit aber wesentlich heterogener und breiter gestreut verteilt ist als in der Grundgesamtheit derjenigen, die durch ein unbeeinträchtigtes Gehör zum primären Lautspracherwerb ermächtigt sind. Der Erwerb solcher Kompetenzen wird durch eine nicht geringe Zahl von Varianzquellen beeinflußt, deren Gewicht im einzelnen empirisch erst noch zu vermessen wäre. Für den Lautspracherwerb spielen der Beginn vorschulischer Frühförderung, die Nutzbarkeit von Hörresten und die individuelle Sehschärfe (an die bei der Mundbilderkennung hohe Ansprüche gestellt werden) sicher eine wichtige Rolle. Im Hinblick auf den Gebärdenspracherwerb ist von Bedeutung, von welchem Alter an regelmäßige Kontakte zu gebärdenkompetenten Kommunikationspartnern bestehen und in welchem Umfang diese später gepflegt werden (können). So verfügen beispielsweise sicher auch viele Gehörlose ohne schizophrene Psychosen, wenn sie eine Schule mit rigidem Gebärdenverbot besucht haben oder etwa in ländlichen Regionen in großer Distanz zum nächsten Gehörlosenverein aufgewachsen sind oder leben, nur über vergleichsweise rudimentäre Gebärdensprachkenntnisse. Die hier angestellten Stichprobenvergleiche sind in ihrer Architektur zu „schrotschußartig", um akzeptable Hypothesen über eventuelle Kausalzusammenhänge zwischen der schizophrenen Psychose der Probanden und ihrer Spracharmut zu fundieren. Gleichwohl haben diese Vergleiche aber das Muster einer doppelten (oder potenzierten) Beeinträchtigung durch verschiedene, mutmaßlich zum Teil mit der psychiatrischen Erkankung und zum anderen Teil mit der primären Hörbehinderung zusammenhängende Defizite über verschiedene Vergleichsperspektiven hinweg stabilisiert. Die hier beschriebenen Defizite sind in ihrer Natur sicher wesentlich „gröber" und undifferenzierter als die im Kontext der psycholinguistischen Schizophrenieforschung erarbeiteten Hypothesen. Die vorliegende Untersuchung zielt viel mehr darauf, eine grundlegende Orientierung über den Istzustand der kommunikativen Kompetenz in pragmatischer Hinsicht zu ermöglichen. Dieser Istzustand erscheint als „Spracharmut" recht treffend charakterisiert, die angesichts der doppelten Beeinträchtigung der Probanden insgesamt wenig überrascht, für deren Ausmaß der Begriff „erschreckend" aber kaum übertrieben erscheint.

Kapitelzusammenfassung

- Die Probanden der gehörlosen Stichprobe zeigen bei der Anwendung psychopathometrischer Standardinstrumente signifikant deutlichere Symptome als die Probanden der im Hinblick auf elementare Verlaufscharakteristika zu ihr parallelisierten hörenden Stichprobe, wobei die Unterschiede bei der Einschätzung sogenannter „Negativsymptome" und hier wiederum namentlich der sprachlichen Defizite und der sozialen Kontaktverluste besonders ausgeprägt sind.

- Vergleichende Einschätzungen der allgemeinen psychosozialen Integration mittels der „Global Assessment Scale" ein Jahr vor dem retrospektiv ermittelten Erkrankungsbeginn und zum Untersuchungszeitpunkt zeigen für die gehörlosen schizophrenen Patienten erheblich größere Einbußen als für die hörenden schizophrenen Patienten der parallelisierten Kontrollgruppe.
- Die sozialen Netzwerke gehörloser Schizophrener sind ausgesprochen rarefiziert. Im Unterschied zu den psychopathometrischen Daten lassen sich die sozialen Defizite der Probanden jedoch nicht als Prozesseffekte des Krankheitsverlaufs (der schizophrenen Psychose) deuten, da diese auch bei den nichtschizophrenen gehörlosen Kontrollprobanden bestanden und zwar in stärkerer Ausprägung als bei den hörenden schizophrenen Probanden.
- Im Vergleich der kommunikativen Kompetenz zwischen der Kernstichprobe gehörloser schizophrener Patienten (GL-F20par) und den internen Kontrollgruppen nichtpsychotischer gehörloser Patienten (GL-F1/4) und hörender schizophrener Patienten (HÖ-F20par) lassen sich in der Kernstichprobe lediglich die hörbehinderungsspezifischen Defizite (niedrigere Laut- und Schriftsprachkompetenz), nicht aber - wie in der gehörlosen Kontrollgruppe - die spezifischen kommunikativen Teilleistungsstärken (Lippenlesen, Gebärdenkompetenz) nachweisen.
- Für kaum einen der untersuchten gehörlosen Patienten ist die schizophrene Erkrankung ohne dauerhafte Einbußen an Lebensqualität geblieben. Vielmehr hat sie für alle von ihnen in zumindest einem der drei schwerpunktmäßig untersuchten Bereiche - und häufig in allen - zu anhaltenden Einschränkungen geführt und die Entwicklung ihrer Lebenswege in Richtung einer Zunahme an sozialer Isolierung, affektiver Verarmung, kognitiver „Nivellierung", ökonomischen Mangels und eines Verlustes an Autonomie umgeleitet.
- Andererseits kann man aber auch sagen, dass die aktuelle Situation der meisten Probanden zum Untersuchungszeitpunkt deutlich mehr an Lebenszufriedenheit ermöglicht als in den - häufig mehrjährig protrahiert verlaufenden - Phasen psychotischer Dekompensation und Desintegration. Vielen ist es gelungen, sich einen Lebensraum zu schaffen, den sie als wohltuend überschaubar erleben, der ihnen Stabilität gewährt und Rückzugsmöglichkeiten offen läßt und in dessen Innerem die mit den Augen des Psychose-unerfahrenen betrachtet nur schwer einfühlbare Fähigkeit gedeiht, sich auf Mangelerfahrungen einzurichten.

3.6 Zusammenhangshypothesen

Die bisher dargestellten Ergebnisse beruhten im wesentlichen auf kasuistischen Beobachtungen, auf der Deskription relativer Häufigkeiten von Ereignissen oder Zuständen innerhalb einzelner Stichproben, schließlich auf der vergleichenden Betrachtung von Verteilungseigenschaften ausgewählter Variablen zwischen verschiedenen Stichproben. Die im Vollzug der Stichprobenvergleiche generierten und zum Teil auch statistisch überprüften Hypothesen verfolgten hauptsächlich das Ziel, mögliche *Unterschiede* der prämorbiden Situation, der Entwicklung im

Krankheitsverlauf und der „Outcome“-Situation prälingual gehörloser schizophrener Probanden im Vergleich zu a) Gehörlosen ohne psychotische Erkrankungen und b) hörenden schizophrenen Patienten empirisch zu konkretisieren.

Im aktuellen Kapitel soll es nun darum gehen, hypothetische aber gleichwohl empirische Betrachtungen über mögliche Zusammenhänge zwischen verschiedenen Aspekten der Erkrankung ausschließlich *innerhalb* der 48 Probanden umfassenden Ausgangsstichprobe Stichprobe GL-F20 (Vgl. Abbildung 5) anzustellen. Dabei sollen die mit der besonderen kommunikativen und kulturellen Situation der Probanden zusammenhängenden Gesichtspunkte als Spezifikum der prälingualen Gehörlosigkeit im Mittelpunkt des Interesses stehen. Insbesondere drei mögliche Arten von Zusammenhängen sollen betrachtet und nach Möglichkeit als empirisch fundierte Hypothesen formuliert werden:

1. Zusammenhänge zwischen den klinischen Daten zum Krankheitsverlauf und den erheblichen Defiziten der Probanden im Hinblick auf ihre Vertrautheit mit Laut- und Schriftsprache einerseits und mit der deutschen Gebärdensprache andererseits, namentlich der Zusammenhang zwischen der psychopathologischen „Outcome“-Situation und der im vorangegangenen Kapitel als solche beschriebenen „Spracharmut„.

2. Zusammenhänge *innerhalb* der beiden differenzierbaren „Sprachlosigkeiten“, nämlich der gebärdensprachlichen auf der einen und der laut-/schriftsprachlichen auf der anderen Seite.

3. Zusammenhänge zwischen psychopathometrischen „Outcome“-Variablen und einigen für die Gehörlosigkeit spezifischen Sozialisationsfaktoren.

Von genuin psychiatrischem Interesse sind zunächst vor allem die zuerst und die zuletzt genannte Art von Zusammenhängen. Die mittlere hat eher grundlegenden als im engeren Sinne klinischen Charakter, gleichwohl soll sie hier aber eine wichtige Rolle spielen, da sie sozusagen im Mittelpunkt einer Debatte anzusiedeln ist, die - wie im Einleitungskapitel dargestellt wurde - zum Teil erbittert geführt wird, obwohl eine im Rahmen dieser Debatte eigentlich grundlegende Frage empirisch bislang kaum untersucht wurde. Es ist dies die Debatte um die differentielle „Bewertung“ von Laut- und Gebärdensprache, die alle Beteiligten zu der pädagogisch folgenreichen Entscheidung antreibt, gehörlose Kinder vornehmlich beim Erwerb einer der beiden Sprachen zu unterstützen (und sie womöglich sogar am Erwerb der anderen zu hindern). Die grundlegende, empirisch vernachlässigte, methodisch freilich auch recht unzugängliche Frage ist nun die nach dem Innenverhältnis dieser beiden Sprachen, insbesondere danach, ob dieses Verhältnis eher vikariierenden oder kompetitiven Charakter, ob sich die beiden Systeme beim Erwerb kognitiver und kommunikativer Kompetenz gegenseitig unterstützen oder behindern. Sollte sich nämlich erweisen, dass das Innenverhältnis eher vikariierenden Charakter hat, dann wäre die Frage nach dem unterschiedlichen „Wert“ der beiden Systeme pädagogisch betrachtet weitgehend gegenstandslos, und die praktische Konsequenz läge auf der Hand, dass der Erwerb beider Systeme wichtig und sinnvoll wäre, ungeachtet der Frage, welches von beiden oder ob überhaupt eines von beiden prälingual Gehörlose „besser“ auf den Weg zu einer autonomen und verantwortungsvollen Teilnahme am Leben der menschlichen Gesellschaft zu bringen vermag. Auch wenn in einer retrospektiv angelegten Untersuchung wie der vorliegenden keine Hypothesen über Zusammenhänge kausaler Natur zu erwarten sind, so liegt die besondere Bedeutung der hier erhobenen Befunde für diese Debatte darin, dass die kommunikative Kompetenz der untersuchten Probanden im Hinblick auf beide Systeme breit gestreut, im Vergleich zum mutmaßlichen „Standard" der Gehörlosenkultur zugleich aber im unteren Bereich anzusiedeln ist. Wir haben es also mit einer Selektion von Probanden zu tun, die im Hinblick auf die Beherrschung beider Systeme überdurchschnittliche Defizite aufzuweisen haben. Auskunft (wenn auch keinen kausalen Aufschluß) über die Innverhältnisse der Laut-, Schrift- und Gebärdensprachkompetenz vermögen nun insbesondere die Korrelationen derjenigen Variablen zu vermitteln, die hier herangezogen wurden, um diese Kompetenzen abzubilden. Positive Korrelationen (bei ansteigenden Regressionsgeraden) der Defizite bzw. der gemessenen „Restkompetenzen" würden bei einer solchen Betrachtung eher für ein vikariierendes, negative Korrelationen (und fallende Regressionsgeraden) hingegen eher für ein kompetitives Innenverhältnis sprechen. Aufgrund der retrospektiven Perspektive der Erhebung wären solche Befunde zunächst nur auf den Istzustand der Kompetenzen zum Zeitpunkt der Untersuchung anwendbar, Rückschlüsse auf die Innenverhältnisse während des Spracherwerbs sind daraus gewiß nicht zwingend möglich, gleichwohl aber diskussionswürdig.

Methodisch wird hier die Suche nach Zusammenhangshypothesen auf dem Wege einer Betrachtung von bivariaten Korrelationen verschiedener Variablen aufgenommen. Dabei handelt es sich immer dann um Produkt-Moment-Korrelationen (Bravais-Pearson), wenn beide verglichenen Variablen mindestens intervallskaliert sind, hingegen um Rangreihenkorrelationen (Spearman), wenn eine von beiden dieses Skalenniveau nicht erreicht.

Ad 1: Krankheitsverläufe und kommunikative Kompetenz

Die Tabelle 25 bildet eine Interkorrelationsmatrix verschiedener Instrumente ab, die zur Einschätzung der psychopathologischen (BPRS und SANS), der allgemeinen (GAS) und der sozialen (SOCSUP) „Outcome"-Situation und der allgemeinen prämorbiden Situation (GASprä) der Probanden verwendet und in den Kapiteln 3.1 und 3.5 bereits vorgestellt und diskutiert wurden. Zusätzlich ist in die Tabelle auch die von Nickols (1967) vorgeschlagene12-Item Kurzform der „Coloured Progressive Matrices" nach Raven (1956) als grober sprachfreier Einschätzungsversuch des Konstrukts „Intelligenz" aufgenommen. Signifikante Korrelationen sind durch Fettdruck hervorgehoben.

Wenig überraschend korrelieren vor allem die GAS-Werte signifikant mit allen anderen Instrumenten, was den Anspruch dieses Instruments reflektiert, die psychosoziale Situation des Probanden möglichst „breit" abzubilden. Die psychopathologischen Skalen korrelieren untereinander signifikant, die SANS darüber hinaus auch mit dem Social-Support-Index. Die Vorzeichenunterschiede der Korrelationsfaktoren sind konsistent durch die unterschiedlichen Polungen der Instrumente zu erklären, da BPRS, SANS und SOCSUP so gepolt sind, dass hohe

Werte ungünstigen Funktionsniveaus entsprechen, während es sich bei den anderen Instrumenten umgekehrt verhält. Die Tabelle präsentiert insgesamt abgesehen von einer gewissen internen Validierung der einzelnen Instrumente wenig Diskussionswürdiges, sie hat hier vor allem die Funktion, den Leser „didaktisch" auf die ähnlich aufgebaute Darstellung der Korrelationen zwischen den hier präsentierten Instrumenten und den sprachassoziierten Variablen vorzubereiten.

Tabelle 25: Interkorrelationsmatrix (Produkt-Moment-Korrelationen) von Outcome-Variablen [GAS (Global Assessment Scale, Endicott et al. 1976), BPRSsum (Summenscore der Brief Psychiatric Rating Scale, Overall & Gorham 1962), SANSsum (Globalsummenscore der Scale for the Assessment of Negative Symptoms, Andreasen 1982), SOCSUP (Social Support Summenscore nach Hecht et al. 1987), CPM (Coloured Progressive Matrices nach Raven in der 12-Item Kurzform von Nickols 1967)] und einer (retrospektiv) prämorbid bestimmten Variable [GASprä (GAS-Score bzw. C-GAS-Score (Shaffer et al. 1983)] in der Stichprobe GL-F20. r= Korrelationsfaktor, p= Signifikanzniveau.

	GAS	GASprä	BPRSsum	SANSsum	SOCSUP
GASprä	**r=0.414** **p=0.003**				
BPRSsum	**r=-0.712** **p<0.0001**	r=-0.203 p=0.172			
SANSsum	**r=-0.670** **p<0.001**	**r=-0.338** **p=0.019**	**r=0.512** **p<0.001**		
SOCSUP	**r=-0.533** **p<0.001**	r=-0.254 p=0.081	r=0.231 p=0.118	**r=0.454** **p=0.001**	
CPM	**r=0.344** **p=0.018**	r=0.155 p=0.297	**r=-0.338** **p=0.022**	**r=-0.324** **p=0.026**	r=-0.063 p=0.673

Die Tabelle 26 präsentiert in analoger Weise die bivariaten Korrelationen zwischen diesen Instrumenten und den Variablen zur Einschätzung der kommunikativen Kompetenz. Die letztgenannten sind in die Tabellenzeilen eingetragen und getrennt nach ihrer laut-/schriftsprachlichen und gebärdensprachlichen Assoziation angeordnet. Es handelt sich immer dann um Produkt-Moment-Korrelationen, wenn beide verglichenen Variablen mindestens intervallskaliert sind, andernfalls (bei den ordinalskalierten Variablen LSKO, GSKO und FINGER) um Rangreihenkorrelationen. Wiederum sind diejenigen Zellen, die signifikante Interkorrelationen beschreiben, durch Fettdruck hervorgehoben.

Global betrachtet erscheint es zunächst erstaunlich, dass doch relativ viele Korrelationen ein signifikantes Niveau erreichen, wenn man bedenkt, dass den sprachassoziierten Variablen - in Ermangelung raffinierterer und womöglich auch validierter Verfahren - doch vergleichsweise grobe und simple Konstruktmodelle zugrunde liegen. Im Grunde genommen war ja bei allen „objektiven" (von Ratingprozeduren unabhängigen) Paradigmen zur Erfassung von „Sprachkompetenz“ von den Probanden nicht viel mehr gefragt, als die Wiedererkennung von einzelnen, sprachlich lexikalisierten Elementen, also von Wörtern oder Gebärden in unterschiedlichen Versuchsanordnungen. Es ging bei diesen Untersuchugen also im wesentlichen darum, die passive Verfügbarkeit und situationsgebundene Aktivierbarkeit lexikalischer Repertoires - etwas vereinfachter formuliert: von „Wortschätzen“ - zu messen. In hörenden Populationen wären die mit solchen Methoden erzielbaren Streubereiche vermutlich geringer, so dass sich korrelative Beziehungen wohl erst bei größeren Stichprobenumfängen beschreiben ließen. Die ausgeprägt sigifikanten Korrelationen lassen mit einer gewissen Berechtigung darauf schließen, dass es sich bei der Stichprobe GL-F20 um eine im Hinblick auf sprachliche „Basiskompetenzen“ besonders breit streuende Population handelt. Bemerkenswert, inhaltlich aber durchaus plausibel erscheint, dass die am „Intelligenz“-Konstrukt orientierte CPM vornehmlich mit denjenigen Paradigmen korreliert, in deren Versuchsanordnung „Zeitdruck“ und „Reaktionsvermögen“ integriert waren. Bei der lexikalischen Entscheidungsaufgabe, deren Stimuli tachistoskop-ähnlich präsentiert wurden, waren von den Probanden ja möglichst rasche Entscheidungen gefordert. Eher erstaunlich - und den erwarteten Annahmen durchaus widersprechend - erscheint, dass keine der sprachassoziierten Variablen mit dem Social Support Index korreliert. Die Vorzeichen aller Korrelationen sind konsistent in dem Sinne zu interpretieren, dass ausnahmslos hohe Sprachkompetenzen mit „gesunden“ Werten auf den „Outcome“-Skalen korrelieren.

Tabelle 26: Produkt-Moment-Korrelationen („r") bzw. Rangreihenkorrelationen („ρ")zwischen „Outcome"-Variablen, laut-/schriftsprachassoziierten und gebärdensprachassoziierten Variablen in der Stichprobe GL-F20 (n=37). r bzw. ρ = Korrelationsfaktor, P= Signifikanzniveau.

	GAS	GASprä	BPRSsum	SANSsum	SOCSUP	CPM
MWT-B (passiver schriftsprachlicher Wortschatz)	r=0.243 p=0.103	r=0.149 p=0.325	**r=-0.430** **p=0.003**	**r=-0.415** **p=0.04**	r=0.069 p=0.648	r=0.119 p=0.429
LEmsec (lexikalisches Entscheiden, Reaktionszeit)	**r=-0.367** **p=0.016**	r=-0.260 p=0.092	**r=0.515** **p<0.001**	**r=0.489** **p=0.001**	r=0.057 p=0.717	**r=-0.531** **p<0.001**
LEn (lexikalisches Entscheiden, korrekt Erkannte)	**r=0.423** **p=0.004**	**r=0.305** **p=0.044**	**r=-0.507** **p=0.001**	**r=-0.535** **p<0.001**	r=-0.031 p=0.840	**r=0.497** **p=0.001**
LRspont (Mundbilderkennung, spontan)	r=0.245 p=0.098	**r=0.388** **p=0.007**	r=-0.233 p=0.119	**r=-0.480** **p=0.001**	r=-0.102 p=0.493	r=0.044 p=0.768
LSKO (aktive Lautsprachkompetenz)	ρ=0.251 p=0.085	ρ=0.344 **p=0.017**	ρ=–0.149 p=0.318	ρ=–0.502 **p<0.001**	ρ=–0.030 p=0.841	ρ=0.018 p=0.907
ATGU2 (lexikalisierte Ge bärden erkennen)	**r=0.484** **p=0.001**	**r=0.471** **p=0.002**	**r=-0.457** **p=0.003**	**r=-0.586** **p<0.001**	r=-0.172 p=0.275	r=0.298 p=0.055
GSKO (aktive Gebärdensprachkompetenz)	ρ=0.498 **p<0.001**	ρ=0.275 p=0.59	ρ=–0.483 **p=0.001**	ρ=–0.644 **p<0.001**	ρ=–0.261 p=0.073	ρ=0.240 p=0.104
FINGER (Beherrschung /Benutzung Fingeralphabet	ρ=**0.410** **p=0.004**	ρ=0.113 p=0.444	ρ=-0.267 p=0.069	ρ=**-0.331** **p=0.022**	ρ=-0.225 p=0.124	ρ=0.283 p=0.054

Die BPRS-Daten korrelieren vorzugsweise mit laut-/schriftsprachgebundenen Variablen, die Global Assessment Scale eher mit gebärdensprachlichen und die SANS-Skale schließlich gleichgewichtig mit beiden. Das Kovarianzverhalten der psychpathometrischen Daten wird im kontrastiven Vergleich mit der Social Support Skala und den CPM bemerkenswert, die keine vergleichbaren Beziehungen erkennen lassen, obwohl sie beide an Konstrukten orientiert sind, welche für die kognitive und die soziale Kompetenz der Probanden alles andere als bedeutungslos sind.

Die „breitesten“ Interkorrelationsbeziehungen mit den Verlaufsvariablen knüpfen unter den lautsprachlichen Variablen die Zahl der beim lexikalischen Entscheidungsversuch richtig erkannten Items (LEn) und unter den gebärdensprachlichen Variablen die Rohwertpunktzahl der richtig erkannten Gebärdenzeichen (ATGU2). Beide korrelieren – als einzige der hier verglichenen Variablen - nicht nur mit Outcome-Variablen sondern auch mit der prämorbiden Einschätzung der Probanden durch die Global Assessment Scale (GASprä), sie messen also Aspekte der kommunikativen Kompetenz, die nicht ausschließlich mit krankheitsassoziierten Verlaufsgrößen kovariieren, sondern zu einem in etwa gleich großen Anteil mit der prämorbiden Situation zusammenhängen. Auch wenn hier retrospektiv keine Maßzahlen zur Einschätzung der prämorbiden kommunikativen Kompetenz der Probanden bestimmt werden konnten, so erlaubt diese Beobachtung doch einige vorsichtige Rückschlüsse auf die Dignität des Zusammenhangs zwischen der Erkrankung und der im vorangegangenen Kapitel beschriebenen „Spracharmut“ der Probanden. Die vergleichsweise enge korrelative Bindung der sprachassoziierten Variablen an das prämorbide Funktionsniveau spricht mit einer gewissen Plausibilität dagegen, dass diese „Spracharmut“ zu einem deutlich dominierenden Anteil als Erkrankungsfolge zu deuten wäre, sondern bereits prämorbid zumindest tendenziell „angelegt“ sein könnte, um sich im Krankheitsverlauf dann aber durchaus als verlaufsbeeinflussende Größe bemerkbar zu machen.

Ad 2: Gebärdensprachliche und Laut-/Schriftsprachliche Kompetenzen

Die Tabelle 27 dokumentiert die Korrelationen zwischen den spaltenweise eingetragenen laut-/schriftsprachassoziierten Variablen und den zeilenweise eingetragenen gebärdensprachassoziierten Variablen. Für die unter den „Gebärdenvariablen“ als einzige rationalskalierte Variable ATGU2 (Gebärdenzeichen erkennen) finden sich die mit einigem Abstand deutlichsten Korrelationen mit den laut-/schriftsprachassoziierten Variablen, wobei sich die eindeutigste, von einem linearen Verhältnis nicht mehr weit entfernte Beziehung zur Mundbilderkennung (LRspont) abzeichnet. Beide Konstrukte hängen ja auch unmittelbar mit spezifischen „Teilleistungsstärken“ Gehörloser zusammen, da ja die Mundbilderkennung gewissermaßen das „Nadelöhr“ des Gehörlosen bei seinem schwierigen Zugang zur Lautsprache bedeutet. Inhaltlich sind die beiden Variablen zusätzlich dadurch aufeinander bezogen, dass die Mundbilderkennung gewissenmaßen in der Gebärdenzeichenerkennung implementiert ist, da insbesondere bei der Deutschen Gebärdensprache Mundbilder häufig als distinktive Merkmale von Gebärden fungieren. Wichtiger als die *Beträge* der Korrelationsfaktoren sind allerdings für die hier zur Debatte stehende Frage ihre *Vorzeichen*: In sämtlichen 15 Zellen der Matrix sind diese nämlich dahingehend zu interpretieren, dass gute Gebärdensprachkompetenz gleichsinnig mit guter Laut-/Schriftsprachkompetenz korreliert. Alle Variablen bis auf die Entscheidungszeit beim lexikalischen Entscheidungsparadigma (LEmsec) sind nämlich gleichsinnig gepolt. Nur bei dieser Variablen entsprechen hohe Werte langen Entscheidungszeiten, mithin niedrigeren Kompetenzniveaus. Die Korrelationsfaktoren dieser Variablen mit den Gebärdenvariablen sind alle negativ, alle anderen Faktoren der Matrix hingegen positiv.

Tabelle 27: Korrelation laut- und Gebärdensprachlicher Kompetenz. Produkt-Moment-Korrelationen („r") bzw. Rangreihenkorrelationen („ρ") zwischen Laut-/schriftsprachassoziierten und gebärdensprachassoziierten Variablen in der Stichprobe GL-F20 ($n=48$). r bzw. ρ = Korrelationsfaktor, p= Signifikanzniveau.

	MWT-B (passiver schriftsprachlicher Wortschatz)	LEmsec (lexikalisches Entscheiden, Reaktionszeit)	LEn (lexikalisches Entscheiden, korrekt Erkannte)	LRspont (Mundbilderkennung, spontan)	LSKO (aktive Lautsprachkompetenz)
ATGU2 (lexikalisierte Gebärden erkennen)	**$r=0.617$ $p<0.001$**	**$r=-0.672$ $p<0.001$**	**$r=0.621$ $p<0.001$**	**$r=0.819$ $p<0.001$**	**$\rho=0.541$ $p<0.001$**
GSKO (aktive Gebärdensprachkompetenz)	$\rho=0.366$ **$p=0.012$**	$\rho=-0.520$ **$p<0.001$**	$\rho=0.422$ **$p=0.004$**	$\rho=0.465$ **$p=0.001$**	$\rho=0.427$ **$p=0.002$**
FINGER (Beherrschung /Benutzung Fingeralphabet)	$\rho=0.032$ $p=0.833$	$\rho=-0.253$ $p=0.102$	$\rho=0.203$ $p=0.186$	$\rho=0.088$ $p=0.556$	$\rho=0.291$ $p=0.061$

Bei einem wie auch immer gearteten kompetitiven Verhältnis zwischen den beiden Sprachsystemen hätte man aber auch zumindest einige gegensinnig gepolte Korrelationen erwarten müssen. Die Hypothese, dass gute Gebärdensprachkompetenz die Lautsprachkompetenz prälingual Gehörloser „verkümmern" lasse oder ihren Erwerb beeinträchtige, läßt sich mit diesen Daten - zurückhaltend formuliert - sehr viel schlechter verifizieren als ihr Gegenteil, nämlich die Annahme eines wechselseitig vikariierenden also förderlichen Verhältnisses. Diese Hypothese hat aber in der Realität deutscher Gehörlosenschulen immer noch erhebliches Gewicht, denn sie führt hier zu der Konsequenz, dass die deutsche Gebärdensprache hier nicht nur keine Unterrichtssprache, sondern weit darüber hinausgehend in der Regel noch nicht einmal ein Unterrichtsfach ist. Die hier erhobenen Daten lassen sich - zugegebenermaßen ein wenig abseits von der ihnen eigentlich zugrundeliegenden Fragestellung - auch als ein Argument für das Prinzip des Bilingualismus in der Gehörlosenpädagogik interpretieren, auch wenn man sicher einräumen muß, dass hier linguistisch betrachtet allenfalls Basisfertigkeiten gemessen wurden, deren Validität für die pragmatische Einschätzung kommunikativer Kompetenz erst noch zu prüfen wäre.

Ad 3: Gehörlosenspezifische Sozialisationsfaktoren und Outcome-Variablen

Unter denjenigen Variablen, die auf nominal- oder ordinalskaliertem Niveau gehörlosenspezifische Sozialisationsfaktoren beschreiben, ergaben sich als Ergebnis einer orientierenden Prüfung bivariater Zusammenhänge in zwei Fällen korrelative Beziehungen zu psychopathometrischen „Outcome"-Variablen. In beiden Fällen handelt es sich um nominalskalierte Variablen. Diese betreffen zum einen den Zusammenhang mit der „Schulsozialisation", genauer mit der Frage, ob die Patienten Tagesschulen mit ständigem Kontakt zu ihren Herkunftsfamilien (oder Pflegefamilien) oder aber Internatsschulen besucht haben und zum anderen den Zusammenhang mit der Frage, ob sie vor ihrer Erkrankung bereits Kontakt zu einem lokal erreichbaren Gehörlosenverein unterhalten haben. Tabelle 28 dokumentiert die Faktorstufen der beiden Variablen SCHULTYP und VERAKTPRÄ („prämorbide Vereinsaktivität"), die Mittelwerte (und Standardabweichungen) der pathometrischen „Outcome"-Variablen GAS, BPRSsum und SANSsum in den durch Splitting erzeugten Subgruppen von GL-F20 und die α-Fehlerwahrscheinlichkeit des nonparametrischer Vergleiche (Mann-Whitney-U) zwischen den Subgruppen.

Tabelle 28: Mittelwerte (x) und Standardabweichungen (SD) pathometrischer „Outcome"-Variablen in den Faktorstufen der Variablen „SCHULTYP" und „VERAKTPRÄ" (=prämorbide Vereinsaktivität), Signifikanzniveaus (p) des Mann-Whitney-U Tests.

	GAS	BPRSsum	SANSsum
SCHULTYP			
Internat (n=20)	x=46.90, SD=16.30	x=44.57, SD=18.01	x=14.04, SD=3.61
Tagesschule (n=21)	x=51.25, SD=14.38	x=40.60, SD=13.10	x=11.25, SD=5.04
	M-W-U p=0.265	M-W-U p=0.488	M-W-U p=0.047
VERAKTPRÄ			
nie/sporadisch (n=16)	x=40.62, SD=12.73	x=49.56, SD=17.50	x=15.38, SD=3.32
regelmäßig (n=25)	x=54.40, SD=14.66	x=38.2, SD=13.0	x=10.96; SD=4.42
	M-W-U p=0.004	M-W-U p=0.016	M-W-U p=0.012

In beiden Fällen verhalten sich die Outcome-Variablen konsistent über den Subgruppen, wenn man ihre unterschiedliche Polung berücksichtigt: Die Patienten, die in ihrer Schulzeit eine Tagesschule besucht haben, haben im BPRS und SANS Gesamtscore niedrigere und im GAS höhere Werte als die (ehemaligen) Internatsschüler, was dem „gesünderen" bzw. „weniger beeinträchtigten" Pol näher steht. Der Unterschied ist allerdings nur bei der SANS-Verteilung signifikant. Auch diejenigen Patienten, die vor dem Beginn der Psychose bereits regelmäßigen Kontakt zum lokalen Gehörlosenverein hatten, werden in diesem Sinne mit allen drei Outcome-Variablen – teststatistisch signifikant – „gesünder" eingestuft.

Nun wäre es kaum angemessen, den Tagesschulbesuch bzw. die mit ihm verbundene Beziehungskonstanz zur Herkunfts- oder Pflegefamilie oder aber die prämorbide Integration in den Gehörlosenverein allein aufgrund dieser Beobachtung als verlaufsbestimmende Faktoren der schizophrenen Erkrankung zu bezeichnen. Immerhin läßt sich anhand der dokumentierten Daten aber ein gewisser Zusammenhang zwischen gehörlosenspezifischen Sozialisationsfaktoren und dem Krankheitsverlauf hypothetisch stabilisieren. Die prämorbide Aktivität im Gehörlosenverein wäre im Rahmen dieser Hypothese als eine spezifische Ausprägungsform der prämorbiden Sozialintegration zu verstehen, deren verlaufsbestimmende Relevanz für schizophrene Psychosen ja hinlänglich gesichert ist. Die Deutung des möglichen Einflusses des Besuchs verschiedener Schultypen führt sicher noch in spekulativere Sphären. Neben der familiären Beziehungskonstanz wären hier auch weitere soziale Selektionseffekte vorstellbar, die etwa damit zusammenhängen könnten, dass vor allem diejenigen Schüler Tagesschulen für Gehörlose besuchen können, die auch in erreichbarer Nähe zu diesen überregionalen Einrichtungen, mithin in eher urbanisierten Regionen aufgewachsen sind, in denen von je her Kontakte zur Gehörlosenkultur leichter zu pflegen sind.

Kapitelzusammenfassung

- Die Verfügbarkeit lautsprachlicher, schriftsprachlicher und gebärdensprachlicher „Lexika" und die Beherrschung der mit ihr verbundenen kommunikativen Basisfertigkeiten sind in der untersuchten Stichprobe prälingual gehörloser Patienten mit schizophrenen Psychosen mit beträchtlicher Streuung ausgeprägt.
- Im Hinblick auf eine Globaleinschätzung des psychosozialen Funktionsniveaus kovariieren die Ausprägungsgrade dieser kommunikativen Basisfertigkeiten sowohl mit den retrospektiv eingeschätzten Werten der Probanden vor Erkrankungsbeginn als auch mit den auf den Meßzeitpunkt bezogenen „Outcome"-Werten. Hierbei zeigen die schrift- und lautsprachassoziierten Basisfertigkeiten eine deutlichere Affinität zu den prämorbiden, die gebärdensprachassoziierten Fertigkeiten hingegen eine größere Affinität zu den „Outcome"-Werten.
- Die zum Meßzeitpunkt aktuell verfügbare soziale Unterstützung korreliert hingegen nicht mit diesen Basisfertigkeiten.
- Im Hinblick auf eine pathometrische Einschätzung der psychotischen Residualsymptomatik zum Meßzeitpunkt finden sich deutliche und in etwa gleich ausgeprägte Korrelationsbeziehungen sowohl mit den schrift- und lautsprachassoziierten als auch mit den gebärdensprachassoziierten Fertigkeiten.
- Schrift/-lautsprachassoziierte und gebärdensprachassoziierte Kompetenzmaße kovariieren im bivariaten Vergleich auf unterschiedlichen Signifikanzniveaus, aber mit ausnahmslos gleichsinnigen Vorzeichen.
- Unter den prämorbid erfaßten „gehörlosenspezifischen" Sozialisationsfaktoren zeigen die Aktivität im Gehörlosenverein und der besuchte Schultyp (unabhängig vom dort erreichbaren Schulabschluß) korrelative Beziehungen zu den pathometrischen „Outcome"-Variablen.

Unterstellt man den hier untersuchten Stichproben eine gewisse Repräsentativität für ihre Grundgesamtheiten, dann kristallisiert sich ein insgesamt recht enger Zusammenhang zwischen den Ausprägungen und Defiziten kommunikativer Kompetenzen und den schizophrenen Verläufen Gehörloser heraus: Globalmaße psychopathologischer Beeinträchtigung gehörloser Schizophrener kovariieren mit sprachlichen Basisfertigkeiten, die ihrerseits in einem für Gehörlose untypischen Ausmaß beeinträchtigt sind. Über die Richtung dieses Zusammenhangs und damit über die Frage, ob Schizophrenien bei Gehörlosen so etwas wie „Spracharmut„ induzieren oder ob eine mit der Gehörlosigkeit assoziierte „Spracharmut" schizophrene Verläufe ungünstig beeinflußt, läßt sich vorläufig nur spekulieren. Festzuhalten bleibt auch, dass sich die beiden Hypothesen durchaus nicht disjunktiv ausschließen. Die relative Unabhängigkeit der kommunikativen Kompetenzmaße von den sozialen Netzwerkvariablen deutet darauf hin, dass dieser Zusammenhang .- wie auch immer gerichtet - zu einem wesentlichen Anteil innerpsychischer Natur zu sein scheint und nicht vornehmlich über soziale Prozesse vermittelt wird. Lautsprachkompetenz und Gebärdensprachkompetenz erscheinen im Innenverhältis vikariierend (wechselseitig unterstützend) und leisten jeweils positiv kovariierende Varianzbeiträge zum schizophrenen Krankheitsverlauf.

4 Diskussion

Die für die Konzeption der vorliegenden Studie wesentlichen Hypothesen wurden zum Ende des 2. Kapitels in fünf zentralen Themenbereichen zusammengefaßt. Die Formulierung dieser Hypothesen fußte zum einen auf einer Reihe von Beobachtungen, über die in der Fachliteratur berichtet worden war, ganz besonders aber auf den in den ersten Betriebsjahren der beiden deutschen Speziabteilungen für psychisch kranke Gehörlose gesammelten Erfahrungen. Die thematischen Schwerpunkte der Hypothesenbildung betrafen im einzelnen:

1. Die mutmaßlich erhebliche Beeinträchtigung der kommunikativen Kompetenz prälingual gehörloser Patienten mit schizophrenen Psychosen.
2. Eine Verlängerung der Latenzzeit zwischen Erkrankungsbeginn und Behandlungsbeginn.
3. Eine zum Teil mit spezifischen Sozialisationsfaktoren Gehörloser zusammenhängend rarefizierte und institutionell geprägte Struktur ihrer sozialen Netzwerke.
4. Besondere Schwierigkeiten prälingual gehörloser Patienten mit schizophrenen Psychosen, sich auf die Belastungen aber auch auf die spezifischen Chancen einer neuroleptischen Langzeittherapie einzustellen.
5. Schließlich die möglicherweise aus Einflüssen dieser hypothetisch formulierten Zusammenhänge resultierende Tendenz gehörloser Patienten zu ausgeprägterer Residualsymptomatik und „chronischeren" Verläufen.

Der nun folgende Teil des Diskussionskapitels nimmt zunächst die perspektivische Segmentierung dieser Hypothesen wieder auf und versucht, sie im Lichte der erhobenen Befunde zu bewerten. Im Anschluß daran soll die in der Literatur mit grundsätzlicher Aufmerksamkeit bedachte Frage nach den möglicherweise pathogenetisch spezifischen Einflüssen der Gehörlosigkeit auf die Manifestation und den Verlauf schizophrener Psychosen noch einmal im Zusammenhang behandelt werden. Der dritte Teil des Diskussionskapitels ist schließlich schwerpunktmäßig der Frage gewidmet, ob sich aus den erhobenen Befunden strukturelle Empfehlungen für die psychiatrische Alltagsarbeit ableiten lassen.

4.1 Diskussion der Studienhypothesen

Ad 1.: Beeinträchtigung der kommunikativen Kompetenz

Der ausschlaggebende Impuls zur Gründung der ersten psychiatrischen Spezialabteilungen für Gehörlose war aus der Beobachtung hervorgegangen, dass die bis dahin in landesweit verstreuten Kliniken stationär behandelten Patienten dort einer extremen Vereinzelungssituation ausgesetzt waren. Sie hatten die Kontakte zu „ihrer“ Kultur und Sprache weitgehend eingebüßt und wurden dort unter ausgesprochen vagen, bei näherer Prüfung nicht selten auch falschen Diagnosen behandelt. Die Inbetriebnahme von Spezialabteilungen war also mit der plausiblen Erwartung verbunden, diagnostische Unsicherheit und therapeutische Ratlosigkeit durch den Versuch zu überwinden, Sprache und Kultur der gehörlosen Patienten in die Klinik zu „importieren“.

Diese Erwartung wurde, wie die Erfahrungsberichte der ersten Jahre gezeigt haben, auch durchaus erfüllt. Die hier im Kapitel 3.5.3 dargestellten Befunde zur kommunikativen Kompetenz der untersuchten Probanden machen im Hinblick auf die Schizophrenien Gehörloser aber auch deutlich, dass selbst in einem sprachlich „optimierten“ therapeutischen Umfeld noch erhebliche Schwierigkeiten im Zugang zum Patienten überwunden werden müssen. Die Probanden der Stichprobe GL-F20par unterschieden sich im Hinblick auf ihre Laut-, Schrift- und Gebärdensprachkompetenz konsistent im Sinne einer doppelten Beeinträchtigung von den Kontrollgruppen der hörenden schizophrenen Patienten und der anderen gehörlosen Patienten und Nichtpatienten. Betrachtete man ihre sprachgebundenen Leistungen aus der Sicht „hörender Sprachsozialisation“ (MWT-B-Test und lexikalisches Entscheidungsparadigma), so unterschieden sie sich nicht nicht nur - erwartungsgemäß - von den hörenden schizophrenen Probanden der Stichprobe HÖ-F20par sondern schnitten auch - teilweise signifikant - schlechter ab als die gehörlosen nichtpsychotischen Patienten der Stichprobe GL-F1/4. Aus der Perspektive „gehörloser Sprachsozialisation“ betrachtet hingegen zeigte sich, dass die gehörlosen schizophrenen (GL-F20par) gegenüber den hörenden Patienten (HÖ F20par) bei den Mundbilddeutungsaufgaben praktisch keinen „Vorsprung“ hatten, obwohl man dies aufgrund ihrer Sprachsozialisation hätte erwarten können. Ein solcher „Vorsprung“ zeigte sich lediglich - und hier signifikant - im Vergleich zwischen den gehörlosen nichtpsychotischen Patienten (GL-F1/4) und den anderen beiden Stichproben. Im gleichen Sinne fielen die eher pragmatisch orientierten und durch Rating-Verfahren gewonnenen Einschätzungen der Beherrschung des Fingeralphabets, der aktiven phonetischen Lautsprachkompetenz und der aktiven Gebärdensprachkompetenz im Vergleich der Stichproben GL-F20par und HÖ-F20par aus. Die quantitativ deutlichsten Unterschiede ergaben sich aus einem Vergleich der passiven Gebärdensprachkompetenz zwischen den Probanden der Stichprobe GL-F20par und einer externen Stichprobe psychiatrisch gesunder gehörloser, muttersprachlicher Benutzer der Deutschen Gebärdensprache. Insgesamt mündeten die aus den Stichprobenvergleichen resultierenden Defizite der kommunikativen Kompetenz der gehörlosen schizophrenen Patienten in den

Befund einer weitgehenden „Spracharmut„ der hier untersuchten Kernstichprobe, deren Probanden nur die „gehörlosentypischen“ Teilleistungsschwächen, nicht aber die bei den nichtpsychotischen Gehörlosen kompensatorisch wirksamen - und mit der hier verwendeten Methodik auch nachweisbaren - Teilleistungsstärken gezeigt haben. Diese „Spracharmut“ manifestierte sich nicht nur im Vollzug von Testverfahren oder Ratingprozeduren, sondern sie zeigte sich auch bei der Durchführung der Interviews selbst in einer durchgängigen Prädilektion der interviewten gehörlosen schizophrenen Probanden für die Gebärde **weiß nicht/keine Ahnung**.

Das Muster der „doppelten Beeinträchtigung“ manifestierte sich darüber hinaus auch noch aus einer anderen Vergleichsperspektive: Die in der Literatur beschriebene Tendenz schizophrener Probanden, bei lexikalischen Entscheidungsaufgaben mehr durch sogenannte semantische Voraktivierungsphänomene beeinflußt zu werden, manifestierte sich hier in den beiden schizophrenen Stichproben GL-F20par und HÖ-F20par deutlicher als in der nichtpsychotischen gehörlosen Kontrollgruppe GL-F1/4. Aus diesem Befund läßt sich allerdings - im Gegensatz zu den zuvor referierten - keine deutliche Beeinträchtigung der kommunikativen Kompetenz ableiten.

Nun wurden alle sprachrelevanten Daten zu einem Zeitpunkt erhoben, zu dem die Probanden der Stichprobe GL-F20 im Mittel schon seit mehr als zehn Jahren erkrankt waren. Ihre im bivariaten Vergleich ermittelten korrelativen Beziehungen mit den pathometrischen Outcome-Daten sprachen durchaus für einen gewissen Zusammenhang zwischen der Ausprägung von „Spracharmut“ und dem Krankheitsverlauf. Andererseits bestanden - insbesondere bei den laut- und schriftsprachassoziierten Variablen - aber auch korrelative Beziehungen mit der retrospektiven Einschätzung des prämorbiden Funktionsniveaus, so dass zumindest ein Teil der „Spracharmut“ nicht als unmittelbare Krankheitsfolge zu deuten war.

Ad 2.: Latenz zwischen Erkrankungsbeginn und Behandlungsbeginn

Beim Versuch, die „prämorbide“ Situation der Probanden der Kernstichprobe GL-F20par komparativ abzubilden, zeigten sich im Vergleich zur hörenden Kontrollgruppe HÖ-F20par – etwa im Hinblick auf die erreichten Schulabschlüsse und die Sozialschicht der Herkunftsfamilien – einige psychosoziale Handicaps. Diese wiederum erwiesen sich im Vergleich zu größeren externen Stichproben als recht repräsentativ für die jeweiligen Grundgesamtheiten a) prälingual Gehörloser und b) schizophrener Menschen. Bei der Anwendung globaler Rating–Instrumente (wie der Global Assessment Scale oder der Phillips-Skala zur Einschätzung der prämorbiden sozialen Integration) zeigten sich jedoch nur sehr diskrete oder gar keine Unterschiede.

Diese prämorbiden Befunde begründeten über die Parallelisierungskriterien (Alter, Geschlecht und Erkrankungsdauer) hinaus die Eignung der beiden Stichproben zur vergleichenden Betrachtung der schizophrenen Krankheitsverläufe. Die Latenzphase zwischen Erkrankungsbeginn und Behandlungsbeginn war im Ergebnisteil als erste chronologische Etappe dieses Vergleichs näher zu betrachten. Zwischen dem (retrospektiv bestimmten) Zeitpunkt, zu dem die diagnostischen Kriterien der Schizophrenie (ICD10) erstmals erfüllt waren, und der stationären Erstaufnahme verging bei den gehörlosen Patienten im Mittel ein Jahr mehr als bei den hörenden Patienten. Bezieht man die Latenzzeit nicht auf das vollständige Erreichen spezifischer diagnostischer Kriterien, sondern auf den „biographischen Knick“ (definiert als Verlust einer zuvor erworbenen kognitiven und/oder sozialen Kompetenz) so war sie in der gehörlosen Stichprobe sogar zwei Jahre länger als in der hörenden. Einschränkend sei aber auch festgehalten, dass die stationäre Erstaufnahme nicht unbedingt mit dem Behandlungsbeginn zusammenfällt und dass diese Latenzzeitunterschiede nur teilweise teststatistisch signifikant waren (Tabelle 9).

Vergleicht man die absolute Dauer der mit dieser recht groben Methode ermittelten Latenzphasen mit den von Häfner und Maurer (1996) in einer Stichprobe von 232 ersterkrankten schizophrenen Patienten ermittelten Daten zum Prodromal- und Frühverlauf der Schizophrenie, so muß man die Aussage, dass bei gehörlosen schizophrenen Patienten zwischen Erkrankungsbeginn und Behandlungsbeginn ungewöhnlich lange Zeiträume verstreichen, mit einiger Vorsicht relativieren. Häfner und Maurer (1996: 97) ermittelten eine mittlere Prodromaldauer von 5.0 Jahren zwischen der Manifestation des ersten negativen oder unspezifischen Zeichens einer psychischen Störung und dem ersten positiven Psychosesymptom und eine im Mittel weitere 1.1 Jahre andauernde „psychotische Vorphase“ bis zur Entwicklung eines „Maximum(s) positiver Symptome“ an das sich dann nach im Mittel weiteren 0.2 Jahren die stationäre Erstaufnahme anschloß. Die in dieser Stichprobe, allerdings auch mit einer vergleichsweise „mikroskopischen“ Systematik ermittelten Latenzphasen liegen also mit 6.3 Jahren noch über dem bei 4.9 Jahren liegenden Mittelwert unserer (48 Probanden umfassenden) Ausgangsstichprobe GL-F20.[56] Dennoch bleibt der im Kapitel 3.2.1 anhand von kasuistischen Betrachtungen beschriebene Eindruck, dass gehörlose Patienten und auch ihre Angehörigen einen besonders weiten und verzweigungsreichen Weg in die Therapie zu bewältigen haben, zumindest im Hypothesenstadium erhalten. Nicht eben wenige Patienten haben mitunter mehrere Jahre in vergleichsweise tiefgreifenden psychotischen Desintegrationszuständen verbracht, die sie zunächst - durchaus auch mit begrenztem Erfolg eher mit Selbstheilungsversuchen durch sozialen Rückzug oder auch Alkoholkonsum zu bewältigen versucht haben statt therapeutische Unterstützung zu suchen oder zu finden. Schließlich ist in diesem Zusammenhang der im Kapitel 3.2.1 ebenfalls kasuistisch dokumentierte Befund zu erwähnen, dass der Weg *in* die Therapie offensichtlich gerade für gehörlose Patienten mit der stationären Erstaufnahme noch lange nicht beendet ist. Angesichts der kommunikativen Hindernisse zieht sich die Erarbeitung einer klinisch fundierten Diagnose selbst in der sprachlich optimierten Umgebung der Spezialabteilungen häufig über viele Monate, und die Übermittlung von Informationen an die Patienten leidet nicht wenig an ihrer augenfälligen Zurückhaltung

[56] Im Hinblick auf das Ersterkrankungsalter lassen sich beide Stichproben übrigens recht gut vergleichen. Häfner und Maurer (1996: 89) geben für ihre Stichprobe ein mittleres Ersterkrankungsalter von 28.0 Jahren, während es in der Stichprobe GL-F20 bei 28.6 Jahren liegt.

gegenüber therapeutischen Aufklärungsbemühungen (Richter & Stritzke 1993). Die im Zusammenhang mit der Untersuchung der Einstellung der Patienten zur neuroleptischen Therapie im Kapitel 3.4.3 beschriebene Erfahrung, dass es vielen von ihnen auch nach mehreren Therapiejahren noch nicht gelingt, auf die von ihnen erlebten Beeinträchtigungen ein *eigenes Konzept psychischer Erkrankung* anzuwenden, unterstreicht die im Verlauf nachgerade langfristige Bedeutung dieser Problematik auf eigene Art.

Ad 3.: Rarefizierung sozialer Netzwerke

Die Studienhypothese einer Rarefizierung und vornehmlich institutionellen Prägung der sozialen Netzwerke gehörloser schizophrener Patienten konnte im Stichprobenvergleich recht deutlich verifiziert werden. Die gehörlosen schizophrenen Patienten lebten seltener in autonomen und häufiger in institutionellen Wohnformen als die Patienten der hörenden schizophrenen Kontrollgruppe. Sie waren sexuell weniger aktiv als jene, gingen jedoch häufiger einer – meist beschützten - Erwerbsarbeit nach. Sie unterschieden sich in allen Dimensionen verfügbarer sozialer Unterstützung nach Surtees (1980) konsistent im Sinne einer erniedrigten Kontaktdichte (bzw. größerer Netzwerklücken) von den Probanden *beider* Kontrollgruppen nach dem Muster der doppelten Beeinträchtigung.

Bemerkenswert ist allerdings auch, dass die Probanden der gehörlosen psychiatrischen (aber nicht psychosekranken) Kontrollgruppe GL-F1/4 größere Netzwerklücken aufwiesen als die hörenden schizophrenen Probanden der Kontrollgruppe HÖ-F20par. Der Befund ist deshalb bemerkenswert, weil im deutschsprachigen Raum eher umgekehrt einerseits soziale Rückzugsphänomene als Langzeiteffekt der Schizophrenie (Ciompi & Müller 1976, Huber et al. 1979) andererseits eine besondere Sozialorientierung der Angehörigen der Gehörlosenkultur (Achtergarde 1995, Sieke 1993) empirisch recht gut gesichert sind. Anhand der bislang verfügbaren Datenlage erscheint es also keineswegs so, dass Gehörlose eo ipso weniger Sozialkontakte pflegen. Gerade an dieser Stelle ist es wichtig daran zu erinnern, dass es sich bei unserer Stichprobe GL-F1/4 ja auch um eine psychiatrisch erkrankte Kontrollgruppe handelt, die den „Standard" der Gehörlosenkultur nicht repräsentieren kann oder soll. Es spricht aber viel dafür, dass innerhalb der Gehörlosenkultur zur Pflege dieser Sozialkontakte vom einzelnen mehr an Aufwand, Ich-Stärke und Flexibilität zu erbringen sind (s.u. v.a. Abbildung 30), und dass einzelne Individuen, wenn sie (nicht nur psychotisch) erkranken, diesen Anforderungen nicht mehr gerecht werden können. An recht präzise dieser Stelle könnte ein Marginalisierungsprozeß einsetzen, als dessen Ergebnis Richter & Stritzke (1993) die „Minderheit in der Minderheit" beschrieben haben.

In der insgesamt 48 Patienten umfassenden Aussgangsstichprobe ergab sich als Ergebnis einer vergleichenden Betrachtung individueller Verläufe (Kapitel 3.2.5) beispielsweise eine gewisse Evidenz dafür, dass die mit dem Schulabschluß verbundene Emigration aus einer auf die kommunikative Problemlage Gehörloser zugeschnittenen Umgebung grenzwertig hohe Autonomieanforderungen mit sich bringt, deren Nichtbewältigung in nicht wenigen Fällen zur Rückkehr ins „familiäre Protektorat“ und hier wiederum zu einem weitgehenden und langfristigen Verlust der individuellen Entwicklungsmöglichkeiten führte. Eine über die Grenzen der Stichprobe hinaus gültige empirische Dignität kann jedoch für diese Beobachtung nicht behauptet werden.

Ad 4.: Besonderheiten der Pharmakotherapie

Im Hinblick auf die Möglichkeiten und die besonderen Schwierigkeiten psychiatrischer Pharmakotherapie bei gehörlosen Patienten mit schizophrenen Psychosen erlaubten die erhobenen Befunde eine gewisse Differenzierung der vor Studienbeginn formulierten Untersuchungshypothesen (Kapitel 3.4). Die gehörlosen Patienten der Stichprobe GL-F20par wurden in den letzten zwölf Monaten vor dem Untersuchungszeitpunkt mit einem Spektrum neuroleptischer Substanzen behandelt deren Verteilung auf die verschiedenen pharmakologischen Gruppen bis auf eine Unterrepräsentation atypischer Neuroleptika (28 gegenüber 34 % der Verordnungen) recht genau der Verteilung in der Kontrollgruppe HÖ-F20par entsprach. Die zum Untersuchungszeitpunkt eingenommene Menge an Chlorpromazinäquivalenten lag tendenziell, jedoch verteilungstheoretisch nicht signifkant über den Dosierungen der Kontrollgruppe. Zeitraumbezogen auf die letzten zwölf Monate klagten die gehörlosen Patienten seltener über subjektive Störwirkungen von Neuroleptika jedoch speziell häufiger über motorische Beeinträchtigungen. Konsistent damit wurden sie auch wesentlich häufiger kontinuierlich mit zentral wirksamen Anticholinergika – in aller Regel mit Biperiden – begleittherapiert: 41% der gehörlosen Patienten gegenüber 4.9% der hörenden ($\chi<0.05$) nahmen diese Substanzen zum Untersuchungszeitpunkt kontinuierlich ein.

Eine gezielte Befragung zu den positiv erlebten Medikamentenwirkungen ergab, dass die gehörlosen Probanden die neuroleptische Therapie seltener als angstreduzierend, kontaktverbessernd oder stimmungsaufhellend erlebten als die Probanden der Kontrollgruppe. Ansonsten war der Anteil der positiv erlebten Neuroleptikawirkungen in beiden Stichproben gleich.

Auf die Frage nach ihrer Informiertheit über Haupt- und Nebenwirkungen von Neuroleptika und nach der Nutzung verschiedener Informationsquellen gab die Mehrheit der gehörlosen Patienten an, hierüber nicht informiert worden zu sein, an solchen Informationen aber auch kein besonderes Interesse zu haben. Nur vier von 41 Probanden gaben an, die Beipackzettel als Informationsquelle genutzt zu haben, sieben Probanden erinnerten sich an ein Informationsgespräch mit dem aktuell behandelnden Arzt. Mehr als ein Siebtel (6 von 41) der Probanden war nicht dazu in der Lage, die Anzahl aktuell eingenommenen verschiedenen Medikamente korrekt anzugeben. Immerhin 23 von 41 Probanden konnten aber den aktuellen Einnahmeplan sämtlicher Medikamente aus dem Gedächtnis korrekt reproduzieren. Die Einstellungspole der „Uninformiertheit“ und des „Nichtwissenwollens“ profilierten sich besonders deutlich im Versuch (Kapitel 3.4.3), die Probanden im narrativen Teil des Interviews zum pathischen Aspekt der Arzneimittelwirkung zu befragen. Einzelne von ihnen beschrieben anschaulich - und bisweilen auch auf eine idealisierend wirkende Weise - eine im engeren Sinne als „psychotrop" zu deutende Wirkung, viele aber ließen eine weitgehende Beschränkung der für sie vorstellbaren Krankheitskonzepte auf körperlich mißempfundene Erkrankungen erkennen und leiteten daraus das subjektive Arzneimittelwirkungsmodell einer allgemeinen Erhöhung der körperlichen „Fitness" ab. Bedenkt man aber, dass die schizophrene Erkrankung eo ipso bereits vor dem Beginn einer neuroleptischen Therapie die von ihr betroffenen Kranken im Selbsterleben „in ihrer Leiblichkeit erschüttert" (Windgassen 1989: 32), so erstaunt es wenig, dass sie auch die Auswirkungen der Pharmakotherapie vordringlich in dieser Sphäre ihres Erfahrungshorizontes einzuordnen und zu verstehen versuchen. Windgassen hat auf die besondere Bedeutung körperlicher Befindlichkeitsveränderungen für das pathische Erleben der neuroleptischen Behandlung auch bei hörenden Patienten mit schizophrenen Psychosen hingewiesen, namentlich auf den prägenden Einfluß dieser Erfahrung für die „Verleiblichung des schizophrenen Erlebens". In diesem Zusammenhang diskutiert dieser Autor auch die Hypothese, dass das vermeintliche Erleben körperlicher Veränderungen „dem gefährdeten Ich des Patienten (...) wenigstens eine beschränkte Vergegenständlichung der Bedrohung und damit Distanzierung" ermögliche. Im Lichte dieser Überlegung erscheint die Prädilektion gehörloser Patienten für die Beinflussung körperlicher - nicht selten vielleicht auch vermeintlich körperlicher - Empfindung und Mißempfindung im Vollzug ihrer subjektiven Krankheitsmodellbildung zumindest teilweise als Versuch einer Konkretisierung und Entdämonisierung des Erlebens „erschütterter Leiblichkeit" verständlich.

Versucht man, die Ergebnisse der Einstellungsbefragung, die Äußerungen der Probanden zum pathischen Erleben der Pharmakotherapie sowie einzelne kasuistische Beobachtungen in eine Gesamthypothese zu integrieren, so ergibt sich der Eindruck, dass viele gehörlose Patienten die neuroleptische Therapie als ein im Vergleich zur Erkrankung kleineres Übel passiv in Kauf nehmen, aber nur sehr wenige Möglichkeiten sehen oder entwickeln können, durch den Erwerb von Erfahrungswissen und aktives Informationsverhalten selbst zum Aktionär ihrer Therapie zu werden und diese auch mit einer gewissen Eigenständigkeit und Verantwortlichkeit zu gestalten. Vielmehr neigen sie dazu, die Medikamente entweder als „integralen" Bestandteil der in ihr Leben mit der Erkrankung eingebrochenen Fremdbestimmung zu erleben und sie wie jene zu erdulden oder aber sie als „Gesundmacher" zu idealisieren. Das im Kapitel 3.4.3 bereits zitierte Resumé eines Patienten nach mehrjähriger neuroleptischer Therapie veranschaulicht diese Erfahrung auf bedrückend lakonische Weise:

„Wenn ich Tabletten nehme werde ich müde, wenn ich keine nehme werd ich krank"[57] (Fall Nr.#7).

[57] Es handelt sich hier um eine der wenigen spontan lautsprachlichen Äußerungen der Probanden im „narrativen" Teil des Interviews. Sie wird darum nicht in doppelten Asterisken zitiert.

Ad 5.: Residualsymptomatik

Die Hypothese einer mutmaßlich ausgeprägteren Residualsymptomatik und mutmaßlich „chronischerer“ Verläufe bei gehörlosen schizophrenen Probanden wurde in der vorliegenden Studie im wesentlichen auf dem Weg einer vergleichenden Anwendung psychopathometrischer Standardinstrumente überprüft. Die gehörlosen unterschieden sich in allen fünf Dimensionen der „Brief Psychiatric Rating Scale„ konsistent und zum Teil signifikant von den hörenden Probanden im Sinne einer ausgeprägteren Residualsymptomatik (Tabelle 16). Beim Vergleich der dimensionalen Mittelwerte der „Scale for the Assessment of Negative Symptoms„ war dieser Unterschied konsistent in der gleichen Richtung noch ein wenig deutlicher ausgeprägt (Tabelle 17). Auch hier lagen die Werte der gehörlosen Probanden ausnahmslos signifikant und konsistent im Sinne ausgeprägterer Beeinträchtigung über denen der hörenden Probanden. Im Unterschied zu dem vergleichsweise homogenen Differenzmuster der BPRS-Daten zeichneten sich in den SANS-Daten jedoch eine Dimension ab, deren Verteilungsunterschied besonders deutliche Trennungen zwischen den beiden Stichproben ermöglichte. Dabei handelte es sich um die Dimensionen „Alogie“, deren Items vor allem die Fähigkeit der Probanden einschätzen, Sprache erfolgreich in kognitiven und kommunikativen Prozessen einzusetzen.

Der „Einbruch“ der gehörlosen im Vergleich zu den hörenden schizophrenen Patienten ist nicht ganz so banal und selbsterklärend, wie er auf den ersten Blick möglicherweise erscheint, da die Befundung der sprachrelevanten Items der Alogie-Dimension „Spracharmut“, „Inhaltsarmut“ und „Antwortlatenz“ im Rahmen der Ratingprozedur sozusagen „sprachneutral“ durchgeführt wurde. Gebärdensprachliche Äußerungen der Probanden wurden bei der Untersuchung äquivalent und analog zu den lautsprachlichen Äußerungen hörender Patienten eingeschätzt, so dass die vorgefundenen sprachlichen Defizite nicht, jedenfalls nicht zu einem bedeutenden Anteil, als implizite Folge der Gehörlosigkeit und der mit ihr einhergehenden Lautsprachbehinderung gedeutet werden können. Vielmehr waren die Probanden auch im Maßstab der Gehörlosenkultur als deutlich beeinträchtigt einzuschätzen. Mithin wäre dieser Hiatus als eine Art psychopathometrisches Korrelat der hier bereits im Zusammenhang mit dem Stichwort „Spracharmut“ referierten Testbefunde zu werten. Bei der Analyse von Enzelitems zeigten die gehörlosen Patienten allerdings auch relative „Stärken“, die sich wiederum als gehörlosenspezifische Sozialisationseffekte deuten lassen: Sie machten mehr Gebrauch von Ausdruckgesten und hielten eher Blickkontakt mit dem Gesprächspartner (SANS Items 3 und 4).

Insgesamt ergibt sich also aus einer Betrachtung des psychopathometrischen „Outcome“-Vergleichs der beiden parallelisierten Stichproben, dass die außerhalb akuter Erkrankungsphasen vorgefundene Residualsymptomatik gehörloser Patienten mit schizophrenen Psychosen quantitativ deutlicher ausgeprägt ist als bei hörenden Patienten, dass sich die beiden Stichproben im qualitativen Spektrum der mit dieser Methodik zu differenzierenden Störungsbereiche jedoch nur wenig voneinander unterscheiden. Die verteilungstheoretisch bedeutsameren Unterschiede betreffen vor allem die Bereiche „Spracharmut“ und „soziale Distanzierung". Sie reihen sich in einen plausiblen Zusammenhang mit den bereits referierten testpsychologischen und sozialempirischen Befunden ein, ermöglichen jedoch im Rahmen der Hypothesendiskussion abgesehen von einer gewissen wechselseitigen Validierung kaum einen weiteren Erkenntnisgewinn. Im Hinblick auf die im folgenden Unterkapitel noch einmel methodenübergreifend zu behandelnde Frage nach den möglichen Besonderheiten der Schizophrenien Gehörloser lassen sie sich auf die Aussage reduzieren, dass gehörlose Patienten schwerer aber nicht anders erkranken als hörende.

Zum Abschluß der Hypothesendiskussion soll nun noch einmal die Frage nach der Repräsentativität der untersuchten Stichprobe für die theoretische Grundgesamtheit gehörloser Patienten mit schizophrenen Psychosen aufgegriffen werden. Die Kernstichprobe GL-F20 kann mit 48 Probanden im Maßstab empirischer Verlaufsuntersuchungen nicht eben als umfangreich bezeichnet werden. Unterstellt man, den epidemiologischen Daten von Rainer, Altshuler und Kallmann (1963) folgend, dass die Prävalenz der Schizophrenie in der gehörlosen derjenigen der hörenden Bevölkerung entspricht, so umfaßt diese Stichprobe aber immerhin nahezu zehn Prozent ihrer theoretischen Grundgesamtheit (aller prälingual Gehörlosen mit schizophrenen Psychosen in Deutschland). Die Stichprobe war aufgrund einer Umfrage in den stationär psychiatrischen Einrichtungen des gesamten Bundesgebiets aufgebaut worden. Diejenigen Einrichtungen, die noch über Kontakte mit mutmaßlich gehörlosen schizophrenen Patienten verfügten, hatten das beim Autor abgerufene Informationsmaterial (Informationsbrief + Videoclip) an diese potentiellen Probanden weitergereicht. Die Stichprobe wurde dann aus denjenigen Patienten zusammengestellt, die sich nach dem Studium des Informationsmaterials beim Autor gemeldet und ihre Bereitschaft zur Teilnahme an der Studie grundsätzlich bekundet hatten.[58] Die Prozedur des Stichprobenaufbaus implizierte damit zumindest zwei Selektionsfaktoren, die man als gegenläufig wirksam beschreiben kann: *Einerseits* konnten sich nur solche Probanden melden, die aus dem verfügbaren schriftlichen und visuellen Material ausreichende Informationen gewinnen konnten, um daraus ein gewisses Interesse an der Studie abzuleiten. Schließlich mußten die potentiellen Probanden dabei eine nicht unerhebliche Schwelle an Kontaktbereitschaft überschreiten. *Andererseits* war die Kontaktaufnahme zu den Probanden ausschließlich über stationäre Einrichtungen angebahnt worden. Sie setzte also das Fortbestehen eines gewissen Minimalkontakts zwischen den Patienten und den Einrichtungen voraus und damit möglicherweise auch mit einer gewissen Stringenz das Fortbestehen behandlungsbedürftiger Symptome. Zwei Gruppen von potentiellen Probanden könnten also durch die Methode der Stichprobenbildung systematisch ausgeschlossen worden sein: *Einerseits* solche Patienten, die nicht in der Lage waren, zumindest die grundsätzlichen Gesichtspunkte des Informationsmaterials zu verarbeiten oder auch solche Patienten, die in der Folge eines

[58] Insgesamt bestand in dieser Informationsphase Kontakt zu mehr als 70 potentiellen Probanden. Bei acht von Ihnen war die Diagnose einer schizophrenen Psychose nach DSM-IV-Kriterien nicht ausreichend zu sichern. Die übrigen potentiellen Probanden, die nicht in die Stichprobe aufgenommen wurden, konnten sich über die Bekundung von grundsätzlichem Interesse hinaus nicht zu einer Teilnahme an der Studie entschließen.

Folge eines krankheitsbedingten autistischen Rückzugs keinerlei Kontaktbereitschaft „erübrigen“ konnten oder wollten; *andererseits* solche Patienten, deren Erkrankung besonders günstig und rezidivfrei verlaufen war, und die darüber den Kontakt zur ehemals behandelnden stationären Einrichtung eingestellt hatten. Über das Ausmaß derartiger Selektionseffekte läßt sich nur spekulieren. Ihre in der Selektionsprozedur begründete Gegenläufigkeit berechtigt aber mit einer gewissen Plausibilität zu der Annahme, dass durch die beschriebenen Effekte vornehmlich Extremsegmente der theoretischen Grundgesamtheit ausgeschlossen wurden.

4.2 Sind Schizophrenien Gehörloser von „besonderer Art“?

1963 resümierte Kallmann die Ergebnisse einer Studie über psychiatrische Erkrankungen Gehörloser im amerikanischen Bundesstaat New York im Hinblick auf die Schizophrenie: „In the clinical management of schizophrenic hospital patients no basis was found that this type of psychosis does not represent the same clinical entity in the deaf as in the hearing“ (Kallmann 1963: 214). Sein Fazit gründete sich auf eine Datenbasis epidemiologischen Formats, deren Umfang in keiner der nachfolgend dürchgeführten Untersuchungen (einschließlich der vorliegenden) auch nur annähernd erreicht wurde. Angesichts der traditionell zweifelnden Zurückhaltung der Psychiatrie gegenüber der Möglichkeit, dass „Taubstumme“ überhaupt schizophrene Psychosen entwickeln könnten, war dieses Fazit bemerkenswert. Angesichts der Erwartung, dass schizophrene Psychosen bei Patienten, die der Lautsprache als dem Kommunikationsmittel der menschlichen Spezies schlechthin nur sehr eingeschränkt mächtig waren, grundsätzlich anderer Natur sein könnten, und insbesondere angesichts des verbunden mit dieser Erwartung erhofften Erkenntnisgewinns über die Natur der Psychosen barg dieses Fazit aber auch eine gewisse Enttäuschung.

Sowohl die Skepsis als auch die besonderen Erwartungen hingen fraglos mit dem außerordentlichen Stellenwert zusammen, den man der Lautsprache und der „Bevorzugung des Auditiven“ (Süllwold 1995: 53) für die Kontaktnahme zwischen Individuum und Umwelt ganz besonders im psychotischen Erleben einzuräumen gelernt hatte. Crow (1995) hat die Emergenz der Sprache und die mit ihr verbundene funktionelle Spezialisierung der Hirnhemisphären als eine phylogenetisch prägende Voraussetzung für die Entwicklung von Psychosen beschrieben. Die Einschätzung der in den Gehörlosenkulturen entwickelten Gebärdensprachen, insbesondere die mit dieser Einschätzung verbundene Frage, ob diese als Analoga oder gar als Äquivalente der Lautsprachen anzusehen sind oder ob sie nicht vielmehr kulturspezifische Sonderformen des Meinens, des Begreifens und des Verstehens einführen, ist in der komparativen - oder wenn man so will: transkulturellen - Betrachtung der Psychopathologie Gehörloser lange eine große Unbekannte geblieben. Die Gebärdensprachforschung der letzten Jahrzehnte hat eine beachtliche Zahl von Befunden zusammengetragen, die dafür sprechen, dass Gebärdensprachen sowohl im Hinblick auf ihre linguistischen Bauprinzipien als auch im

Hinblick auf ihre physiologische und anatomische Repräsentation im Zentralnervensystem bis hinein in viele Einzelheiten tatsächlich den Lautsprachen zu entsprechen scheinen. Zu diesen Befunden gehört namentlich insbesondere der Nachweis, dass auch zumindest der Erwerb einer eleborierten Gebärdensprachkompetenz an eine funktionelle Spezialisierung der Hirnhemispären gebunden ist (Nöth 1992) und dass unilaterale Kortexschädigungen bei Gehörlosen zu gebärden-"aphasischen" Syndromen führen, die sich klinisch präzise als Analoga der Lautsprachaphasien beschreiben lassen (Poizner, Klima & Bellugi 1990). Je näher also Laut- und Gebärdensprachen durch derartige Analogiebefunde „zusammenwachsen“, desto unwahrscheinlicher wird die Hypothese, dass die sprachlichen Repräsentationsformen Gehörloser und die an diese Repräsentation gebundenen Teilleistungen des kognitiven „Apparats“ in irgendeiner Weise spezifisch „andersartig“ ausgeprägt sein könnten.

Auch die Auswertung des „Naturexperiments“ halluzinatorischer Wahrnehmungsphänomene, wie sie im Kapitel 3.3 der vorliegenden Arbeit angeregt durch kasuistische Darstellungen von Remvig (1969c) und Critchley et al. (1981) versucht wurde, sprach dafür, dass gehörlose Patienten zwar anders, aber nicht „grundsätzlich“ anders als hörende Patienten halluzinieren, dass - ein wenig überpointiert formuliert - das „Besondere“ in ihrem halluzinatorischen Erleben geradezu darin aufzugehen scheint, dass es sich vom Erleben hörender Patienten nur wenig unterscheidet. Prälingual und auch kongenital gehörlose Patienten berichten regelmäßig über akustisch halluzinatorische Wahrnehmungen, die zu mehr als nur einem Bruchteil auch dem Charakter wahrgenommener Stimmen entsprechen und deren Schilderungen zu authentisch erscheinen, um sie als Wahnwahrnehmung bar jeder sensorischen (oder pseudosensorischen) Qualität zu deuten. Gleichwohl manifestierte sich im halluzinatorischen Erleben der untersuchten Patienten aber auch ein Spezifikum, das die prägende Bedeutung des sensorischen Erfahrungsfundaments und des Erwerbs sprachlicher Repräsentationsformen für die spätere Manifestation von Halluzinationen im psychotischen Erleben zu unterstreichen schien. Die dialogische oder kommentierende Bezugnahme im halluzinatorischen Erleben blieb nicht wie bei hörenden Patienten auf den akustischen (oder pseudoakustischen) „Kanal“ beschränkt, sondern sie manifestierte sich in einigen Fällen auch bei optischen Halluzinationen, nämlich dann, wenn die Patienten über halluzinatorische Wahrnehmungen berichteten, bei denen andere *gebärdensprachlich* oder nur mit *Lippenbewegungen*, in einem Fall sogar mit lippenähnlichen *Lidschlußbewegungen*, mit ihnen kommuniziert hatten. Bemerkenswert und auch im Sinne einer „erstaunlichen Ähnlichkeit“ zu deuten erscheint jedoch weniger, dass solche vorderhand ungewöhnlichen Phänomene von den Patienten geschildert wurden, als die Tatsache, dass sie vergleichsweise *selten* geschildert wurden und in der untersuchten Stichprobe auf die kongenital gehörlosen Patienten beschränkt blieben. Insgesamt zeichnete sich aber eine im Vergleich zu hörenden Patienten im Krankheitsverlauf recht deutliche Überrepräsentation der optischen und auch der taktilen Modalität im halluzinatorischen Erleben der untersuchten gehörlosen Patienten ab.

Eine weitere, ebenfalls in der psychiatrischen Literatur - wenn auch nicht unumstritten - fundierte „Besonderheit“ in den Verläufen der hier untersuchten gehörlosen schizophrenen Patienten war die signifikante Häufung der Androhung oder Durchführung aggressiver und autoaggressiver Gewalthandlungen. Solche waren - operationalsiert nach den Kriterien von Strauss und Carpenter (1974) - bei 73% der Patienten der Stichprobe GL-F20 aber nur bei 19% der Patienten der hörenden externen Kontrollgruppe dokumentiert und/oder erinnerlich. Bei den im Kapitel 3.2.3 angestellten kasuistischen Verlaufsbetrachtungen hatte sich in einigen Fällen ein über die zeitliche Koinzidenz hinausgehender Erlebniszusammenhang zwischen dem Thema „Gewalt“ und der psychotischen Desintegration zeigen lassen, in anderen Fällen hingegen erschien ein solcher Zusammenhang entschieden unwahrscheinlich. Die Anreicherung der Gewaltthematik in den untersuchten Verläufen wurde im Kapitel 3.2.3 auch im Lichte der „Surdophrenie“-Hypothese Basiliers diskutiert, der mit diesem recht mißverständlichen Begriff eine Tendenz zu unkontrollierten Affektausbrüchen auf der Ebene der Persönlichkeitsorganisation prälingual Gehörloser zu beschreiben versucht hatte. Basilier (1964: 366) hatte die Verzögerung des Spracherwerbs bzw. das mit ihr verbundene Durchlaufen einer „verbal vacuum period“ hypothetisch als eine wesentliche Ursache dieser Tendenz markiert. Auf einen ähnlichen entwicklungspsychologischen Zusammenhang hatte sich auch Altshuler (1971: 1524) bezogen als er im Hinblick auf gehörlose Patienten feststellte: „It is also likely that it is no accident for language development to concur in time with the evolution of impulse control and internalization of rage and self-constraint“. Richter (1992: 55) schließlich hatte ohne einen ausgewiesenen Rekurs auf unterstellte entwicklungspsychologische Zusammenhänge darauf hingewiesen, dass gehörlose Menschen im Alltagsleben besonders häufig einer „Kommunikationsnot“ und in ihrer Folge der Erfahrung ausgesetzt sind, dass ihre Verständigungsmöglichkeiten ungleich begrenzter sein können als die Gefahr, sich in Mißverständnissen zu verwickeln und zu verlieren. Ungeachtet dessen, ob man hierfür eine abgrenzbare, psychogenetisch oder im Licht von Persönlichkeitstheorien beschreibbare Ursache reklamiert, kann man die Anreicherung der Gewaltthematik in den Verläufen der untersuchten Stichprobe als Ausdruck einer bei den gehörlosen Patienten drastisch erhöhten Wahrscheinlichkeit deuten, sich im Fall erlebter Dissonanz zwischen innerem Bedürfnis und äußerer Beschränkung unkontrolliert, „ausagierend“ oder „primärprozeßhaft“ zu verhalten. Die Alternative einer vernunftgeleiteten und auf dialogischem Austausch gegründeten Verständigung, die eine aktive, offensive und letztlich effektive Konfliktbewältigung ja nicht ausschließt sondern vielmehr sogar eher fördert, erscheint ungleich schwerer erreichbar. Betrachtet man die in der Stichprobe GL-F20 auch im Vergleich mit nichtpsychotischen Gehörlosen beträchtliche „Spracharmut„ so kann man darin zumindest einen evidenten Faktor erkennen, der derartige Interaktionsstile begünstigt.

Zusätzlich ist nun aber noch zu bedenken, dass auch die schizophrene Psychose ihrerseits unabhängig von einer der Gehörlosigkeit „anzulastenden“ Kommunikationsnot mit einer gewissen gewaltaffinen Disposition verbunden zu sein scheint, wie im deutschen Sprachraum Böker und Häfner (1973) und in jüngerer Zeit auch Steinert et al. (1996) gezeigt haben. In der letztgenannten Untersuchung hat sich auch gezeigt, dass die Manifestation von fremd- und autoaggressiver Gewalttätigkeit bei schizophrenen Psychosen als Prädiktor ungünstigerer Verläufe extrahiert werden kann.[59]

Ohne den Nachweis einer „Besonderheit" schizophrener Verläufe bei gehörlosen Patienten zu begründen, bleibt der Befund, dass die untersuchten Probanden bei dem Versuch, sich zu behaupten, einer gewissen Affinität dazu ausgesetzt sind, ihren Bezug zur Außenwelt auf eine besondere Weise als „gewaltsam" zu erleben und zu gestalten. Das Ausmaß dieser Affinität scheint dasjenige der in die gleiche Richtung entwickelte Disposition hörender schizophrener Patienten zu überschreiten. Ein - im Kapitel 3.2.3 als „pathoplastisch" beschriebener - Zusammenhang mit den besonderen Bedingungen der Sozialisation Gehörloser erscheint zwar möglich, kann aber auf der Grundlage dieses Befundes allenfalls vermutet werden.

Die Abbildung 30 repräsentiert den Versuch, die im Einleitungskapitel referierten Aspekte der dort abkürzend so genannten „gehörlosenspezifischen" Sozialisationsfaktoren in einem chronologischen Zusammenhang mit der psychotischen Erkrankung darzustellen. Die Abbildung will kein „Modell" vorstellen, die in ihr angedeuteten Zusammenhänge haben keine kausale Dignität. Dennoch will sie die Hypothese, dass schizophrene Psychosen bei gehörlosen Patienten nicht prinzipiell anders, wohl aber schwerwiegender verlaufen, plausibel darstellen.

[59] Ein signifikanter Regressionszusammenhang zwischen der Gewaltmanifestation - bestimmt nach den Richtlinien von Strauss und Carpenter (1974) - und den pathometrischen Outcome-Variablen hat sich in der vorliegenden Untersuchung allerdings nicht ergeben.

Hörverlustentdeckung: „böse Überraschung" zum Ende des ersten Lebensjahres

elterliche Schuldgefühle, Ungewißheit über Art und „Richtung" der Frühförderung, familiärer „Verleugnungsspielraum" (Kammerer 1988), GL-assoziierte Störung der „Erfahrungsintegration" (van Uden 1991)

„Ich bin anders"

Einschulung: „familiärer" vs. „institutioneller" Lebensraum

Distanzierung oder Verlust von primären Bezugspersonen, Gewinn neuer Kommunikationspartner (peer group), Kontaktaufnahme zur GL-Kultur

„andere sind so ähnlich anders wie ich selbst"

Schulentlassung: Verlust der angepassten Kommunikationsumgebung

Rückkehr ins „familiäre Protektorat" ?
„Soziale Heimat" in der GL-Kultur
Neuorientierung | Mobilitätsanforderungen
Konformitätsdruck der Minderheitenkultur
Arbeitswelt: „Gastarbeiter im Heimatland"

psychot. Erkrankung: Fremdbestimmung, „Gemachtwerden", Desintegration

Rückzug | Passivität

„Ich-----"?

„Minderheit in der Minderheit" (Richter & Stritzke 1993)
„regressiver Institutionalismus" (Ciompi) 1984

Abbildung 30: Sozialisation und Lerngeschichte der Ich-Entwicklung.

Die Abbildung beschreibt vier zeitlich aufeinander folgende Entwicklungsstationen. Den ersten drei dieser Stationen liegt ein spezifischer Zusammenhang mit den Entwicklungs- und Sozialisationsbedingungen der Gehörlosigkeit zugrunde. Die vierte Station markiert den Beginn der psychotischen Erkrankung. Keiner der in den ersten drei Stadien beschriebenen Zusammenhänge soll eine spezifisch mit der Gehörlosigkeit zusammenhängend erhöhte Vulnerabilität für schizophrene Psychosen behaupten oder fundieren. Für die Annahme einer in der Summe erhöhten Vulnerabilität Gehörloser für schizophrene Psychosen hat sich aus der verfügbaren Literatur, insbesondere aus den Ergebnissen der epidemiologischen Untersuchung von Rainer, Altshuler und Kallmann (1963) kein Anhalt ergeben. Eher geht es darum, eine Einschränkung der Verfügbarkeit kompensatorischer oder reorganisierender Ressourcen im Anschluß an den psychotischen Krankheitsbeginn plausibel zu machen.

Die Hörverlustentdeckung führt im familiären Umfeld prälingual gehörloser Kinder zu einem zeitpunktbezogenen Anstieg von Besorgnis, Schuldgefühlen, Orientierungsunsicherheit und kompensatorischer Fürsorge. Die Kinder machen in dieser Zeit vor allem im subjektiven Vergleich mit gleichaltrigen Hörenden die womöglich spürbare, kaum aber zu „begreifende“ oder gar zu „verstehende“ Erfahrung, dass sie bzw. ihr „Anderssein“ der Anlaß für diese Komplikationen sind. Sie absolvieren ihre - im Piagetschen (1975) Sinne - „sensumotorische Entwicklungsphase“ sprachlos, mithin verfügen sie nur über recht eingeschränkte Möglichkeiten der inneren und symbolischen Repräsentation von Erfahrung und des sozialen Austauschs, der wiederum eine wichtige Voraussetzung für die Überwindung dessen ist, was Piaget den „Egozentrismus des Kindes“ genannt hat. Ein solcher Austausch beginnt im Grunde erst mit der Einschulung und ist hier mit der in vielerlei Hinsicht kompensatorisch „tröstenden“ Begegnung mit anderen Individuen verbunden, die *ebenfalls* gehörlos, also „ähnlich anders“ sind. Der institutionelle Lebensraum der Schule bietet eine im Vergleich zum familiären Lebensraum an die Bedingungen und Möglichkeiten der Gehörlosigkeit besser angepaßte Umgebung, in der die Identifkation mit und die Abgrenzung von anderen differenter erlernbar sein können. Gleichwohl bleibt er aber ein „institutioneller Lebensraum“. Der Spracherwerb wird zwar zu diesem Zeitpunkt „auf den Weg gebracht“, zumindest im Hinblick auf die Lautsprache vergehen aber bis zum Erreichen von mindestens rudimentären Kenntnissen noch mehrere Jahre. Auch im Hinblick auf den Gebärdenspracherwerb erscheint es - zumindest angesichts der pädagogischen Rahmenbedingungen hierzulande - fraglich, ob er im Verlauf der ersten Schuljahre den Aufbau einer differenzierteren kommunikativen Kompetenz ermöglicht. Entscheidend für die hier behandelten Zusammenhänge erscheint nun, dass jeglicher Spracherwerb sich zum einen *verzögert*, zum anderen aber auch *außerhalb* der Sphäre der primären Bezugspersonen entwickelt. Etwas verkürzt aber auch veranschaulichend kann man sagen, dass gehörlose Kinder keine „Muttersprache“ erlernen, stattdessen eine lautsprachliche Kulturtechnik und ein gewissermaßen im Vorübergehen erworbenes gebärdensprachliches Rudiment.

Die Schulentlassung ist nun mit dem wiederum zeitpunktbezogenen Verlust der „angepassten“ Kommunikationsumgebung und einem sprunghaften Anstieg von Autonomieanforderungen verbunden. Das Ausmaß der Lautsprachkompetenz entscheidet von diesem Zeitpunkt an über die Bewährung im Ausbildungs- und Berufsleben, die Gebärdenkompetenz hingegen darüber, ob es gelingt, in der Gehörlosenkultur das zu finden, was sie denjenigen, die sich in ihren Binnenraum zu integrieren verstehen, bietet: eine „soziale Heimat“. Dazu sind jedoch insgesamt nicht unerhebliche Aufwendungen erforderlich. Die Bildung von lokal vernetzten

Gehörlosengemeinschaften ist weitgehend auf großstädtische Regionen beschränkt, und für die regelmäßige Teilnahme an den Zusammenkünften des nächstgelegenen Gehörlosenvereins muß jemand, der in einer kleinstädtischen oder ländlichen Region lebt, beträchtliche Ressourcen mobilisieren. Schließlich ist auch zu bedenken, dass eine kulturelle Minderheit ganz besonders auf soziale Homogenität in ihrem Inneren bedacht sein muß, wodurch ihre Mitglieder höheren Graden an Konformitätsdruck und womöglich auch sozialer Kontrolle ausgesetzt sind. Für gehörlose schizophren Erkrankte bedeutet dies auch, dass die „bizarren", desorganisierten und womöglich expansiven Anteile ihres Verhaltensrepertoires hier auf noch mehr Unverständnis, Ratlosigkeit und Stigmatisierungsbereitschaft stoßen als bei hörenden Patienten in der vergleichsweise aufgeklärteren und integrationsfähigeren Mehrheitskultur. Sowohl bei der qualitativen Untersuchung der Lebenswege und Alltagssituationen der gehörlosen schizophrenen Patienten der kasuistischen Stichprobe als auch beim quantitativen Vergleich zwischen der Stichprobe GL-F20 und den Kontrollgruppen von Gehörlosen ohne psychotische Erkrankung zeigte sich, dass die schizophrenen Patienten zum Untersuchungszeitpunkt keine nennenswerten Kontakte zur Gehörlosenkultur unterhalten konnten oder wollten. 27 von 37 Probanden der Stichprobe GL-F20 sahen in ihrer Selbsteinschätzung einen Zusammenhang zwischen diesem Kontaktverlust und ihrer Erkrankung. Aber auch schon vor dem Erkrankungsbeginn hatten die Probanden der Stichprobe bereits weniger derartige Kontakte unterhalten. Richter und Stritzke (1993) haben die in diesem Sachverhalt sich abzeichnende soziale Isolierung der gehörlosen Patienten treffend veranschaulicht, indem sie sie als eine „Minderheit in der Minderheit" bezeichnet haben.

Nun ist die Tendenz zum Rückzug aus Sozialbeziehungen ja durchaus nicht spezifisch für gehörlose Patienten mit schizophrenen Psychosen. Vielmehr ist sie im psychopathologischen Ursprungskonzept dieser Erkrankungen ja bereits angelegt, und ihre verlaufsbestimmende Bedeutung ist empirisch mehr als hinreichend belegt. Die Angst vor dem Verlust der durch die Erkrankung bereits erschütterten Gewißheit einer als möglich und lebbar erhofften Koexistenz zwischen der inneren unzerlegbaren Identität und der äußeren Welt erscheint psychodynamisch betrachtet als ihr bestimmendes und für gehörlose Patienten sicher kaum weniger gültiges Motiv. Die hier angestellten Überlegungen versuchen lediglich, das beträchtliche Ausmaß dieser Rückzugstendenz in einen plausiblen Zusammenhang mit den kulturbedingten Besonderheiten der Lebenswege prälingual gehörloser Menschen zu rücken. Im Mittelpunkt dieser Überlegungen steht nun die Hypothese, dass Gehörlose erstens weniger Ressourcen entwickeln, um diese Gewißheit im Angesicht ihrer Erschütterung abzusichern oder zu rekonstruieren und dass diese Ressourcen zweitens im Bedarfsfall weniger verfügbar sind, da höhere Schwellen überwunden werden müssen, um sie sich zugänglich zu machen. Die Erfahrung, sich selbst als autonom handelndes und interagierendes Subjekt zu erleben, hat einen gewissen Seltenheitswert für jemanden, der erst mit mehrjähriger Verspätung die Möglichkeit erwirbt, sich mit anderen auszutauschen, und der auch dann noch diese Art von Austausch nur mit vergleichsweise wenigen pflegen kann, kaum aber mit den Menschen in seiner ursprünglichen „privaten" familiären Lebenswelt. Diejenigen Bereiche der „öffentlichen" Kultur, in der diese Erfahrung weiter gedeihen kann, sind aber nicht ohne weiteres präsent und gewiß nicht ubiquitär verbreitet, vielmehr sind erhebliche Aktivitäten vonnöten, um sich in diesen Bereichen einen Platz zu sichern. Dadurch wird die Rückzugstendenz bei gehörlosen schizophrenen Patienten und mit ihr ein Verhaltensmuster, das Ciompi (1984: 110) als „stereotypisierte Stressabwehr durch Regression, Immobilismus und Gleichgültigkeit“ beschrieben hat, sozusagen doppelt begünstigt.

Die Rückkehr ins „familiäre Protektorat“ bedeutet für den schulentlassenen jungen erwachsenen Gehörlosen häufig auch eine Rückkehr in eine präverbale Welt, in der die ursprüngliche Beziehungsgestaltung atmosphärisch durch Schuldgefühle, Orientierungsnot und kompensatorische Fürsorge mitbestimmt worden war und in der der Rückkehrende schmerzlich, vielleicht aber auch tröstlich an sein „Anderssein“ erinnert wird. Zugleich wartet diese Welt ja auch mit beträchtlichen Regressionsangeboten auf und mit der Möglichkeit, sich im Angesicht der Autonomieanforderungen „draußen“ eine Art Refugium aufzubauen. Es wäre durchaus vorstellbar, dass ein solches Refugium, so entwicklungshemmend es auf den ersten Blick auch erscheinen mag, tatsächlich Lebenssicherheiten schafft, von denen insbesondere Psychosekranke auch profitieren könnten. Gehörlosigkeit impliziert ja nicht nur Begrenzungen bei der Aufnahme und Pflege zwischenmenschlicher Kontakte, zugleich eröffnet sie auch Distanzierungsmöglichkeiten und eine unvergleichlich zuverlässige Art des Reizschutzes, von der Hörende allenfalls dann einen Abglanz erleben, wenn sie sich die Ohren zuhalten. Keine Spezies, die auditive Afferenzen nutzt, verfügt - im Gegensatz zur optischen Wahrnehmung - über einen natürlichen Unterbrechungsmechanismus des Gehörsinns, der unter den Sinnen der Spezies Mensch einerseits der soziabelste andererseits aber wohl auch der penetranteste ist. Schwerhörige Menschen erleben den fortschreitenden Verlust dieses Sinnes als einen Verlust der Welt, als die bedrohliche Einbuße von etwas, das immer selbstverständlich präsent war, und sie reagieren darauf bisweilen, wie wir seit Kraepelin vermuten, mit einer möglicherweise spezifischen Art paranoider Entwicklungen. Für einen Menschen, der nie - oder zumindest kaum jemals bewußt und diakritisch - auditive Afferenzen genutzt hat, eröffnet die Taubheit aber vielleicht auch Rückzugsmöglichkeiten, die er als entlastend erleben kann. Dies wäre vor allem dann plausibel, wenn dieser Mensch im Rahmen einer psychotischen Erkrankung die Grenzen seines Ich als unerklärlich und unangenehm durchlässig erlebt hat, ja wenn er sich bei der Bewältigung dieser Erkrankung sogar aktiv um die „Demarkation“ (Scharfetter 1983: 32) dieser Grenzen bemühen muß. Verfolgt man diese Überlegung noch um eine Stufe weiter, dann bietet es sich sogar an, die augenfällige und im Vergleich mit allen hier untersuchten Vergleichspopulationen quantitativ imponierende Rückzugstendenz der gehörlosen schizophrenen Probanden nicht nur als Defizit, als das Nichtüberwindenkönnen erhöhter „Schwellen“ sondern möglicherweise auch als aktiven Bewältigungsversuch zu deuten. Die erfahrungswissenschaftliche Datenbasis der vorliegenden Untersuchung ist gewiß zu lückenhaft, um eine solche Hypothese ausreichend zu fundieren. Die „hartnäckige“ Zurückhaltung vieler der hier untersuchten Patienten gegenüber therapeutischen Aufklärungsbemühungen, ihre Indolenz gegenüber neuroleptischen Störwirkungen, ihre Ergebenheit in Lebenssituationen, die dem Außenstehenden als „Deprivation“ erscheinen oder -

positiv formuliert - ihre „Askesefähigkeiten“ im Angesicht von „Spracharmut„ und ökonomischem Mangel lassen eine solche Deutung aber als durchaus möglich erscheinen. „Von besonderer Art“ sind die Schizophrenien Gehörloser damit dann vielleicht insofern als sie eine besondere Prädilektion für denjenigen psychopathologischen Kernbereich zeigen, den Bleuler als „Autismus“ beschrieben hat.

4.3 Überlegungen zur psychiatrischen Versorgung

Die vorliegende Studie strebt keine „Evaluation“ der in den beiden deutschen Spezialabteilungen für psychisch kranke Gehörlose geleisteten therapeutischen Arbeit an. Die meisten der hier untersuchten Patienten sind zumindest in einem Teil ihrer Erkrankungszeit in einer dieser beiden Abteilungen behandelt worden. Der Erkrankungsbeginn der Patienten der Kernstichprobe liegt im Mittel mehr als zehn Jahre vor dem jetzigen Untersuchungszeitpunkt, er fällt also entweder in die Zeit vor der Inbetriebnahme dieser Abteilungen oder aber in ihre Aufbauphase. Deshalb ist es nicht möglich, innerhalb der Kernstichprobe noch einmal Untergruppen von Probanden mit und ohne Spezialabteilungskontakt zu bilden, was für eine vergleichende Evaluationsuntersuchung eine wichtige methodische Voraussetzung gewesen wäre. Die durch die Inbetriebnahme dieser Abteilungen drastisch verbesserten Möglichkeiten der stationären Versorgung, schließlich die erst hier möglich gewordene Bearbeitung der vor ihrer Gründung beträchtlichen diagnostischen und therapeutischen Unsicherheiten dürften allein im Rahmen der im Kapitel 3 angestellten kasuistischen Betrachtungen bereits hinreichend evident geworden sein.

Eine im Hinblick auf die Diagnose der Schizophrenien historisch begründbare Unsicherheit dürfte, wie hier im Einleitungskapitel bereits ausführlicher dargelegt wurde, mit Kraepelins (1915: 1446) grundsätzlicher Skepsis gegenüber der Möglichkeit zusammenhängen, unter den „völlig Tauben“ die an die Dementia praecox erinnernden Fälle „wegen der Verständigungsschwierigkeiten“ diagnostisch als solche zu sichern, die er in seinem Kommentar im Anschluß an die Darstellung des Verfolgungswahns der Schwerhörigen formuliert hat. Kraepelin hatte die Psychiatrie damit zwar einerseits für die psychologischen Implikationen der Hörbehinderung sensibilisiert, diese damit aber gleichzeitig, wie Bodenheimer später (1963: 136) rückblickend kommentierte, „aus dem zentralen Fragenbereich der Dementia praecox scheinbar befriedigend herausgehoben“. Die Folgen dieser Skepsis hatten sich, auch wenn man hierfür kaum einen spezifischen Zusammenhang mit Kraepelins Kommentar positiv nachweisen kann, vor allem in einer besonderen Zurückhaltung der Psychiatrie gegenüber der Diagnose von schizophrenen Psychosen bei gehörlosen Patienten manifestiert. Matzker (1960: 98) hatte als Ergebnis einer umfassenden Krankenblattrecherche in den Archiven von vier südwestdeutschen psychiatrischen Kliniken auch einige gehörlose Patienten mit der klinischen Diagnose einer Schizophrenie identifiziert und seine Beobachtung als Widerlegung der „These, dass Schizophrenie und Taubheit einander ausschließen“ kommentiert, ohne allerdings genauer anzugeben, auf welchen Begründungszusammenhang diese These zurückging. Jacobs (1970) hatte schließlich unter den 28 gehörlosen Patienten, die er in den psychiatrischen Kliniken des Bundeslandes Schleswig-Holstein fand, nur einen einzigen Fall mit der klinischen Diagnose einer Schizophrenie gefunden.

Die Abbildung 31 deutet nun innerhalb der hier untersuchten Stichprobe GL-F20 eine - wenn man so will „historische" - Tendenz des Rückgangs dieser Skepsis an. Sie bildet die *Latenzzeiten* zwischen dem retrospektiv ermittelten „biographischen Knick" (vgl. Kap. 3.2.1) als möglichem Korrelat des Erkrankungsbeginns und der stationär psychiatrischen Erstaufnahme als Funktion des Jahres, für das dieser „Knick" ermittelt wurde, ab. Mithin ist sie nicht nur Ausdruck der mutmaßlich diagnostischen Skepsis bzw. Unsicherheit von Psychiatern, sondern darüber hinaus auch zahlreicher weiterer Faktoren, die im Anschluß an eine psychotische Erkrankung die stationäre Aufnahme verzögert oder verhindert haben könnten.[60] Die Punktwolke der Abbildung legt den Befund nahe, dass es offenbar „zu allen Zeiten" neben einer Gruppe von Patienten, die relativ rasch nach dem Erkrankungsbeginn erstmals hospitalisiert wurden, eine zweite Gruppe gegeben hat, bei der zwischen diesen beiden Ereignissen deutlich längere Zeiträume verstrichen sind. Die Abnahme der Latenzzeiten in dieser letztgenannten Gruppe folgt relativ linear der Abnahme der theoretischen Maximalzeiträume, die in der Abbildung durch eine gestrichelte Linie angedeutet ist und die sich dadurch ergibt, dass bezogen auf das Erhebungsjahr 1995 ein etwa 1985 ersterkrankter Patient theoretisch eine maximale Latenzzeit von 10 Jahren, einer 1975 ersterkrankter Patient eine maximale Latenzzeit von 20 Jahren „erreichen" kann.

[60] Die Möglichkeit, dass schizophrene Psychosen unter Umständen auch primär ambulant behandelt werden können, wird in dieser Argumentation vernachlässigt, da sie angesichts der beträchtlichen diagnostischen und therapeutischen Schwierigkeiten bei gehörlosen Patienten relativ unwahrscheinlich erscheint und in der hier untersuchten Stichprobe auch in keinem „erfolgreichen" Fall dokumentiert ist.

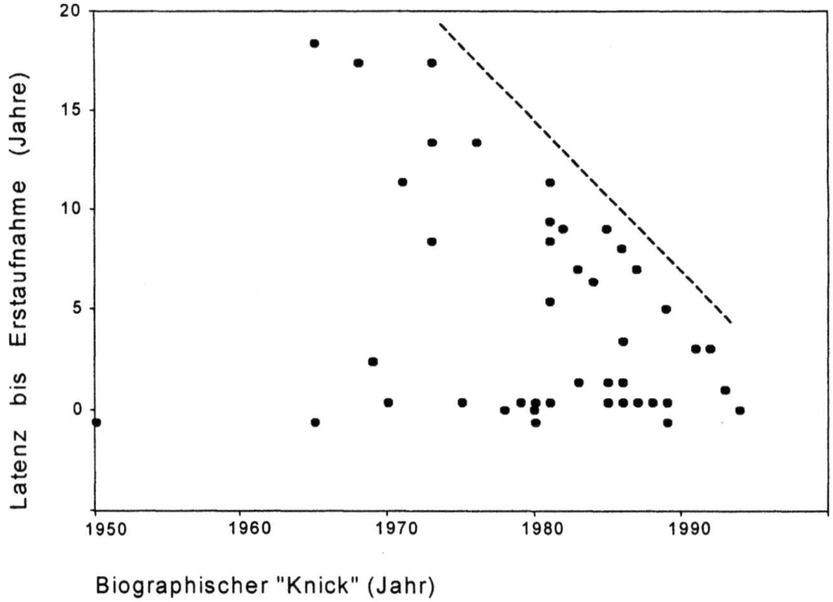

Abbildung 31: Ersterkrankungsjahr und Latenzzeit-Entwicklung: Jahr des „biographischen Knicks" als mögliches Korrelat des Erkrankungsbeginns (X-Achse) und Latenzzeit in Jahren zwischen „biographischem Knick" und stationärer Erstaufnahme (Y-Achse) in der Stichprobe GL-F20 (n=48). (Bei 6 Patienten der Stichprobe war aus den verfügbaren anamnestischen Daten mindestens einer der beiden Zeitpunkte nicht zu ermitteln.)

Die Abbildung deutet nun - freilich unterhalb der Fallzahlgrenzen die eine statistische Überprüfung ermöglichen würde - an, dass sich das relative Gewicht im Innenverhältnis dieser beiden Gruppen etwa seit den 80er Jahren umgekehrt zu haben scheint. Während bei den vor 1980 erstmals erkrankten Patienten die Gruppe der mehrjährig verzögert aufgenommenen Patienten überwiegt, ist das Innenverhältnis dieser beiden Gruppen unter den nach 1980 ersterkrankten Patienten genau umgekehrt gewichtet. Diese Entwicklung kann, falls ihr ein überzufälliger oder nicht allein durch Selektionseffekte bedingter Zusammenhang zugrundeliegt, allenfalls in ihrer Endstrecke durch die Gründung der Spezialabteilungen erklärt werden, die ja erst in der zweiten Hälfte der 80er Jahre erfolgte. Sie reflektiert aber möglicherweise eine Verbesserung der Versorgungssituation gehörloser Psychosekranker im Zuge einer strukturellen Veränderung der Psychiatrie. Diese Verbesserung könnte Ausdruck eines Rückgangs von Skepsis und Unsicherheit aber auch von Berührungsängsten sowohl auf der Seite der therapeutisch Tätigen wie auch auf der Seite der Patienten und ihrer Angehörigen sein. Ihre vergleichsweise diskrete Ausprägung zeigt aber auch, dass mindestens bis in die Mitte der 80er Jahre hinein gehörlose Patienten, die an schizophrenen Psychosen erkrankt sind, nur über einige Umwege, die im Spiegel der im Kapitel 3.2.1 kasuistisch beschriebenen Verläufe bisweilen als „Irrfahrten“ imponierten, den Weg in eine adäquate Behandlung finden konnten.

Im Rahmen dieser kasuistischen Betrachtungen sind aber auch einige mit der Spezialabteilungsbehandlung verbundene Schwierigkeiten angeklungen, die zum großen Teil mit der überregionalen Zentralisierung der stationären Versorgung, namentlich mit der unvermeidlich mit ihr verbundenen „Gemeindeferne“ zusammenhängen.

Für einen gehörlosen Patienten bedeutet die stationäre Aufnahme in einer Klinik, die möglicherweise mehrere hundert Kilometer von seinem Wohnort entfernt liegt, eine umfassende - und nicht allein räumliche - Distanzierung von seinem natürlichen Lebensumfeld. Diese Distanzierung kann ihn zunächst durchaus spürbar entlasten, ihm eine Zäsur in der von ihm als „Verstrickung“ und „Ausgeliefertsein“ erlebten Bezugnahme zur Außenwelt ermöglichen. Im autobiographischen Vergleich mag sie ihn in einiger Hinsicht an die Zeit der Einschulung erinnern, die für ihn auch mit einer recht radikalen Veränderung des Lebensraums und auch mit einer Begegnung mit „ähnlich anderen“ Kommunikationspartnern verbunden war. Möglicherweise kann der Patient von der Erinnerung an diese Lebenserfahrung und ihre Bewältigung profitieren, wenn er versucht, sich in die neue Klinikumgebung einzuleben. Zugleich erschwert die beträchtliche räumliche und atmosphärische Distanz aber sicher auch den „Export“ der in der Klinik gemachten Erfahrungen, wenn er nach dem Abschluß der stationären Behandlung wieder in sein gewohntes Umfeld zurückkehrt (und sich dann womöglich an die Erfahrung der Schulentlassung erinnert fühlt).

Die in der vorliegenden Arbeit mitgeteilten Verlaufsbeobachtungen haben gezeigt, dass eine therapeutische „Wende“, die den Patienten die Rekonstruktion eines für sie überschaubaren und in der Realität verankerten Lebensraums ermöglicht, durchaus erreichbar ist, auch wenn sie im Vergleich zu hörenden Patienten deutlich verspätet einzutreten scheint und den Wiederanschluß an prämorbide Funktionsniveaus eher als Ausnahmefall und Fernziel denn als günstiges Ergebnis der Regelprognose beinhaltet. Die Erschließung dieser Möglichkeit ist mit großer Wahrscheinlichkeit eine Frucht der strukturellen Veränderung, die die Zentralisierung der stationären Versorgung in überregionalen Spezialabteilungen ermöglicht hat. Einen wesentlichen Beitrag zur Verbesserung der Versorgungssituation leisten schließlich auch eine Reihe von Übergangseinrichtungen für psychisch kranke Gehörlose, in denen sich viele Patienten nach der stationären Behandlung auf autonomere Wohn- und Lebensformen vorbereiten können. Der Wiedereintritt in eine nicht institutionell geprägte Lebensform bietet für die Mehrzahl der Patienten eine Hürde, deren Überwindung kaum weniger beschwerlich erscheint als das Herausgeraten aus der durch Fragmentierung und Desintegration bestimmten Welt der Psychose. Der Vollzug dieses Schritts kann im Rahmen der stationären Therapie allenfalls vorbereitet werden. Die Aufnahme einer beschützten Erwerbsarbeit, welcher die größte Fraktion der Probanden der Stichprobe GL-F20 regelmäßig nachgehen, hat sich hier als ein offensichtlich probater Zwischenschritt herauskristallisiert, der sich ja allerdings auch bei der Rehabilitation von hörenden Patienten mit schizophrenen Psychosen bewährt hat. Betrachtet man einmal zusammenfassend die Erfahrungen der hier untersuchten Probanden und auch die zum Teil publizierten, zum Teil in persönlichen Gesprächen mit den Mitarbeitern der Spezialabteilungen in Erfahrung gebrachten Empfehlungen, so zeichnen sich einige Strategien ab, die den Erkrankungsverlauf im Anschluß an die stationäre Behandlung speziell im Hinblick auf die Situation gehörloser Patienten günstig beeinflussen und dazu beitragen können, dass sich über eine „therapeutische Wende" hinaus weitere Fortschritte entwickeln lassen.

Alle diese Strategien verfolgen das Ziel den „Hiatus" zwischen der gemeindefernen Akkumulation von spezialisierter Erfahrung und der Kommunikationsnot am Wohnort und in der natürlichen Lebensumgebung der Patienten überbrückbar zu gestalten. Als hilfreich dazu hat sich ein kontinuierlicher Austausch und auch eine über die stationäre Entlassung hinaus bestehende Aufgabenteilung zwischen den Hausärzten und auch den Fachärzten vor Ort und den Mitarbeitern der Spezialabteilungen bewährt. Eine solche Aufgabenteilung setzt eine gewisse Bereitschaft zum gegenseitigen Informationsaustausch zwischen den an den beiden Enden der therapeutischen Kette Tätigen voraus. Nicht wenige der befragten Patienten haben darüber berichtet, dass sie regelmäßig ihren Hausarzt oder Facharzt vor Ort aufsuchen, sich in größeren zeitlichen Abständen von drei bis sechs Monaten aber auch in den Ambulanzen der Spezialabteilungen vorstellen und zwar auch dann, wenn sie sich nicht durch bedrohliche Komplikationen dazu genötigt fühlen, eine solche Reise auf sich zu nehmen. Dabei ist auch zu berücksichtigen, dass die Erinnerung an die Klinikaufenthalte für die Patienten gar nicht selten angstbesetzt ist, dass sie sich dort auch auf die Konfrontation mit schwierigen und belastenden Aspekten ihrer eigenen Geschichte einlassen, dass diese Konfrontation aber offenbar deutlich „gesünder" ist als die Tabuisierung oder allzu radikale Verdrängung dieser Erinnerung. Aus Kapazitätserwägungen aber auch im Sinne einer weiteren Autonomieförderung ist allerdings auch darauf zu achten, dass solche Ambulanzbesuche in den Spezialabteilungen zwar mit einer gewissen Regelmäßigkeit, aber auch in tatsächlich „größeren" Abständen stattfinden. Eine derartige Aufgaben*teilung* hätte auch den Vorteil, dass sie den Patienten die Realität des „Lebens in zwei Welten" in der Form überschaubarer Rollenzuweisungen näher bringen kann.

Richter (1991: 64) hat auf eine weitere wichtige strukturelle Ressource hingewiesen, die bei der Überbrückung des Hiatus zwischen Klinik und Heimatort von großem Nutzen sein kann. Es sind dies die Beratungsstellen für Gehörlose, die in der Bundesrepublik inzwischen zu einem weitgehend flächendeckenden Netz zusammengewachsen sind und sich als niedrigschwellige Ansprechpartner für Gehörlose bei einer großen Zahl von Problemen sozialer, behördlicher und zunehmend auch gesundheitlicher Natur etabliert haben. Sowohl die überregionalen Kontakte zwischen den einzelnen Beratungsstellen als auch die zu den psychiatrischen Spezialabteilungen im Laufe ihrer ersten Betriebsjahre geknüpften Kontakte haben auf beiden Seiten zu einer beträchtlichen Erfahrungsvermehrung geführt.

Kampert, Brosch und Crome (1992: 163) haben schließlich einen Vorschlag unterbreitet, der die im Zusammenhang mit den geschilderten Überbrückungsproblemen gesammelten Erfahrungen zu integrieren versucht. Sie haben die Einrichtung von ambulanten Diensten für psychisch kranke Gehörlose *in Ballungsgebieten* vorgeschlagen, die zugleich auch als Ansprechpartner für die Angehörigen von Patienten oder potentiellen Patienten erreichbar sein sollten und deren Aufgabenschwerpunkte „auf Diagnostik, Beratung und Behandlung im Zusammenhang mit solchen psychischen Auffälligkeiten liegen, die den Rahmen leichterer Befindlichkeitsstörungen, welche in der Regel auch von Gehörlosenberatungsstellen aufgefangen werden können, überschreiten". Dadurch könnte, wenn auch in bescheidenem Umfang, eine gewisse Dezentralisierung der Versorgung erreicht werden, da sich die beiden Spezialabteilungen selber nicht in Ballungsgebieten befinden. Derartigen Diensten könnte nach der Einschätzung der Autoren insbesondere auch die Aufgabe der Klärung von Indikation und Motivation zu einer eventuellen stationären Therapie übertragen werden. Die Wahrnehmung dieser Aufgabe liegt zur Zeit noch in der Hand der Spezialabteilungsambulanzen, deren Kapazitäten damit nach der Einschätzung der Autoren aber grenzwertig hoch in Anspruch genommen werden müssen, um die nach den Erfahrungen der ersten Jahre in den Spezialabteilungen nicht eben seltenen Fehlbelegungen zu minimieren. Auch für die Patienten selbst und ihre Angehörigen würde die Möglichkeit einer solchen Vorabklärung außerhalb einer psychiatrischen Einrichtung die mit diesem Schritt verbundenenen Mobilitätsanforderungen und Stigmatisierungsängste spürbar herabsetzen.

Die Datenerhebung zur vorliegenden Untersuchung begann bis auf wenige Tage genau zehn Jahre nach der Gründung der ersten Spezialabteilung für psychisch kranke Gehörlose in der Bundesrepublik. Bedenkt man, unter welchen - von den Beteiligten als „notgedrungen" erlebten - Umständen diese Gründung seinerzeit „über Nacht" in Angriff genommen wurde, dann erscheint es nicht übertrieben, von einer „beachtlichen" Entwicklung zu sprechen. Vielen der hier untersuchten Patienten hat sie die Möglichkeit eröffnet, aus einer von allgemeiner Ratlosigkeit und diffuser Stigmatisierung umgebenen Randexistenz als Sonderling oder familiär und institutionell behütetes Sorgenkind zu autonomeren Lebensformen zurückzufinden. Gleichwohl wurden hier aber auch Verläufe schizophrener Psychosen beschrieben, die im Spiegel der erhobenen Daten in vielerlei Hinsicht an die Verläufe dieser Erkrankung bei hörenden Patienten vor der Zeit der strukturellen Reformen erinnern, die die Psychiatrie-Enquête angestoßen hat. Angesichts der erheblichen kognitiven und sozialen Beeinträchtigungen, die die untersuchten Patienten schon vor dem Beginn ihrer psychiatrischen Erkrankung und mit großer Wahrscheinlichkeit auch relativ unabhängig von ihr zu bewältigen hatten, erscheint es sicher fraglich, ob ein solcher Vergleich angemessen ist. Dennoch können die im Vollzug des Vergleiches gewonnenen Beobachtungen zu der Hoffnung berechtigen, dass schizophrene Psychosen auch für Patienten, die den menschengemeinsamen Raum als schalldicht erleben, keine Erkrankung von notwendigerweise chronischer Natur bleiben müssen.

Literatur

Achtergarde, D. (1995): Untersuchung des aktuellen sozialpsychologischen Hintergrundes gehörloser Patienten einer Kurklinik. Diplomarbeit, Fachbereich Psychologie der Universität Münster

Ahlich, G. (1960): Zur Erkennbarkeit von Sprachgestalten beim Ablesen vom Munde. Dissertation der philosophischen Fakultät der Universität Bonn

Ahrbeck, B. (1992): Gehörlosigkeit und Identität. Hamburg: Signum

Alberdi, F (1996): Psychiatric admissions among the deaf population in Denmark. Nordic Journal of Psychiatry 50: 387-394.

Altshuler, K. Z. (1963): Sexual patterns and family relationships. In: Rainer, J. D. / Altshuler, K. Z. / Kallmann, F. J. (Hg.): Family and mental health problems in a deaf population.. New York: Columbia University Press S. 92-115

Altshuler, K.Z. (1971): Studies of the deaf - relevance to psychiatric theory. American Journal of Psychiatry 127: 1521-1526

Altshuler, K. Z. (1977): Psychiatry and problems of deafness. In: Bolton, B. (Hg.): Psychology of deafness for rehabilitation counselors. Baltimore (University Park Press), S. 109-124

Altshuler, K. Z. / Baroff, G. S. / Rainer,J. D. (1963): Operational description of pilot clinic.. In: Rainer, J. D. / Altshuler, K. Z. / Kallmann, F. J.(Hg.): Family and mental health problems in a deaf population. New York / N. Y.: Columbia University Press, S. 155-166

Altshuler, K. Z. / Rainer, J. D. (1958): Patterns and course of schizophrenia in the deaf. Journal of Nervous and Mental Diseases 127: 77-83

Altshuler, K. Z. / Rainer, J. D. (1963): Distribution and diagnosis in New York state mental hospitals. In: Rainer, J. D. / Altshuler, K. Z. / Kallmann, F. J. (Hg.): Family and mental health problems in a deaf population. New York / N.Y.: Columbia University Press, S. 195-203

Altshuler, K. Z. / Sarlin, M. B. (1963): Deafness and schizophrenia: a family study. In: Rainer, J. D. /Altshuler, K. Z. / Kallmann, F. J. (Hg.): Family and mental health problems in a deaf population. New York / N.Y.: Columbia University Press, S. 204-213

American Psychiatric Association (1994): Diagnostic and statistic manual of mental disorders. Wasington / D. C.: American Psychiatric Association (4. Aufl.)

Andreasen, N. C. (1982): Negative symptoms in schizophrenia. Archives of General Psychiatry 39: 784-787

Arolt, V. / Teichert, H.M. / Steege, D. / Lencer, R. / Heide. W. (1998): Distinguishing schizophrenic patients from healthy controls by quantitative measurement of eye movement parameters. Biological Psychiatry 44: 448-458.

Balota, D.A. (1990): The role of meaning in word recognition. In: Balota, D. A. / Flores d'Arcais, G. B. / Rayner, K. (Hg.): Comprehension processes in reading. Hillsdale/N.J.: Erlbaum, S. 9-32

Balota, D. A. / Lorch, R. F. Jr. (1986): Depth of automatic spreading activation: mediated priming effects in pronunciation but not in lexical decision. Journal of Experimental Psychology: Learning, Memory, and Cognition, 12(3): 336-345

Basilier, T. (1964): Surdophrenia - The psychic consequences of congenital or early acquired deafness. Some theoretical and clinical considerations. Acta Psychiatrica Scandinavica, Suppl. 40, 363- 371

Baur, F. R. (1988): Psychosoziale Versorgung Gehörloser. Psychiatrische Praxis 15: 213-217

Bech, P. / Kastrup, M. C. / Rafaelsen, O. J. (1991): Minikompendium psychiatrischer Ratingstkalen für Angst, Depression, Manie und Schizophrenie mit den entsprechenden DSM-III-Syndromen. Berlin (Springer)

Becker, R. / Frömmrich, S. (1992): Beurteilung von Laut- und Prosodiefehlern bei Gehörlosen und deren Einfluß auf die Verständlichkeit. Hörgeschädigtenpädagogik 46, H2: 72-90

Bechterew, W. v. (1903): Ueber halluzinatorisches Irresein bei Affektionen des Gehörorgans. Monatsschrift für Psychiatrie und Neurologie 14: 206-221

Berrios,G. E. (1990): Musical hallucinations. A historical and clinical study.. British Journal of Psychiatry 156: 188-194

Bertram, B. (1991): Rehabilitation von Kindern mit einem Cochlear Implant (CI) im Cochlear Implant Centrum (CIC) Hannover. In: E. Lehnhardt, B. Bertram (Hg.): Rehabilitation von Cochlear Implant Kindern. Berlin (Springer), S. 63-103

Blau, A. (1965): Der Taubstumme im Spiegel der Presse. Neue Blätter für Taubstummenbildung 19, 190-200

Bleuler, E. (1978): Dementia Praecox oder die Gruppe der Schizophrenien. München: Minerva. [Erstm.: 1911]

Bodenheimer, A. R. (1963): Was lehrt uns der Verfolgungswahn der Schwerhörigen als Paradigma der Psychosen? Schweizer Archiv für Neurologie, Neurochirurgie und Psychiatrie 91: 129-137

Bodenheimer, A. R. (1978): Taubheit - die Barriere als Brücke. Villingen-Schwenningen: Neckar Verlag

Böker, W. / Häfner, H. (1973): Gewalttaten Geistesgestörter. Berlin: Springer

Bortz, J. (1984): Lehrbuch der empirischen Forschung. Berlin: Springer

Boyes-Bream, P. (1992): Einführung in die Gebärdensprache und ihre Erforschung. Hamburg: Signum

Breiner, H. L.: (1981): Zur Situation der Gehörlosen heute. Sprache-Stimme-Gehör 5(1): 10-14

Brosch, L. / Kampert, K. (1991): Rehabilitation psychischer Störungen von Hörbehinderten -Stationäre Therapie auf der Gehörlosenstation in Lengerich. Bonn: Bundesministerium für Arbeit und Sozialordnung, ReferatÖffentlichkeitsarbeit

Buchkremer, G. / Hornung, W. P. / Bruns, U. / Erim, Y. / Franzen, U. / Holle, R. / Kieserg, A. / Klingberg, S. / Lemke, R. / Minneker, E. / Remiasch, M. / Schäfer, A. / Schmitz-Niehues, B. / Wiesemann, C. (1994): Kombination von psychoedukativem Medikamententraining, kognitiver Psychotherapie und Bezugspersonenberatung zur Rezidivprophylaxe bei schizophrenen Patienten. Abschlußbericht zum Projekt 0701634.7 des Bundesministeriums für Forschung und Technologie, Münster

Bürgerliches Gesetzbuch (1996). München: C.H. Beck

Bundesarbeitsgemeinschaft Hörbehinderte Studenten und Absolventen, (Hg.) (1983): Studienführer - Ein Handbuch für Hörgeschädigte. Münster (Selbstverlag)

Calcagnini-Stillhard, Elisabeth (1994): Das Cochlear-Implant - eine Herausforderung für die Hörgeschädigtenpädagogik. Luzern (Edition SZH)

Casey, D. E. (1987): Tardive Dyskinesia. In: Meltzer, H.E. (Hg.): Psychopharmacology - the third generation of progress.New York/N.Y. (Raven), S. 1411-1419

Chen, Y. / Palafox, G. / Nakayama, K. / Levy, D. / Matthysse, S. / Holzman, P.S. (1999): Motion perception in schizophrenia. Archives of General Psychiatry 56: 149-161.

Ciompi, L. (1984): Zum Einfluss sozialer Faktoren auf den Langzeitverlauf der Schizophrenie. Schweizer Archiv für Neurologie, Neurochirurgie und Psychiatrie 135: 101-113

Ciompi, L. / Müller, C. (1976): Lebensweg und Alter der Schizophrenen. Berlin: Springer

Clowes, B / Lieth, L.v.d. (o.J.): Mental health needs of young deaf europeans. Wevelgem (European Society for Mental Health and Deafness)

Collegium Internationale Psychiatriae Scalarum (Hg.) (1981): Internationale Skalen für Psychiatrie. Weinheim: Beltz

Cooper, A. F. (1976): Deafness and psychiatric illness. British Journal of Psychiatry 129: 216-226

Cramer, A. (1896): Ueber Sinnestäuschungen bei geisteskranken Taubstummen. Archiv für Psychiatrie und Nervenkrankheiten 28: 875-897

Critchley, E. M. R. / Denmark, J. C. / Warren, F. / Wilson, K. (1981): Hallucinatory experiences of prelingually profoundly deaf schizophrenics. British Journal of Psychiatry 138: 30-32

Crow, T. (1995): A darwinian approach to the origins of psychosis. British Journal of Psychiatry 167: 12-25

Dahm, J.C. (1998): Taubheit: Das Recht auf Gehörlosigkeit oder die Chance mit einem „cochlear implant" zu hören? HNO 46: 524-528.

De Groot, A. M. B. (1983): The Range of Automatic Spreading Activation in Word Priming. Journal of Verbal and Verbal Behavior 22, 417-436

Denmark, J. C. (1966): Mental illness and early profound deafness. British Journal of Medical Psychology 39, 117-124

Denmark, J. C. (1969): The Psychiatrist's Contribution. Proceedings of the Royal Society of Medicine 62, 965-967

Denmark, J. C. (1985): A Study of 250 Patients Referred to a Department of Psychiatry for the Deaf. British Journal of Psychiatry 146, 282-286

Denmark, J.C. / Eldridge, R.W. (1969): Psychiatric Services for the Deaf. The Lancet 2.8.1969: 259-262

Denmark, J. C. / Warren, F. (1972): A Psychiatric Unit for the Deaf. British Journal of Psychiatry 120: 423-428

Diller, G. (1988): Zur Notwendigkeit einer auditiv-oralen Erziehung gehörloser Kinder. Sprache-Stimme-Gehör, 12(4): 124-127

Dilling H / Mombour W / Schmidt MH / Schulte-Markwort E (1994) (Hg.): Internationale Klassifikation psychischer Störungen ICD-10 Kapitel V (F) Forschungskriterien.Bern: Huber.

Dodd, B. / Campbell, R. (1987): Hearing by eye: the psychology of lipreading. London: Erlbaum

Dommaschk-Rump, C. / Fengler, J. / Heuser, K. / Jussen, H. / Kupke, S. / Menzel, F. / Müther-Lange, H. / Tönnissen, S. (1993): Gehörlose im Arbeitsleben [2 Bände]. Pulheim: Rheinland Verlag

Dotter, F. (1991): Gebärdensprache in der Gehörlosenbildung: Zu den Argumentenund Einstellungen ihrer Gegner. Das Zeichen 5: 321-332

Du Feu, M.; McKenna, P.J. (1999): Prelingually profoundly deaf schizophrenic patients who hear voices: a phenomenological analysis. Acta Psychiatrica Scandinavica 99: 453-459.

Endicott, J. / Spitzer, R. L. / Fleiss, J. / Cohen, J. (1976): The global assessment scale - A procedure for measuring overall severity of psychiatric disturbances. Archives of General Psychiatry 33: 766-771

Erikson, K. T. (1978): Die widerspenstigen Puritaner. Stuttgart: Klett-Cotta

ESMHD [European Society for Mental Health and Deafness] (1989): European Congress on Mental Health and Deafness Rotterdam 9/11-11/11/1988 - Proceedings. Utrecht

ESMHD [European Society for Mental Health and Deafness] (1992): Second International Congress Namur 9/5-11/5/1991 - Actes/Proceedings. Namur: La Bastide

ESMHD [European Society for Mental Health and Deafness] (1994): Third International Congress Paris 14/5-16/5/1994 - Workshop Abstracts. Paris

Evans, J. W. / Elliott, H. (1981): Screening criteria for the diagnosis of schizophrenia in deaf patients. Archives of General Psychiatry 38: 787-790

Ey, H. (1973): Traité des hallucinations. Paris: Masson

Faltermaier, T. / Wittchen, H. / Ellmann, R. / Lässle, R. (1985): The Social Interview Schedule (SIS) - content, structure and reliability. Social Psychiatry 20, 115-124

Fehrmann, G. / Huber, W. / Jäger, L. / Sieprath, H. / Werth, I. (1991): Tätigkeitsbeschreibung des Aachener Projekts zur Deutschen Gebärdensprache. Das Zeichen 5, H18: 486-488

Fehrmann, G. / Huber, W. / Jäger, L. / Sieprath, H. / Werth, I. (1994): Aachener Test zur Deutschen Gebärdensprache. Vortrag im Rahmen einer Arbeitstagung der „Forschungsarbeitsgemeinschaft Gehörlosenkultur und Gebärdensprachen“ am 18.11.1994 in Köln

Feingold Jarvik, L. / Salzberger, R. M. / Falek,A (1963): Deaf Persons of Outstanding Achievement. In: Rainer, John D. /Altshuler, Kenneth Z. / Kallmann, F. J. (Hg.): Family and Mental Health Problems in a Deaf Population. New York: Columbia University Press. S. 131-140

Feinstein, C. B. (1983): Early Adolescent Deaf Boys: A Biopsychosocial Approach. Adolescent Psychiatry 11, 147-162

Fengler, J. (1986): Psychotherapie mit Hörgeschädigten. Rehabilitation 25, 166-172

Fiedler, P. A. (1978): Stottern- Wege zu einer integrativen Therapie und Behandlung. München: Urban & Schwarzenberg

Fischer, R. / Lane, H. (Hg.) (1993): Blick zurück - Ein Reader zur Geschichte von Gehörlosengemeinschaften und ihren Gebärdensprachen. Hamburg: Signum

Friese, S. / Spikofski, W. / Viefhues, H. (Hg.) (1989): Rehabilitation von Hörgeschädigten mit psychischen Störungen oder Erkrankungen. Herne: bosofo

Friese, S. / Viefhues, H. (Hg.) (1990): Charakteristische Besonderheiten der psychiatrischen Differentialdiagnostik bei Hörbehinderten. Herne: bosofo

Frith, C.D. (1992): The cognitive neuropsychology of schizophrenia. Hove: Erlbaum

Frommer, J. (1993): Schizophrene Inkohärenz als Verständigungsproblem. Frankfurt/M.: VAS

Fuchs, T. (1993): Wahnsyndrome bei sensorischer Beeinträchtigung - Überblick und Modellvorstellungen.. Fortschritte der Neurologie und Psychiatrie 61: 257-266

Furth, H. G. (1977): Lernen ohne Sprache. Weinheim: Beltz

Garrard, K. R. / Saxon, S. (1972): Preparation of a disturbed deaf child for therapy - a case description in behavior shaping. Journal of Speech and Hearing Disorders 38, 502-509
Garten, H.K. (1981): Untersuchung zur Psychologie der Gehörlosen. Heidelberg: Schndele [2. Aufl.]
Gegner, Ursula (1993): Zur Strukturierung von Wortfeldern bei Hörgeschädigten - ein Assoziationsexperiment. Sprache und Kognition 12: 157-169
Geller, R. E. (1970): Reaching the dea f- report of an in-hospital group.. Mental Hygiene 54, 388-392
Gelter, I. (1987): Psychologie in der Gehörlosenbildung. Psychologie in Österreich 7, H1: 26-30
Gipper, H. (1972): Gibt es ein sprachliches Relativitätsprinzip? Frankfurt/M.: Fischer
Gipper, H. (1992): Der Mensch als Sprachwesen - Erwerb, Besitz, Verlust und Schädigung der Sprache in sprachwissenschaftlicher Sicht. Münster: Nodus
Goldin-Meadow, S. / Feldman, H. (1977): The Development of Language-Like Communication Without a Language Model. Science 197, 401-403
Gotthardt, U. (1988): Gehörlosigkeit in Ehe und Familie - Beziehungs und Umgangsformen kommunikativ Behinderter. Dissertation des Fachbereichs Humanmedizin der Universität Frankfurt/Main
Gotthardt, U. (1995): Erfahrungen zur psychischen Entwicklung nach Cochlear-Implant. Das Zeichen 9: 311-317
Grimm, J. / Grimm, W. (Hg.) (1935): Deutsches Wörterbuch, Elfter Band, I. Abteilung, I. Teil (T-Treftig) [Ed. M. Lexer, D. Kralik]. Leipzig: Hirzel
Grohmann, R. / Rüther, E. (1994): Neuroleptika. In: Grohmann, R. / Rüther, E. / Schmidt, L. G. (Hg.): Unerwünschte Wirkungen von Psychopharmaka. Berlin: Springer, S. 42-133
Gross, G. / Huber, G. (1972): Sensorische Störungen bei Schizophrenien. Archiv für Psychiatrie und Nervenkrankheiten 216: 119-130
Günther, K. B. / Strauß, H. C. / Schulte, K. (1984): Soziale und personale Merkmale gehörloser und schwerhöriger Jugendlicher. Villingen-Schwenningen: Neckar Verlag
Häfner, H. / Maurer, K. (1996): Methodische Probleme und Lösungswege bei der Erfassung von Beginn und Frühverlauf psychischer Krankheiten am Beispiel Schizophrenie. In: Saß, H. (Hg.): Psychopathologische Methoden und psychiatrische Forschung. Jena: Fischer, S. 77-105
Hammeke, T. A. / McQuillan, M. P. / Cohen, B A. (1983): Musical hallucinations associated with acquired deafness. Journal of Neurology, Neurosurgery, and Psychiatry 46: 570-572
Hansen, V. C. (1929): Beretning om sindlidelse blandt Danmarks dovstumme. Kopenhagen: Johansen
Hardesty, F.P. / Priester, H.J. (1966): Hamburg-Wechsler-Intellligenztest für Kinder (HAWIK). Bern: Huber
Hase, U.: (1993): Gebärdensprache im Lander der *Deutschen Methode*. In: S. Prillwitz, Th. Vollhaber (Hg.): Gebärdensprache in Forschung und Praxis. Hamburg (Signum) 1991, S. 261-274
Hecht, H. / Wittchen, H. U. (1988): The frequency of social dysfunction in an general population sample and in patients with mental disorders. Social Psychiatry and Psychiatric Epidemiology 23, 17-29
Heiling, K. (1995): The development of deaf children - academic achievement levels and social processes. Hamburg (Signum) 1995

Hell, D. (1982): Ehen depressiver und schizophrener Menschen. Berlin: Springer

Hoffmann, E. (1962): Neurologisch-Psychiatrische Untersuchungen bei hörgeschädigten Kindern und Jugendlichen. Psychiatrie, Neurologie und Medizinische Psychologie 14, 367-370

Hoyt, M. F. / Siegelman, E. / Schlesinger,H. S. (1981): Special Issues Regarding Psychotherapy with the Deaf. American Journal of Psychiatry 138: 807-811

Huber, G. / Gross, G. / Schüttler, R. (1979): Schizophrenie - Eine Verlaufs- und Sozialpsychiatrische Studie. Berlin: Springer

Jacobs, H. (1970): Das Problem der psychisch gestörten Gehörlosen. Hamburg: unveröffentl. Manuskript [Examensarbeit zur Prüfung für das Lehramt an Sonderschulen, Fachrichtung Hörgeschädigten- und Sprachheilpädagogik]

Jann, P. A. (1990): Kommunikation und Kompensation - Zur Bedeutung zweier Begriffe in der Gehörlosenpädagogik der Gegenwart. Heilpädagogische Forschung XVI, H6: 93-94

Jaspers, K. (1953): Allgemeine Psychopathologie. Berlin: Springer (6.Aufl.)

Jeste, D. V. / Caligiuri, M. P. (1993): Tardive Dyskinesia. Schizophrenia Bulletin 19: 303-315

Joachim, Guido H.G. / Prillwitz, Siegmund (1993): International Bibliography of Sign Language. Hamburg: Signum

Johansson, A. (1970): Die Aphasie der Taubstummen. Neue Blätter für Taubstummenbildung 24, H1: 1-6

Jussen, H. / Claußen,W. H. (1991): Chancen für Hörgeschädigte - Hilfen aus internationaler Perspektive. München: Reinhardt

Kallmann, F. J. (1963): Main findings and some projections. In: Rainer, J. D. /Altshuler, K. Z. / Kallmann, F. J. (Hg.): Family and mental health problems in a deaf population. New York / N.Y.: Columbia University Press. S. 234-248

Kammerer, E. (1988): Kinderpsychiatrische Aspekte der schweren Hörschädigung. Stuttgart: Enke

Kammerer, E (1994): Zur Entwicklungsrehabilitation stark hörbehinderter Kinder. Sozialpädiatrie in der Pädiatrie für Klinik und Praxis 16: 253-259.

Kammerer, E. / Göbel, D. (1984): Zur Entwicklung der Kommunikationsbehinderung gehörloser Kinder und Jugendlicher in der Selbstwahrnehmung der Betroffenen. Zeitschrift für Kinder- und Jugendpsychiatrie 12 (4): 331-341

Kammerer, E. / Huetsch, M. : (1988): Gehörlosigkeit aus der Sicht des Kinder- und Jugendpsychiaters, Teil 1: Medizinische Aspekte, Epidemiologie und entwicklungspsychiologische Aspekte. Praxis der Kinderpsychologie und Kinderpsychiatrie 37(5): 167-175

Kammerer, E. / Huetsch, M. : (1988): Gehörlosigkeit aus der Sicht des Kinder- und Jugendpsychiaters, Teil 2: Soziale und emotionale Entwicklung, kinderpsychiatrische Morbidität, Bedeutung des familialen und sozialen Umfelds. Praxis der Kinderpsychologie und Kinderpsychiatrie 37: 204-212

Kammerer, E. / Kammerer, E. M. (1988): Kommunikationsbehinderung stark hörgeschädigter Kinder - eine Gegenüberstellung von Selbstbeurteilungen der Kinder und Elternurteilen. Sprache-Stimme-Gehör 12 (3): 103-106

Kampert, K. / Brosch, L. / Crome, A. (1992): Modell eines ambulanten psychiatrischen Dienstes für Gehörlose. Spektrum der Nervenheilkunde H4, S. 158-164

Kant, I. (1978): Anthropologie in pragmatischer Sicht. Stuttgart: Reclam. [Erstm.: 1798]

Karacostas, A. (1993): Glottophagia-Fragmente: Ferdinand Berthier und die Geburt der Gehörlosenbewegun in Frankreich. In: Fischer, R. / Lane, H. (Hg.): Blick zurück - Ein Reader zur Geschichte von Gehörlosengemeinschaften und ihren Gebärdensprachen. Hamburg: Signum, S. 157-170

Katschnig, H. (Hg.) (1977): Die andere Seite der Schizophrenie - Patienten zu Hause. München: Urban & Schwarzenberg

Kempe, P. / Reimer, C. (1976): Halluzinatorische Phänomene bei Reizentzug. Der Nervenarzt 47: 701-707

Klaber, M. M. / Falek, A. (1963): Delinquency and Crime. In: Rainer, J. D. /Altshuler, K. Z. / Kallmann, F. J. (Hg.): Family and Mental Health Problems in a Deaf Population. New York/N.Y.: Columbia University Press, S. 141-154

Kleining, G. / Moore, H. (1968): Soziale Selbsteinstufung (SSE) - ein Instrument zur Messung sozialer Schichten. Kölner Zeitschrift für Soziologie und Sozialpsychologie 27: 273-292

Klinghammer, H. D. (1960): Der Entwurf des Allgemeinen Teils eines Strafgesetzbuchs aus der Sicht des Sachverständigen für Taubstumme. Neue Blätter für Taubstummenbildung 14, 120-126

Köppe, ?[Vorname n. dokumentiert] (1867): Gehörsstörungen und Psychosen - Studien über einige Beziehungen peripherischer Erkrankungen der Sinnesorgane zu psychischen Krankheitserscheinungen. Allgemeine Zeitschrift für Psychiatrie 24: 10-73

Kraepelin, Emil (1915): Psychiatrie - Ein Lehrbuch für Studierende und Ärzte. 8. Aufl., IV. Band, III. Teil. Leipzig: Barth

Kraus, A. / Mundt, C (1991): Schizophrenie und Sprache. Stuttgart: Thieme

Kröhnert, O. (1981): Gehörlosenbildung im Spannungsfeld von Tradition und Fortschritt. Hörgeschädigtenpädagogik 35, 121-127

Krügelstein, ? [Vorname n. dokumentiert, „Med.- Rath Dr. K. aus Ohrdruff"] (1844): Ueber die Taubstummheit. Centralblatt für die gesamte Staatsarzneikunde 1, 690-693

Krüger, M. (1991): Häufigkeitsstatistische und demographische Angaben zum Personenkreis hörgeschädigter Menschen. In: Jussen, H. / Claußen, W.H. (Hg.): Chancen für Hörgeschädigte. München: Reinhardt, S. 25-30

Kyle, Jim (1990): Die Gehörlosengemeinschaft: Kultur, Gebräuche und Tradition. In: S. Prillwitz, Th. Vollhaber (Hg.): Gebärdensprache in Forschung und Praxis. Hamburg: Signum, S. 201-213

Lane, H. (1989): Mit der Seele hören. München: Hanser

Lange, E. (1962): Akustosensorisch-soziale und aesthetisch-soziale Isolierung mit ihrer zwischenmenschlichen Kommunikationsstörung als potentielle wahnbildende Grundlage. Psychiatrie, Neurologie und medizinische Psychologie 14: 317-322.

Leff, J. / Vaughn, C. (1985): Expressed emotion in families - its significance for mental illness. New York /N.Y.: Guilford

Lempp, R. (1973): Psychosen im Kindes- und Jugendalter - eine Realitätsbezugsstörung- eine Theorie der Schizophrenie. Bern: Huber

Leroi-Gourhan, A. (1980): Hand und Wort - Die Evolution von Technik, Sprache und Kunst. Frankfurt/M.: Suhrkamp 1984

Levine, E. S. (1963): Historical Review of Special Education and Mental Health Services. In: Rainer, J. D. /Altshuler, K. Z. / Kallmann, F. J. (Hg.): Family and Mental Health Problems in a Deaf Population. New York: Columbia University Press, S. XVII - XXVI.

List, G. (1985): Über die Sprachen der Gehörlosen. Unterrichtswissenschaft 1985: 55-69

List, G. (1988): Sprache als Bewegung: Über die gemeinsame innere Seite der Laut- und Gebärdensprachen. Sprache-Stimme-Gehör, 12(2): 65-69

Löwe, A. (1974): Gehörlose, ihre Bildung und Rehabilitation. In: Deutscher Bildungsrat (Hg.): Sonderpädagogik [Gutachten und Studien der Bildungskommission, Bd. 30]. Stuttgart: Klett, S. 15-183

Löwe, A. (1983): Sollen wirklich alle hörgeschädigten Kinder ihren Unterricht in der Gebärdensprache erhalten? Sprache - Stimme - Gehör 7, H3: 84-88

Loncke, F (1989): Communication and deafness. In: European Congress on Mental Health and Deafness 9/11-11/11/1988 - Proceedings. Utrecht, S. 22-32

Ludwig, A.M. / Wood, B.S. / Downs, M.P. (1962): Auditory studies in schizophrenia. American Journal of Psychiatry 111: 122-127

Maisch, G. / Wisch, F. H. (1987): Gebärden-Lexikon, Band 1: Grundgebärden. Hamburg: Verlag hörgschädigte Kinder

Manschreck, T. C. / Maher, B. A. / Milavetz, J. J. / Ames, D. / Weisstein, C. C. / Schneyder, M. L. (1988): Semantic priming in thought disordered schizophrenic patients. Schizophrenia Research 1: 61-66

Margo, A. / Hemsley, D.R. / Slade, P.D. (1981): The effects of varying auditory input on schizophrenic hallucinations. British Journal of Psychiatry 139: 122-127

Mason, P. R. / Winton, F. E. (1995): Ear disease and schizophrenia: a case control study. Acta Psychiatrica Scandinavica 91: 217-221.

Mattke, D. J. / Mombour, W. / Glötzner, F. L. (1975): Erfassung neuroleptisch bedingter extrapyramidaler Syndrome in einem psychopharmakologischen Forschungsprojekt. Pharmakopsychiatrie 1: 36-44

Matzker, J. (1960): Schizophrenie und Taubheit. Zeitschrift für Laryngologie, Rhinologie, Otologie und ihre Grenzgebiete 39: 85-91

Merz, J. / Lehrl, S. / Galster, V. / Erzigkeit, H. (1975): MWT-B - ein Intelligenzkurztest. Psychiatrie, Neurologie und medizinische Psychologie (Leipzig) 7: 423-428

Mester, H. (1984): Zur Phänomenologie und Entstehungsgeschichte des Exhibitionismus. Fortschritte der Neurologie und Psychiatrie 52: 237-249

Meyer, D. E. / Schvaneveldt, R. W. (1971): Facilitation in recognizing pairs of words: evidence of a dependence between retrieval operations. Journal of experimental psychology 20: 227-234

Mills, Anne E. (1987): The development of phonology in the blind child. In: Dodd, B. / Campbell, R. (Hg.): Hearing by eye: the psychology of lipreading. London: Erlbaum

Moores, Donald F. (1978): Educating the deaf - psychology , principles and practice. Boston: Houghton Mifflin

Monteiro, B. T. (1989): Pitfalls in Diagnosis. In: ESMHD [European Society for Mental Health and Deafness] (Hg.): European Congress on Mental Health and Deafness Rotterdam 9/11-11/11/1988 - Proceedings. Utrecht, S. 51-56

Montgomery, G. (1989): Deafness & personality development - dissolving the myths. In: ESMHD [European Society for Mental Health and Deafness] (Hg.): European Congress on Mental Health and Deafness Rotterdam 9/11-11/11/1988 - Proceedings. Utrecht, S. 39-50

Morton, J. (1969): Interaction of information in word recognition. Psychological Review 76: 165-178

Müller, C. (1993): Vom Tollhaus zum Psychozentrum. Hürtgenwald: Pressler

Müller, L. (1987): Die kranke Seele und das Licht der Erkenntnis. Frankfurt/M. (Athenäum)

Müller-Hegemann, D (1958): Beitrag zur Psychopathologie der sozialen Isolierung. Psychiatrie, Neurologie und medizinische Psychologie 10: 347-354

Myklebust, H. R. (1960a): The psychology of deafness. New York/N.Y.: Grune & Stratton

Myklebust, H. R. (1960): The psychological effects of deafness. American Annals of the Deaf 105: 372-385

Myslobodsky, M. S. / Goldberg, T. / Johnson, F. / Hicks, L. / Weinberger, D. L. (1992): Lipreading in patients with schizophrenia. Journal of Nervous and Mental Diseases 180: 168-171

Nestle, E. / Nestle, E. / Aland, K. (Hg.) (1979): Novum Testamentum Graece. Stuttgart (Deutsche Bibelstiftung)

Nickols, J. (1967): Structural Efficiency of the Raven Coloured Matrices. Journal of Clinical Psychology 23, 489-489

New York Time Magazine (1994): Deaf is beautiful but how great a disability is it? Ausgabe v. 28.8.1994 [Titelblatt]

Nöth, J. (1992): Gebärdenspracherwerb und funktionelle Asymmetrie der Hirnhemisphären. Frankfurt/M.: Lang

Oberverwaltungsgericht Münster (1954): Gehörlosigkeit schließt nicht grundsätzlich die Eignung zum Führen von Kraftfahrzeugen aus (Urteil v. 22.6.1954 VIIA77/54). Neue Juristische Wochenschrift 1954: 1543-1544

Overall, J.E. / Gorham, D.R. (1962): The brief psychiatric rating scale. Psychological Reports 10: 799-812

Papaspyrou, C. (1990: Gebärdensprache und universelle Sprachtheorie. Hamburg: Signum

Pfeiffer, W. M. (1971): Transkulturelle Psychiatrie. Stuttgart: Thieme

Phillips, L. (1953): Case history data and prognosis in schizophrenia. Journal of Nervous and Mental Diseases 117: 515-525

Piaget, J. (1975): Das Erwachen der Intelligenz beim Kinde. Stuttgart: Klett

Pietzker (1985): Eine deutsche multizentrische Studie zur ambulanten Langzeitbehandlung schizophrener Patienten („ANI-Studie"). Pharmacopsychiatry 18: 333-338

Pintner, R. (1941): The psychology of the physically handicapped. New York / N. Y.: Croft

Piro, S. (1967): Il linguaggio schizofrenico. Mailand: Feltrinelli

Plantade, A. / Girardin, Ph. (1976): Psychose infantile et surdité. Revue de Neuropsychiatrie infantile 24: 697-705

Podoll, K. / Osterheider, M. / Noth, J. (1989): Das Charles-Bonnet-Syndrom. Fortschritte der Neurologie und Psychiatrie 57: 43-60

Poizner, H. / Klima, E. S. / Bellugi, U. (1990): Was die Hände über das Gehirn verraten - Neuropsychologische Aspekte der Gebärdensprachforschung. Hamburg: Signum

Prillwitz, S. (1982): Zum Zusammenhang von Kognition, Kommunikation und Sprache mit Bezug auf die Gehörlosenproblematik. Stuttgart: Kohlhammer

Prillwitz, S. (1990): Der lange Weg zur Zweisprachigkeit Gehörloser im deutschen Sprachraum. Das Zeichen 4: 133-140

Prillwitz, S. / Schulmeister, R. / Wudtke, H. (1977): Kommunikation ohne Sprache - Zur kommunikativen Situation hörsprachgeschädigter Vorschulkinder im Familienalltag. Weinheim: Beltz

Prillwitz, S. / Vollhaber, T. (Hg.) (1991): Gebärdensprache in Forschung und Praxis. Hamburg: Signum.

Rainer, J. D. (1991): Psychiatric Services for Deaf People: Current and FutureTrends. In: European Society for Mental Health and Deafness (Hg.) Mental Health and Deafness - Second International Congress 9 / 5 - 11 /5 / 1991. Namur: La Bastide, S. 54-60

Rainer, J. D. / Altshuler, K. Z. / Kallmann, F.J. (1963): Family and Mental Health Problems in a Deaf Population. New York/N. Y.: Columbia University Press

Rainer, John D. / Deming, W. Edwards (1963): Demographic Aspects: Number, Distribution, Marriage and Fertility Statistics. In: Rainer, J. D. /Altshuler, K. Z. / Kallmann, F. J. (Hg.): Family and Mental Health Problems in a Deaf Population. New York: Columbia University Press. S. 13-27

Raven, J. C. (1958): Guide to using th coloured progressive matrices, Sets A. Ab, B. London: Lewis

Reimann, B. (1987): Figurenwiedererkennung und -reproduktion bei hörenden , schwerhörigen und gehörlosen Kindern: eine empirische Analyse. Zeitschrift für Psychologie (Leipzig) 195: 209-222

Reimer, F. / Lorenzen, D (1991): Verzeichnis von Behandlungseinrichtungen für psychisch Kranke. Stuttgart: Enke (2. Aufl.)

Remvig, J. (1969a,b,c): Three Clinical Studies of Deaf-Mutism and Psychiatry. Acta Psychiatrica Scandinavica Suppl. 210, 1-120

Richter, I. (1991): Psychiatrische Hilfen für Hörgeschädigte. In: Jussen, H. / Claußen, W.H. (Hg.): Chancen für Hörgeschädigte. München :Reinhardt, S. 59-65

Richter, I, (1992): Diagnostik und Therapie bei verhaltensgestörten gehörlosen Menschen aus psychiatrischer Sicht. In: Welter, H. / Kohler, K. (Hg.): Gehörlose Menschen mit psychosozialen Problemen. Freiburg (Lambertus) 1992, S. 53-65

Richter, I. (1993): Eine besondere Herausforderung - Psychiatrische Diagnostik und Therapie bei Gehörlosen. psycho 19: 423-435

Richter, I. / Stritzke, T. (1993): Bewältigungsstrategien bei gehörlosen Patienten mit schizophrenen Psychosen. In: Richtberg, W. / Verch, K. (Hg.): Hilfen für Hörgeschädigte. Medizinische und psychosoziale Aspekte der Bewältigung von Schwerhörigkeit, Taubheit, Gehörlosigkeit und Tinnitus. Sankt Augustin (Academia), S. 144-151

Ridgeway, S. / Checinski, K. (1992): Mental Health research methodology with deaf people. In: European Society for Mental Health and Deafness (Hg.): Santé Mental et Surdité - Mental Health and Deafness - Second International Congress 9/5 - 11/5 1991 Namur. Namur: La Bastide, S.208-211

Riemann, G. (1987): Das Fremdwerden der eigenen Biographie – Narrative Interviews mit psychiatrischen Patienten. Müchen: Fink

Ruoß, M. (1993): Sprachwissen und Lernen von Mustern visualisierter Lautsprache bei gehörlosen Schülern und Experten. Sprache und Kognition 12: 115-121

Ruoß, M. /Schildhammer, A. (1992): Lautanbildung mit „visible-speech" bei gehörlosen Sprechanfängern. Sprache-Stimme-Gehör 16: 149-153

Sacks, O. (1990): Seeing voices. London: Pan Books

Saint-Loup, A. (1993): Darstellungen Gehörloser im westeuropäischen Mittelalter. In: Fischer, R. / Lane, H. (Hg.): Blick zurück - Ein Reader zur Geschichte von Gehörlosengemeinschaften und ihren Gebärdensprachen. Hamburg: Signum, S. 447-474

Sank, D. (1963): Genetic Aspects of Early Total Deafness. In: Rainer, J. D. /Altshuler, K. Z. /Kallmann, F. J. (Hg.): Family and Mental Health Problems in a Deaf Population. New York: Columbia University Press, S. 28-81

Sarlin, M. B. (1984): The use of dreams in psychotherapy with deaf patients. Journal of the American Academy of Psychoanalysis 12: 75-88

Sartorius, N. (1971): Crosscultural Psychiatry. In: K.P. Kisker, J.E. Meyer, C. Müller, E. Strömgren (Hg.): Psychiatrie der Gegenwart, Berlin: Springer, Teil 1, Band I, S. 711-737

Saugstad, L.F. (1989): Social class, marriage and fertility in schizophrenia. Schizophrenia Bulletin 15: 9-43

Scharfetter, C. (1983): Schizophrene Menschen. München: Urban & Schwarzenberg

Scharfetter, C. (1987): Definition, Abgrenzung, Geschichte. In: K.P. Kisker, H. Lauter, J.E. Meyer, C. Müller, E. Strömgren (Hg.),Psychiatrie der Gegenwart, Band 4, „Schizophrenien", Berlin (Springer) [3. Aufl.], S. 1-38

Schlenker, R. / Cohen, R. (1995): Smooth-pursuit eye-movement dysfunction and motor control in schizophrenia: a follow-up study. European Archives of Psychiatry and Clinical Neuroscience 245: 125-126

Schlesinger, H. S. / Meadow, K. P. (1972): Sound and Sign: Childhood Deafness and Mental Health. Berkeley: University of California Press

Schmidtke, A. / Schaller, S. / Becker, P. (1980): CPM Raven Matrizen Test - Manual.Weinheim (Beltz)

Schmidt-Knaebel, S. (1992): Sprache und Schizophrenie - eine kommentierte Bibliographie zur Schizolinguistik. Hamburg: Buske

Schneider, C. (1925): Beiträge zur Lehre von der Schizophrenie I. Archiv für Psychiatrie 73: 47-112

Schneider, K. (1950): Klinische Psychopathologie. Stuttgart: Thieme (3. Aufl.)

Schonauer, K. (1993): Hölderlins Echo - Psychiatrie, Sprachkritik und die Gangarten der Subjektivität. Münster: Nodus

Schonauer, K. / Buchkremer, G. (1986): Zur sprachlichen Manifestation schizophrenen Denkens außerhalb akuter Krankheitsepisoden. European Archives of Psychiatry and Neurological Science 236: 179-186

Schonauer, K. / Achtergarde, D. / Gotthardt, U. / Folkerts, H.W. (1998a): Hallucinatory modalities in prelingually deaf patients: quantitative and qualitative analysis of 67 cases. Acta Psychiatrica Scandinavica 98: 377-383.

Schonauer, K. / Achtergarde, D. / Reker, T. (1998b): Lipreading in prelingually deaf and hearing patients with schizophrenia. Journal of Nervous and Mental Disease 186: 247-249.

Schonauer, K. / Achtergarde, D. / Hornung, P.W. (1998c): Schizophrenien prälingual gehörloser und hörender Patienten. Fortschritte der Neurologie und Psychiatrie 66: 170-175.

Schooler, N. R. / Kane, J. M. (1982): Research Diagnoses for Tardive Dyskinesia. Archives of General Psychiatry 39: 486-487

Schweizer, H. (1985): Zur pragmatisch-kommunikativen Kompetenz von Hörgeschädigten. Hörbehindertenpädagogik 39, H4: 207-212

Seifert, K. H. (1960): Erfahrungen mit dem Progressive-Matrices-Test bei taubstummen Kindern. Zeitschrift für experimentelle und angenwandte Psychologie 7: 255-290

Shaffer, D. / Gould, M. S. / Brasic, J. / Ambrosini, P. / Fisher, P. / Bird, H. / Aluwahlia, S. (1983): A children's Global Assessment Scale (CGAS). Archives of General Psychiatry 40: 1228-1231

Sieke, G. (1993): Soziale Netzwerke und Unterstützungspotentiale gehörloser Menschen. Diplomarbeit am Fachbereich Sozialwesen der Gesamthochschule Kassel

Simpson, G. M. / Angus, J.W.S. (1970): A Rating Scale for Extrapyramidal Side Effects. Acta psychiatrcia Scandinavica, Suppl. 211: 11-19

Simpson, G. M. / Lee, J. H. / Zoubok, B. / Gardos, G. (1979): A Rating Scale for Tardive Dyskinesia. Psychopharmacology 64: 171-179

Snijders, J. T. / Snijders-Oomen, N. (1959): Non-verbal intelligence tests for deaf and hearing subjects. Groningen: Wolters

Spitzer, M. (1988): Halluzinationen. Berlin: Springer

Spitzer, M. (1993a): Assoziative Netzwerke, formale Denkstörungen und Schizophrenie - Zur experimentellen Psychopathologie sprachabhängiger Denkprozesse. Nervenarzt 64: 147-159

Spitzer, M. (1993b): The psychopathology, neuropsychology, and neurobiology of associative and working memory in schizophrenia. European Archives of Psychiatry and Clinical Neuroscience 243: 57-70

Spitzer, M. / Weisker, I. / Winter, M. / Maier, S. (1993): Semantische Aktivierungsphänomene bei gesunden Probanden und schizophrenen Patienten: Analyse auf Wortpaarebene. Zeitschrift für klinische Psychologie, Psychopathologie und Psychotherapie 41: 343-357

Spitzer, M. / Braun, U. / Hermle, L. / Maier, S. (1993): Associative Semantic Network Dysfunction in Thought-Disordered Schizophrenic Patients: Direct Evidence from Indirect Semantic Priming. Biological Psychiatry 34: 864-877

Statistisches Bundesamt (Hg.) (1996): Statistisches Jahrbuch für die Bundesrepublik Deutschland 1996. Stuttgart: Metzler-Poeschel

Stein, D. J. (1994): Is impulsive aggression a disorder of the individual or a social ill? A matter of metaphor. Biological Psychiatry 36, S. 353-355

Steinberg, A.G. / Lipton, D.S. / Eckhardt, E.A. / Goldstein, M. / Sullivan, V.J. (1998): The diagnostic interview Schedule for deaf patients on interactive video: A preliminary investigation. American Journal of Psychiatry 155: 1603-1604.

Steinert, T. / Wiebe, C. / Gebhardt, R. P. / Kössinger, I. (1996): Gewalttätigkeit bei Schizophrenen ein Prädiktor ungünstiger Krankheitsverläufe? Der Nervenarzt 67, Suppl.1: 13

Steinert, T (1998): Schizophrenie und Gewalt: epidemiologische, forensische und klinische Aspekte. Fortschritte der Neurologie und Psychiatrie 66 (1998): 391-401.

Steinert, T. / Wolfersdorf, M. (1993): Aggression und Autoaggression. Psychiatrische Praxis 20 (1993): 1-8.

Strauss, J. S. / Carpenter, W. T. (1974): The Prediction of Outcome in Schizophrenia. Archives of General Psychiatry 31: 37-42

Süllwold, L. (1995): Schizophrenie. Stuttgart: Kohlhammer (3. Aufl.)

Surtees, P. G. (1980): Social Support, Residual Adversity and Depressive Outcome. Social Psychiatry 15: 71-80

Swaans-Joha, D. / Mol, I. / Tan, P. (o.J.). A propos de terminologie Les problèmes et les soins de santé mentale au sein de la population sourde. Wevelgem: European Society for Mental Health and Deafness

Thacker, A. J. (1994): Formal communication disorder: sign language in deaf people with schizophrenia. British Journal of Psychiatry 165: 818-823

Uden, A. v. (1987): Gebärdensprachen von Gehörlosen und Psycholinguistik. Heidelberg: Schindele

Uden, A. v. (1991): Dyspraxie und Erfahrungsintegrationsstörung als diagnostische und therapeutische Aufgabenfelder. In: H. Jussen / W.H. Claußen (Hg.): Chancen für Hörgeschädigte. München (Reinhardt) 1991, S. 293-305

Vacola, G. (1987): Un langage pur des sourds psychotiques et leur famille. Annales Médico-Psychologiques 145: 372-378

Vernon, M. (1972): Psychodynamics surrounding the diagnsosis of a child's deafness. Rehabilitation Psychology 19, No3: 127-134

Viefhues, H. / Friese, S. / Seidensticker, P. / Wolf, S. / Freundlieb, A. / Spikofski, W. (o.J.): Koordinierte Begleitforschung „Medizinische Rehabilitation psychischer Störungen von Hörbehinderten“. Bonn: Bundesministerium für Arbeit und Sozialordnung, Referat LP3 [Sozialforschung 214c]

Washabaugh, W. (1980): The manu-facturing of a language. Semiotica 29: 1-37

Welter, H. / Kohler, K. (1992): Gehörlose Menschen mit psychosozialen Problemen - Konfliktberatung, Krisenintervention, Psychotherapie. Freiburg: Lambertus

Widell, J. (1993): Die Dänische Gehörlosenkultur in Europa und in der westlichen Gesellschaft. In: Fischer, R. / Lane, H. (Hg.) (1993): Blick zurück - Ein Reader zur Geschichte von Gehörlosengemeinschaften und ihren Gebärdensprachen. Hamburg: Signum, S. 537-562

Windgassen, K. (1989): Schizophreniebehandlung aus der Sicht der Patienten. Berlin (Springer)

Wing, J.K. / Cooper, J.E. / Sartorius, N. (1983): The measurement and classification of psychiatric symptoms. Cambridge (Cambridge University Press)

Zeckel, A. (1950): Psychopathological aspects of deafness. Journal of Nervous and Mental Disease 112: 332-346

Zutt, J. (1957): Blick und Stimme - Beitrag zur Grundlegung einer verstehenden Anthropologie. Der Nervenarzt 28: 350-355.

Sachverzeichnis

GPSR Compliance

The European Union's (EU) General Product Safety Regulation (GPSR) is a set of rules that requires consumer products to be safe and our obligations to ensure this.

If you have any concerns about our products, you can contact us on ProductSafety@springernature.com

In case Publisher is established outside the EU, the EU authorized representative is:

Springer Nature Customer Service Center GmbH
Europaplatz 3
69115 Heidelberg, Germany

Batch number: 10607214

Printed by Printforce, the Netherlands